»Ich habe einfach gemacht, was ich gerne machen wollte, und ich habe mir nie überlegt, ob eine Frau das nun machen kann.«

Hannah Arendt,
Professorin und Autorin

»Eine jener Wahrheiten ist die, dass Frieden die Grundlage und das Endziel des Glückes ist ...«

Bertha von Suttner,
Friedensnobelpreisträgerin

Stephanie Zibell

Um das Feuer in euch zu entfachen!

STEPHANIE ZIBELL

UM DAS FEUER IN EUCH ZU ENTFACHEN!

BEDEUTENDE WORTE BEEINDRUCKENDER FRAUEN

S. Marix Verlag

INHALT

VORWORT

Sie prangerten Unrecht an. Sie engagierten sich für Menschenrechte. Sie verlangten Gleichberechtigung. Sie sprachen über ihren Beruf, erzählten aus ihrem Leben, berichteten von ihren Abenteuern. Sie meldeten sich zu Wort, sie wurden gefragt. Einmal, mehrmals oder regelmäßig. Sie traten im Fernsehen auf, sprachen im Radio, faszinierten Menschenmassen oder referierten vor handverlesenem Publikum. Sie waren oft bemerkenswert, manchmal aber auch bedauernswert.

Sie lebten zwischen dem 19. und dem 21. Jahrhundert in Europa, Nord- und Südamerika, Asien oder Afrika. Sie waren Politikerinnen, Musikerinnen, Schriftstellerinnen, Schauspielerinnen, Erfinderinnen, Theologinnen, Lehrerinnen, Wissenschaftlerinnen oder Abenteurerinnen.

Eines aber ist diesen so ganz und gar unterschiedlichen Frauen gemein: Sie hatten ein Anliegen. Ein Anliegen, über das sie reden wollten.

In diesem Buch können sie ihre Anliegen noch einmal vortragen. Und die Leserin oder der Leser kann die Ideen, Gedanken, Wünsche, Forderungen und Hoffnungen der hier versammelten Frauen entweder noch einmal nachvollziehen oder überhaupt erst kennenlernen. Deshalb stehen die Reden, Interviews, Vorträge oder Ansprachen der Protagonistinnen auch nicht für sich allein, sondern sind verbunden mit einem kurzen Blick auf das Leben der jeweiligen Frau und einer Einführung in das jeweilige Anliegen.

Die von den hier versammelten Frauen angesprochenen Themen erstrecken sich von assistierender Sterbehilfe über Diskriminierung, Demokratie, Frieden, Frauenrechte, Rassismus, Naturheilkunde, »typisiertes« Wohnen, Sexualaufklärung bis hin zu Vorsorgeuntersuchungen, Widerstand oder die Wegwerfwindel.

Sofern sich die Sujets, die die Frauen ansprechen, auf Ereignisse und Entwicklungen in der Vergangenheit beziehen, kann die Leserin oder der Leser dieses Buches in die Historie eintauchen und sich in eine Zeit mitnehmen lassen, in der es zum Beispiel keineswegs selbstverständlich war, eine Einwegwindel zu benutzen. Dass die eigentlich bahnbrechende Erfindung, die aus dem alltäglichen Leben moderner Eltern gar nicht mehr wegzudenken ist, von den Zeitgenossen zunächst überhaupt nicht als bahnbrechend empfunden wurde, vermag man sich heute nur schwer vorzustellen. Gleiches gilt für das inzwischen selbstverständliche Recht von Mädchen und Frauen, Abitur zu machen und ein Studium aufzunehmen. Vor nicht allzu langer Zeit war das aber keineswegs selbstverständlich. Und für Frauen, die sich den Naturwissenschaften verschreiben wollten, hatte die Majorität der männlichen Kollegen erst recht kein Verständnis. Man wollte nicht einmal, dass Frauen und Männer im selben Labor standen.

Doch nicht alle Themen, die die Protagonistinnen dieses Buches ansprechen, haben einen Bezug zur Vergangenheit. Manche sind brandaktuell, wie zum Beispiel die Frage nach dem Recht auf Sterbehilfe, der Klimafrage, dem Umgang mit sexuellem Missbrauch, Diskriminierung, Ausgrenzung oder der Therapie schwerwiegender Erkrankungen.

Das erste in diesem Buch vorgestellte beeindruckende Wort einer bedeutenden Frau stammt aus dem Jahr 1880, das letzte aus dem Jahr 2019. Die Worte sind verbunden mit einer kleinen Einführung in das jeweils behandelte Thema sowie einer Kurzbiografie der betreffenden Frau. So kann man sich auf eine Zeitreise begeben, die sowohl zu Themen und Jahren als auch durch Jahre und Themen führt.

Jedes von den Frauen in diesem Buch aufgegriffene Sujet hat seinen Reiz. Jedes Thema ist informativ. Jedes Anliegen hat seine Berechtigung. Jede Aussage animiert zur Auseinandersetzung. Mit dem Inhalt. Mit der Gesellschaft. Und nicht zuletzt mit dem Frauenbild – zu Hause und in der Welt.

MARIA MITCHELL, ASTRONOMIN

** 1. August 1818, Nantucket/Massachusetts (USA)*
† 28. Juni 1889, Lynn/Massachusetts (USA)

»Bis es talentierten Frauen möglich ist,
ihr Leben der Forschung zu widmen«

Frauen- und Mädchenbildung waren der Astronomin und ordentlichen Professorin für Astronomie am Vassar College in New York, Maria Mitchell, stets ein Anliegen. Allerdings musste sie zur Kenntnis nehmen, dass die überwiegend männlichen Verantwortlichen in Politik, Gesellschaft und Wirtschaft wenig Interesse an Mädchen- und Frauenbildung hatten. Darauf wies sie in einem Vortrag hin, den sie im Zuge eines Kongresses, durchgeführt von der »Association for the Advancement of Women«, der »Amerikanischen Vereinigung zur Förderung von Frauen«, an deren Gründung sie beteiligt gewesen war, im Oktober 1880 in Boston hielt:

»Vor einigen Jahren traf ich – während einer Reise – einen intelligenten Herrn, der sich für Bildungsfragen interessierte. [...] Mit großem Interesse folgte ich seinen Ausführungen [...]. Er sprach über die Vorteile, die das Land hätte, wenn es eine große nationale Universität besäße, und er beschrieb eine solche in leuchtenden Farben. Er sagte, er würde sie sich nicht mehrere zehn Millionen, sondern hunderte Millionen kosten lassen. Für beide, Jungen und Mädchen, sagte ich leise. Er schwieg einen Moment, und dann sagte er, fast wie zu sich selbst: Nun, ich hatte nicht an die Mädchen gedacht. Aber er hatte nur Töchter. Lassen Sie uns an die Mädchen denken.«

Maria Mitchell begnügte sich jedoch nicht damit, ein für Mädchen und Jungen gleiches Bildungsrecht einzufordern, sondern plädierte außerdem dafür, Frauen und ihr Interesse an naturwissenschaftlicher Forschung zu fördern, denn insbesondere im Bereich der Naturwissenschaften waren Frauen besonders schwach vertreten. Darauf hatte Maria Mitchell auf dem im Oktober 1876 in Philadelphia abgehaltenen 4. Kongress der »American Association for the Advancement of Women« bereits nachdrücklich hinwiesen:

»Glaubt jemand, dass irgendeine Frau in irgendeinem Zeitalter eine echte Chance hatte, zu beweisen, was sie in [und für die Natur-] Wissenschaft leisten kann? Die Entdeckung der naturwissenschaftlichen Gesetze erfolgte nicht durch Unfälle; Theorien entstehen nicht durch Zufall, auch nicht in den klügsten Köpfen; sie sind nicht das Ergebnis alltäglicher Hektik und Sorge; sie sind gründlich durchdacht, sie werden geduldig erwartet, sie werden mit Vorsicht entgegengenommen, sie werden mit Ehrfurcht und Respekt übernommen. Und bis es talentierten Frauen [endlich] möglich ist, ihr Leben der Forschung zu widmen, ist es müßig, die Frage nach ihrer Befähigung zur eigenständigen Arbeit zu diskutieren.«

Maria Mitchell

Maria Mitchell kam am 1. August 1818 auf der Insel Nantucket zur Welt. Die Eltern, William Mitchell und Lydia, geborene Coleman, waren Quäker. Für die Quäker war eine gute Ausbildung von großer Bedeutung, und zwar unabhängig davon, ob es sich um Männer oder Frauen handelte. Den Quäkern ging es also nicht darum, Mädchen in frauentypischem Wissen wie Handarbeit, Haushaltsführung und Kindererziehung zu unterrichten, sondern um grundsätzliche Wissens- und Bildungsvermittlung.

Aus diesem Grund verwundert es nicht, dass Marias Vater, von Beruf Lehrer und darüber hinaus ein begeisterter Hobby-Astronom, die Tochter von klein auf an seinen »Himmelsbeobachtungen« teilhaben ließ. Mit seinem Interesse für die Gestirne war Maria Mitchells Vater auf Nantucket allerdings kein Einzelfall. Da die Insel überwiegend vom Walfang lebte, war die Seefahrt Teil des Lebens nahezu aller Inselbewohner. Folglich gehörte die Beschäftigung mit der Beobachtung des Himmels zum Alltag der Menschen auf Nantucket. Marias Vater unterwies die Tochter aber nicht nur in Astronomie, sondern darüber hinaus auch in Mathematik, denn mathematische Gleichungen waren zur Positionsbestimmung eines Schiffes auf See unverzichtbar. Maria aber genügte es nicht, die Gleichungen einfach zu kennen und zu nutzen, ihr ging es vielmehr darum, zu verstehen, wie sie zustande gekommen waren. Das Mädchen hatte also den Ehrgeiz, sich Hintergrundwissen anzueignen.

Unabhängig von der »Ausbildung«, die sie privat durch ihren Vater erfuhr, besuchte Maria die örtliche Schule, die sie im Alter von 16 Jahren abschloss. Daraufhin arbeitete sie zunächst als Assistentin an der Lokalschule, ehe sie als 17-Jährige ihre eigene Schule gründete. Marias Mädchenschule stand – was damals eher untypisch war – (jungen) Frauen aus allen Ethnien offen. Demzufolge engagierte sich Maria nicht nur für Mädchen- und Frauenbildung, insbesondere im Bereich der als »Männerdomäne« geltenden Naturwissenschaften, sondern trat außerdem für das Recht auf Bildung für alle Menschen ein, gleich welcher Herkunft sie waren, oder welche Hautfarbe sie hatten. Wichtig war ihr außerdem, dass die jungen Leute ihr Wissen nicht »nur« aus Büchern bezogen, sondern durch eigene Beobachtungen und Erfahrungen untermauerten.

Von ihrer Lehrtätigkeit leben und außerdem ihre eigenen Forschungen finanzieren, konnte Maria jedoch nicht. Aus diesem Grund nahm sie eine Stelle in einer Bibliothek an, in der sie mehrere Jahre lang tätig sein sollte. Am 1. Oktober 1847 schaute sie – wieder einmal – mit ihrem Teleskop in den Sternenhimmel. Dabei entdeckte sie einen (neuen) Kometen. Für die Entdeckung eines (neuen) Kometen, der nur mit einem Teleskop, nicht aber mit dem bloßen Auge zu erkennen war, hatte der dänische König einen Preis ausgelobt. Maria bewarb sich um den Preis, der aus einem Geldgeschenk und einer Goldmünze bestand, und gewann ihn – als erste Frau und erste Amerikanerin.

Das war natürlich eine Sensation, über die in sämtlichen Presseorganen in den USA berichtet wurde. Auf diese Weise wurde Maria Mitchell berühmt. Das führte dazu, dass sie – jeweils als erste Frau – in verschiedene Kommissionen aufgenommen wurde, darunter 1848 in die »American Academy of Arts and Science«. Einige Zeit später erhielt sie eine bezahlte Anstellung bei der US-Navy. Dort gehörte sie zu den Wissenschaftlern, denen die Aufgabe zufiel, das »Nautical Almanac« zu erstellen. Das alljährlich neuaufgelegte Nachschlagewerk diente den Seefahrern zur Bestimmung ihrer Position auf den Meeren. Das war genau das, was Maria schon als junges Mädchen fasziniert hatte. Ihre astronomische Neugier, in Verbindung mit ihrem Wunsch nach mathematischem Hintergrundwissen, machte sie genau zu der richtigen Person auf diesem Posten. Damit war Maria Mitchell die erste bezahlte Astronomin der USA.

Nachdem im Jahr 1861 von Matthew Vassar das nach ihm benannte »Vassar-College« für Frauen gegründet worden war, erhielt Maria dort eine Stelle. Damit war sie auch noch die erste Astronomie-Professorin der USA. Weil sie die häufig zu beobachtende Arroganz der Männer ärgerte, die der Ansicht waren, dass höhere Bildung – insbesondere naturwissenschaftliche – für Frauen überflüssig sei, entschloss sich Maria, diesem Vorurteil energisch entgegenzutreten. Hierbei unterstützt wurde sie durch die »Association for the Advancement of Women«, die sie 1873 mit ins Leben gerufen hatte und als deren Präsidentin sie bis 1876 amtierte.

Maria Mitchell, die begabte Astronomin und engagierte Streiterin für Frauenrechte und Gleichberechtigung, starb 1889 in Lynn in Massachusetts.

BERTHA VON SUTTNER, FRIEDENSNOBELPREISTRÄGERIN

** 9. Juni 1843, Prag (Österreich-Ungarn)*
† 21. Juni 1914, Wien (Österreich-Ungarn)

»Du sollst nicht töten«

Am 10. Dezember 1896 starb der Chemiker und Unternehmer Alfred Nobel im italienischen Sanremo. Ein Jahr zuvor hatte er sein Testament gemacht und darin verfügt, dass nahezu sein gesamtes Vermögen einer Stiftung zufließen sollte, der die Aufgabe zufiel, die Leistungen derjenigen mit einem finanziellen Obolus zu belohnen, »die im vergangenen Jahr der Menschheit den größten Nutzen gebracht haben«, und zwar auf dem Gebiet der Physik, Chemie, Medizin, Literatur sowie der Friedensförderung. Des Weiteren legte er fest, welche Institutionen mit der Auswahl der Preisträger betraut werden sollten: »Die Preise für Physik und Chemie werden«, wie es in Nobels Testament heißt, »von der schwedischen Wissenschaftsakademie vergeben; für physiologische oder medizinische Arbeiten vom Carolinska-Institut in Stockholm; für Literatur von der Akademie in Stockholm sowie für Friedensverfechter von einem Ausschuss von fünf Personen, die vom norwegischen Storting [dem norwegischen Parlament] gewählt werden.«

Dass Nobel Institutionen in zwei Staaten, nämlich Schweden und Norwegen, mit der Auswahl der Preisträger betraute, ist darauf zurückzuführen, dass zu Lebzeiten Nobels eine Personalunion zwischen Schweden und Norwegen bestand. Die beiden Staaten hatten ein gemeinsames

Staatsoberhaupt und betrieben eine gemeinsame Außenpolitik. Das Ende der Personalunion zwischen Norwegen und Schweden im Jahr 1905 hatte im Übrigen keinen Einfluss auf die mit der Auswahl der Nobel-Preisträger betrauten Institutionen.

Dass ausgerechnet ein Unternehmer wie Nobel, der erheblichen Gewinn mit dem nicht immer zu zivilen Zwecken genutzten Dynamit machte, einen Friedenspreis auslobte, beruhte nicht zuletzt auf seiner Überzeugung, dass das Wissen um den Besitz gefährlicher Waffen friedensstiftend wirke. Wenn alle über die gleichen gefährlichen Waffen verfügten, werde es keiner wagen, sie gegen den anderen einzusetzen.

Bertha von Suttner schätzte Alfred Nobel, mit dem sie in regelmäßigem (Brief-)Kontakt stand, sehr. Die beiden kannten sich seit Mitte der 1870er-Jahre. Für eine kurze Zeit hatte sie damals bei Nobel in Paris als dessen Privatsekretärin gearbeitet. Es wird kolportiert, dass sich der ebenso erfolgreiche wie wohlhabende Unternehmer weiland Hals über Kopf in die zehn Jahre jüngere Frau verliebt habe, und deshalb in der Folgezeit immer wieder bereit gewesen sei, die meist in wirtschaftlichen Nöten befindliche, inzwischen mit Arthur von Suttner verheiratete Bertha finanziell zu unterstützen.

Die hatte versucht, das karge Familieneinkommen des Ehepaars Suttner mit dem Abfassen von Romanen aufzubessern. Bis 1889 blieben Berthas Bemühungen weitgehend erfolglos. Dann aber erschien im Dresdener Edgar Pierson-Verlag das Buch *Die Waffen nieder!*, das Bertha von Suttner auf einen Schlag international bekannt machte. Die Recherchen zu diesem Buch, in dem es um Krieg, Kriegserlebnisse und Kriegsfolgen geht, hätten sie, wie sie erklärte, zu einer überzeugten Friedensaktivistin werden lassen. Fortan engagierte sie sich international für den Frieden und zeigte sich fest davon überzeugt, dass es eines Tages gelingen werde, den Krieg »abzuschaffen«.

Nobels Sympathien für die Frau und die Aktivistin Bertha von Suttner trugen zweifellos dazu bei, dass der Unternehmer – neben den Preisen für Physik, Chemie, Medizin und Literatur – auch einen für den Frieden auslobte. Nachdem Bertha von Suttner am 10. Dezember 1905 als erster Frau der Friedensnobelpreis zuerkannt worden war, bedankte sie sich am 18. April 1906 mit dem folgenden, vor dem Nobel-Komitee des Storting in Kristiana (dem heutigen Oslo) gehaltenen, hier auszugsweise wiedergegebenen Vortrag zum Thema »Entwicklung der Friedensbewegung«.

»Die ewigen Wahrheiten und ewigen Rechte haben stets am Himmel der menschlichen Erkenntnis aufgeleuchtet, aber nur gar langsam wurden sie von da herab geholt, in Formen gegossen, mit Leben gefüllt, in Taten umgesetzt. Eine jener Wahrheiten ist die, dass Frieden die Grundlage und das Endziel des Glückes ist, und eines jener Rechte ist das Recht auf das eigene Leben. Der stärkste aller Triebe, der Selbsterhaltungstrieb, ist gleichsam eine Legitimation dieses Rechtes, und seine Anerkennung ist durch ein uraltes Gebot geheiligt, welches heisst: ›Du sollst nicht töten‹. Doch wie wenig im gegenwärtigen Stande der menschlichen Kultur jenes Recht respektiert und jenes Gebot befolgt wird, das brauche ich nicht zu sagen. Auf Verleugnung der Friedensmöglichkeit, auf Geringschätzung des Lebens, auf den Zwang zum Töten ist bisher die ganze militärisch organisierte Gesellschaftsordnung aufgebaut. Und weil es so ist[,] und weil es so war, solange unsere - ach so kurze, was sind ein paar tausend Jahre? - sogenannte Weltgeschichte zurückreicht, so glauben manche, glauben die meisten, dass es immer so bleiben müsse. Dass die Welt sich ewig wandelt und entwickelt, ist eine noch gering verbreitete Erkenntnis, denn auch die Entdeckung des Evolutionsgesetzes, unter dessen Herrschaft alles Leben - das geologische wie das soziale - steht, gehört einer jungen Periode der Wissenschaftsentwicklung an. Nein; der Glaube an den ewigen Bestand des Vergangenen und Gegenwärtigen ist ein irrtümlicher Glaube. Das Gewesene und Seiende flieht am Zeitstrome zurück wie die Landschaft des Ufers; und das auf dem Strom getragene mit der Menschheit befrachtete Schiff treibt unablässig den neuen Gestaden dessen zu, was wird. Dass das Werdende, das Erzielte immer um einen Grad besser, höher, glücklicher sich gestaltet als das Gewesene, das Ueberwundene, das ist die Ueberzeugung derer, die das Entwicklungsgesetz erkannt haben[,] und die an seiner Betätigung mit zu helfen sich bemühen. Erst durch die Erkenntnis und bewusste Benützung der Naturgesetze und Naturkräfte, sowohl auf physischem wie auf moralischem Gebiete, werden die technischen Erfindungen und die sozialen Einrichtungen geschaffen, welche unser Leben erleichtern, bereichern und veredeln. Ideale nennt man diese Dinge, solange sie noch im Reiche der Idee schweben, als erreichte Fortschritte stehen sie da, sobald sie in eine sichtbare, lebendige und wirkungskräftige Form gebracht worden sind. ›Wenn Sie mich auf dem Laufenden erhalten und ich erfahre, dass die Friedensbewegung den Weg der praktischen Betätigung einzuschlagen beginnt, dann will ich dabei mit pekuniären Mitteln weiterhelfen.‹ Dies sind die Worte, die der edle Nordländer, dem ich die Ehre verdanke, vor Ihnen, meine Herren und Frauen, hier zu erscheinen – die Alfred Nobel im Jahre 1892 in Bern an mich richtete, als er dort, wo eben ein Friedenskongress tagte, mit uns, meinem Mann und mir, zusammentraf. Dass Alfred Nobel sich allmählich überzeugt hat, dass die Bewegung aus dem Wolkengebiet der frommen Theorien auf dasjenige der erreichbaren und praktisch abgesteckten Ziele übergegangen ist, das hat er durch sein Testament bewiesen. Neben den anderen Dingen, die er als zur Förderung der Kultur dienend erkannt hat, nämlich die Wissenschaft und die idealistische Literatur, hat er auch die Ziele der Friedenskongresse, nämlich Erlangung internationaler Justiz und daraus folgend Herabminderung der Heere, angereiht. Auch Alfred Nobel war der Ansicht, dass die sozialen Wandlungen sich nur langsam und mitunter auf indirekten Wegen vollziehen. Er hatte für die Nordpolexpedition Andrees 80 000 Frcs [Francs] gespendet. Er schrieb mir darüber, dass dies der Friedenssache mehr nützen könne, als ich glaube. ›Wenn Andree sein Ziel erreicht, selbst wenn er es nur halb erreicht, so wird dies eines jener Lärm und Gärung verursachenden Erfolge sein, welche die Geister bewegen und das Entstehen und die Aufnahme neuer Ideen und neuer Reformen bewirken.‹ Aber auch einen näheren und unmittelbareren Weg sah Nobel vor sich. Ein anderes Mal schrieb er mir: ›Man könnte und sollte bald zu dem Ergebnis gelangen, dass sich alle Staaten solidarisch verpflichten, denjenigen anzugreifen, der zuerst einen ändern angriffe. Das würde den Krieg unmöglich machen und müsste auch die brutalste und unvernünftigste Macht zwingen, sich an das Schiedsgericht zu wenden oder ruhig zu bleiben. Wenn der Dreibund alle, statt drei Staaten umfasste, so wäre der Friede auf Jahrhunderte gesichert.‹ Alfred Nobel hat die grossen Fortschritte und die entscheidenden Ereignisse nicht mehr erlebt, durch welche die Friedensidee zu lebendigen Organen, d. h. funktionierenden Institutionen gelangt ist. Im Jahre 1894 konnte er doch noch erfahren, dass der grosse englische Staatsmann Gladstone, noch über das Schiedsgerichtsprinzip hinaus, die Einsetzung eines ständigen Völkertribunals vorschlug. Ein Freund des grand old man, Philip Stanhope, hat der interparlamentarischen Konferenz von 1894 diesen Antrag im Namen Gladstones überbracht und erreicht, dass der Plan eines solchen Tribunals an die Regierungen versendet werde. Auch diese Versendung hat Alfred Nobel noch erlebt. Aber die Folgen davon: die Einberufung der Haager Konferenz und die Gründung des dortigen ständigen Schiedsgerichtshofes, die haben sich erst nach seinem Tode vollzogen.«

Bertha von Suttner

Bertha von Suttner wurde am 9. Juni 1843 in Prag als Bertha Gräfin Kinsky von Wchinitz und Tettnau geboren. Sie war die Tochter des Feldmarschallleutnants und Kämmerers Franz Graf Kinsky von Wchinitz und Tettnau und seiner Ehefrau Sophie von Körner. Der Vater starb kurz vor Berthas Geburt. Das Kind wuchs daraufhin bei der Mutter zunächst in Brünn, dann in Wien und schließlich in Klosterneuburg bei Wien auf und erfuhr dabei die für die damalige Zeit in einer adeligen Familie übliche Erziehung als Haustochter. Dazu gehörte zum Beispiel das Erlernen mehrerer Sprachen.

Aus finanziellen Gründen war Bertha ab 1873 jedoch gezwungen, eine Stellung als Gouvernante anzunehmen. Zwischen 1873 und 1875 arbeitete sie daher im Haus der Familie von Suttner in Wien. Dort lernte sie, außer den vier Töchtern, die sie zu betreuen hatte, auch den Sohn des Hauses, Arthur von Suttner, kennen. Die beiden wurden ein Liebespaar. Da die Liaison den Eltern von Suttner unschicklich erschien, wurde Bertha entlassen. Kurz darauf fand sie eine neue Stelle – dieses Mal als Privatsekretärin – bei dem schwedischen Chemiker, Waffenproduzenten und Dynamithersteller Alfred Nobel in Paris. Aus der Begegnung zwischen Bertha und dem Unternehmer sollte sich eine lebenslange Freundschaft entwickeln. Das Beschäftigungsverhältnis jedoch endete schon bald. Bertha kehrte nach Wien zurück. Dort heiratete sie in aller Heimlichkeit ihren Geliebten Arthur von Suttner. Nachdem das ruchbar geworden war, wurde Arthur enterbt. Daraufhin verließ das Ehepaar von Suttner Wien und lebte die nächsten neun Jahre in verschiedenen Orten im Kaukasus. Finanziell kamen die beiden nur knapp über die Runden. Bertha arbeitete in dieser Zeit als Sprachlehrerin und Journalistin.

Im Jahr 1885 kehrten Bertha und Arthur von Suttner nach Wien zurück. Hier erfolgte die Aussöhnung mit der Familie von Suttner. Daraufhin konnten Bertha und ihr Mann den Familiensitz in Harmannsdorf beziehen. Bertha arbeitete auch nach der Rückkehr aus dem Kaukasus weiterhin als Journalistin und Schriftstellerin, allerdings mit eher mäßigem Erfolg. Das sollte sich im Jahr 1889 mit dem Erscheinen ihres Antikriegsromans *Die Waffen nieder!* ändern. Das Buch wurde in mehrere Sprachen übersetzt und verkaufte sich gut. Bertha von Suttner wurde durch den Roman nicht nur als Autorin berühmt, sondern auch international als Friedensaktivistin bekannt. Das Engagement für Frieden und Friedenserhalt avancierte in der Folgezeit zu Bertha von Suttners Lebensinhalt. Sie zeichnete in den nächsten Jahren und Jahrzehnten nicht nur für die Gründung diverser Friedensgesellschaften in Europa und Übersee (mit)verantwortlich, sondern nahm in der Folgezeit auch an nahezu allen »Weltfriedenskongressen und interparlamentarischen Konferenzen« teil. Sie reiste durch die Welt, hielt Vorträge und warnte bereits 1912 vor einem in Europa drohenden (militärischen) Konflikt. Des Weiteren war sie an der Durchführung der ersten »Haager Friedenskonferenz« im Jahr 1899 beteiligt, bei der es um »Fragen der nationalen und internationalen Sicherheit, des Abrüstens und der Einrichtung eines internationalen Schiedsgerichts« ging. Im Jahr 1905 erhielt sie für ihren unermüdlichen Einsatz für den Frieden den Friedensnobelpreis.

Bertha von Suttner starb am 21. Juni 1914 in Wien an »Magenkrebs und allgemeiner Erschöpfung«.

HELENE LANGE, FRAUENRECHTLERIN

** 9. April 1848, Oldenburg*
† 13. Mai 1930, Berlin

»Die selbständige Staatsbürgerin
[ist] die Vertreterin des Mütterlichen in der Gesetzgebung«

Die Frauenrechtlerin und Lehrerin Helene Lange hielt den im Folgenden auszugsweise abgedruckten Vortrag zum Thema »Das Staatsbürgertum der Frau« im März 1914 auf dem Parteitag der »Fortschrittlichen Volkspartei« in Hamburg. Bekannt war – und ist – Helene Lange eigentlich als Verfechterin der Frauen- und Mädchenbildung, doch lag ihr auch das Frauenwahlrecht am Herzen, für das sie sich schon in einem im August 1896 erschienenen Artikel in der international rezipierten Zeitschrift *Cosmopolis* ausgesprochen hatte.

Im ausgehenden 19. Jahrhundert wurde das Frauenwahlrecht zwar immer wieder von Einzelpersonen angemahnt, doch was fehlte, war eine feste Struktur, eine zentrale Organisation, die diese Forderung ebenso nachdrücklich wie eindrücklich vertrat. Erst zu Beginn des 20. Jahrhunderts, konkret am 1. Januar 1902, kam es, auf Initiative der Juristin und Frauenrechtlerin Anita Augspurg, zur Gründung des »Deutschen Vereins für das Frauenstimmrecht«, der sich 1904 in »Verband für das Frauenstimmrecht« umbenannte. Ausschlaggebend für die Vereinsgründung war eine Konferenz, die Anfang 1902 in Washington zum Thema Frauenstimmrecht durchgeführt werden sollte. Teilnehmen durften aber keine Einzelpersonen, sondern nur Mitglieder einer

Frauenstimmrechtsorganisation. Wenn die deutschen Frauenstimmrechtlerinnen sich also an dieser Veranstaltung in den USA beteiligen wollten, mussten sie einen Verein gründen, was dann am 1. Januar 1902 auch geschah.

Im selben Jahr machte außerdem der »Bund deutscher Frauenvereine«, der Dachverband der bürgerlichen Frauenbewegung, das Frauenstimmrecht zu einem seiner wichtigsten Themen. Zwei Jahre später, 1904, entstand dann der »Weltverband für das Frauenstimmrecht«. Fortan war die Forderung nach einem Frauenwahlrecht nicht mehr nur eine Sache von Einzelnen, sondern eingebunden in Vereine und Verbände, die sowohl national als auch international gehört wurden und entsprechenden Einfluss nahmen. Aufgrund des zunehmenden Drucks durch die Frauenrechtsbewegung sah sich das Deutsche Reich im Jahr 1908 genötigt, politische Betätigung von Frauen und damit verbunden ihren Beitritt in politische Vereinigungen zu gestatten.

Doch bis den Frauen schließlich das aktive und passive Wahlrecht zugebilligt wurde, sollte noch ein ganzes Jahrzehnt ins Land gehen. Erst nach dem Zusammenbruch des Kaiserreichs Ende 1918 erklärte die nunmehrige, wenngleich provisorische Regierung, der »Rat der Volksbeauftragten«, am 12. November 1918, dass fortan alle Frauen, die das 20. Lebensjahr vollendet hatten, an »allen Wahlen zu öffentlichen Körperschaften« teilnehmen durften. Damit war das Frauenwahlrecht in Deutschland gesetzlich verankert.

»Die Politisierung der berufstätigen Frau hat sich also aus ihrem Beruf heraus, als eine natürliche und selbstverständliche Erweiterung ihrer Berufsinteressen mit innerer Konsequenz vollzogen. Sofern sie Berufsmensch war, wirklich von innen heraus und mit ganzer Seele, war oder wurde sie auch ein Stück Staatsbürgerin. Aber die Politisierung der Hausfrau? Wie steht es damit? Kann sie nur auf dem einen Wege einer Teilnahme an den allgemeinen politischen Fragen politisch werden, nähert sie sich dem politischen Leben sozusagen nur von außen her, oder kann sie von innen heraus, als Hausfrau, in die Politik hineinwachsen? Kann sie nicht auch von ihrem Beruf aus die Brücken zum Staat schlagen? […] Die Hausfrau hat ihre eigene

Welt politisch noch nicht entdeckt. Und daß sie das tut, wünschen wir nicht nur um ihretwillen, sondern mehr noch deshalb, damit ganz entscheidende Lebensinteressen der Gesamtheit stärker zu Worte kommen. [...] Es ist begreiflich, daß bisher eine solche Politisierung der Hausfrau erst in ihren allerersten Anfängen vorhanden ist. Die einzelne ist ja dabei ganz auf ihre eigene[n] Kräfte gestellt. Keine Berufsorganisation übernimmt die politische Aufklärung. Jede ist in ihrem Heim für sich und sieht nur das Naheliegende. Wie interessant und fruchtbar könnten die so verpönten Hausfrauenveranstaltungen über Küche und Dienstboten, über Einkäufe und Handwerker sein, wenn es vernünftige, weitblickende, nachdenkliche, – politische Unterhaltungen über alle die Dinge wären. In einer konservativen Zeitung las ich einmal mit Vergnügen das Zugeständnis: ›Ohne das weibliche Geschlecht vom häuslichen Herde in die politische Arena zerren zu wollen, müssen wir doch sagen, dass den Führerinnen unserer Kinder eine gewisse politische Elementarbildung zu eigen sein muß, damit sie ihrer hehren mütterlichen Aufgabe genügen können.‹ Das ist ganz richtig. Nur [...] daß man selbst die politische Elementarbildung nur am häuslichen Herd nicht lernen kann, sondern daß es eine mütterliche Aufgabe auch außerhalb des häuslichen Herdes gibt, die unsere Frauen zu lernen beginnen. Es gibt eine Politik der Mutter, so gut wie es eine Politik der Landwirtschaft oder der Industrie gibt. Und die muß gefunden werden, wenn das Frauenstimmrecht ein innerlich lebendiges Recht werden soll, ein Werkzeug der Selbständigkeit, nicht der bloßen mechanischen Parteigefolgschaft. Wie sieht diese Politik der Mutter aus? Die Staaten, in denen das Frauenstimmrecht schon eine Zeitlang eingeführt ist, zeigen es uns. [...] [Dort sehen wir,] wofür sich die weiblichen Wähler einsetzen, was ihnen besonders am Herzen liegt. [...] Die mütterliche Politik verlangt, daß der Staat der Familie hilft, ihre verschiedenen Aufgaben der Erziehung, der Gesundheitspflege, der Ernährung usw. usw. zu erfüllen. Die mütterliche Politik bekämpft alles, was diese Mühe und Sorge der Familie für alle diese Dinge hindert und hemmt und erschwert. Die weiblichen Volksvertreter und die politischen Frauen des Auslandes haben natürlich je nach Parteistellung sich für alles mit eingesetzt, was von allgemeinen politischen Zielen da war. Sie haben aber ein paar große Gebiete für ihr eigenes Feld gehalten, und das ist: Kinderschutz und Erziehung, Volksernährung, Mutterfürsorge. Die Frauen haben sich dafür eingesetzt, daß nicht die Industrie mit ihrer gewerblichen Kinderarbeit, der Alkohol- und Tabakshandel mit ihrer Versuchung, gefährliche Vergnügungen wie die Spielbanken, und die legalisierte männliche Genußsucht die Mühe der Mütter um Gesundheit und sittliche Kraft ihrer Kinder immer wieder vereiteln. Die amerikanischen Frauen haben für die Einschränkung der Kinderarbeit, für das Verbot der Abgabe von Alkohol und Tabak an Jugendliche, für die Schließung von Spielbanken und Spielhöllen, für die Erhöhung des Schulalters für Mädchen gearbeitet. [...] Ferner ist die ärztliche Untersuchung von Schulkindern, die Einrichtung von Kindergärten, die Organisation von Fürsorgebestrebungen für die verlassene und verwahrloste Jugend unter lebhafter Beteiligung, zum Teil auf Initiative der Frauen eingeführt. [...] Aber nicht nur direkt und unmittelbar setzt das Frauenstimmrecht das Mutter- und Hausfraueninteresse in politische Macht um, auch in einem unmittelbaren und weiteren Sinn ist die selbständige Staatsbürgerin die Vertreterin des Mütterlichen in der Gesetzgebung. Die Frauen sind die eigentlichen Vertreterinnen des sozialen Gedankens und aller Forderungen, die sich daraus ergeben.«

Helene Lange

Helene Lange wurde 1848 in Oldenburg, Schleswig-Holstein, als Tochter des Kaufmanns Carl Theodor Lange und seiner Ehefrau Johanne geboren. Nach dem Besuch der Elementarschule wechselte sie auf die örtliche »Höhere Mädchenschule«, die sie bis 1864 besuchte. In jenem Jahr starb ihr Vater. Da auch ihre Mutter zu diesem Zeitpunkt nicht mehr lebte, war Helene Lange mit 16 Jahren Vollwaise. Daraufhin erfolgte ihre Unterbringung in einem Pfarrhaushalt in der Nähe von Reutlingen. Dort, so erklärte sie später, sei sie womöglich zur »Frauenrechtlerin« geworden, weil man ihr »im Pfarrhaus zum ersten Mal« den »Ausschluss der Frauen von höherer Bildung deutlich vor Augen geführt« habe. Einige Zeit später kehrte sie nach Oldenburg zurück.

Weil ihr Vormund ihr verbot, das von ihr angestrebte Lehrerinnen-Examen abzulegen, ging Helene Lange 1866 als »Au-Pair-Mädchen« an eine Internatsschule im Elsass. Dort gab sie Unterrichtsstunden in deutscher Literatur und Grammatik. Im Gegenzug durfte sie an allen Lehrveranstaltungen, die das Internat anbot, teilnehmen. Außerdem beschäftigte sie sich intensiv mit Philosophie, Geschichte, Religion, Literatur und alten Sprachen. Im Jahr 1871 verzog sie nach Berlin, um dort 1872 ihr Lehrerinnen-Examen abzulegen. Anschließend arbeitete sie an verschiedenen »Höheren Mädchenschulen«.

Im Zuge ihrer beruflichen Tätigkeit stellte sie fest, dass die in den Mädchenschulen vermittelten Lehrinhalte hinter den Anforderungen zurückstanden, die an das Bildungsangebot in den höheren Lehranstalten für Jungen gestellt wurden. Statt die jungen Frauen zu eigenständigen Persönlichkeiten zu erziehen und dafür zu sorgen, dass sie in der Lage waren, ihren Lebensunterhalt selbst zu erwirtschaften, bereitete man sie nach wie vor auf ein Leben vor, das sowohl durch die Einkünfte eines Ehemanns als auch durch dessen Übernahme der Verantwortung für alle lebensrelevanten Entscheidungen abgesichert war. Dieser Zustand missfiel Helene Lange. Doch erst Ende der 1880er-Jahre sollte es ihr gelingen, »Realkurse« für Frauen einzurichten, die eine Basis für die Aufnahme eines Berufs bildeten. Später kam es außerdem zur Einrichtung von Gymnasialkursen, die Frauen zum Abitur führten. Im Jahr 1896 bestanden die ersten sechs Frauen in Preußen das Abitur. Damit besaßen die Frauen alle geforderten schulischen Voraussetzungen, um ein Universitätsstudium aufnehmen zu können.

Nachdem das Deutsche Reich Frauen ab dem Jahr 1908 den Beitritt zu politischen Vereinigungen gestattet hatte, wurde Helene Lange Mitglied der (liberalen) »Freisinnigen Vereinigung«, die später unter der Bezeichnung »Fortschrittliche Volkspartei« firmierte und die Basis für die nach dem Ersten Weltkrieg ins Leben gerufene »Deutsche Demokratische Partei« bildete. Durch ihre Mitarbeit in einer Partei erhoffte sich Helene Lange, noch mehr für ihr großes Ziel, die Gleichberechtigung von Mann und Frau in allen Fragen des sozialen, wirtschaftlichen und politischen Lebens, erreichen zu können.

Am 13. Mai 1930 starb Helene Lange in Berlin.

ELEONORE NOLL-HASENCLEVER, BERGSTEIGERIN

** 4. August 1880, Duisburg*
† 18. August 1925, Bishorn/Walliser Alpen (Schweiz)

»Deutsche begrüßten feuchten Auges ihr Vaterland«

Als junges Mädchen wurde Eleonore Noll-Hasenclever, damals noch Eleonore Hasenclever, auf ein Mädcheninternat ins schweizerische Lausanne geschickt, um dort in den Fertig- und Fähigkeiten unterwiesen zu werden, die eine Dame aus gutem Hause auszeichneten.

Im Zuge eines Schulausflugs nach Zermatt lernte Eleonore die Berge kennen und lieben. Danach stand für sie fest, dass sie Bergsteigerin werden wollte. Als schicklicher Beruf für eine Frau galt das in der damaligen Zeit selbstverständlich nicht, doch Eleonore war ebenso beharrlich wie talentiert, sodass den anfangs entsetzten Eltern mit der Zeit nichts anderes übrigblieb, als den Wunsch und den Willen ihrer Tochter zu akzeptieren und zu unterstützen.

Im Laufe der Jahre erklomm Eleonore über 20 Viertausender im Wallis und im Mont Blanc-Gebiet, darunter auch den Mont Blanc selbst. Einer ihrer Lieblingsgipfel war jedoch das Weißhorn, das sie mehrfach bestieg, unter anderem am 31. Juli 1914, einen Tag vor dem Ausbruch des Ersten Weltkriegs. In einem ihrer zahlreichen Vorträge, die sie vor allem deshalb hielt, weil sie andere Menschen, und ganz besonders Frauen, für das Bergsteigen begeistern wollte, berichtete sie von jenem Tag, den sie – die ihren Hauptwohnsitz in Frankfurt am Main hatte – in der Schweiz erleben sollte. Ganz offensichtlich hatte sie den Krieg nicht kommen sehen. Umso überraschter war sie, als ihr eine junge Magd in einem Hotel weinend berichtete, dass der Krieg ausgebrochen sei. Wenig später machte sie sich auf den Rückweg nach Deutschland.

Unterwegs fiel ihr die Emotionalität auf, mit der die Menschen in der Schweiz auf den Kriegsausbruch reagierten. Die Mädchen weinten, die einberufenen Männer tranken und johlten. Dabei war die Schweiz keineswegs in den Krieg und die Kampfhandlungen verwickelt. Dennoch wurden am 1. August 1914 die schweizerischen Truppen mobilisiert. Ihnen fiel die Aufgabe zu, die Außengrenzen zu schützen. Die Anzahl der Mobilisierten, die »Aktivdienst« leisteten und daher als »Aktivdienstler« bezeichnet wurden, lag 1914 bei über 200 000 Mann. Keiner der Männer musste aufgrund von Kampfhandlungen sein Leben lassen. Dass die schweizerische Armee trotzdem mehrere tausend Mann verlor, war Unfällen und Krankheiten geschuldet, nicht zuletzt der »Spanischen Grippe«, der knapp 2000 »Aktivdienstler« zum Opfer fielen.

»Eng aneinandergedrückt sitzen wir auf dem Gipfel, denn der Treffpunkt der Grate ist so klein, daß nur wenig Platz hier oben ist. Das Weißhorn ist infolge seiner weit nach Norden vorgeschobenen Lage einer der herrlichsten Aussichtsgipfel, und doch konnten wir uns der Gipfelfreude nicht zu lange hingeben. Vor lauter Schauen sind wir kaum zum Essen gekommen, nur eine Dose mit Marmelade genossen wir. Anthematten gab ich den Apparat, damit er dieses Bild aufnähme. Dann ein letztes Rundschauen-Aufnehmen, es hieß eilen, denn die Glut der Sonne mußte den Weg über den Grat gefährlich machen. Wieder gingen wir als letzte. Der Abstieg über den Firngrat forderte schon jetzt große Vorsicht, und wir brauchten fast eine Stunde länger als beim Aufstieg. Dann turnten wir in lustiger Arbeit den Felsgrat hinab; um 2 Uhr 15 Min. standen wir wieder auf dem Gletscher. Jetzt begann der leichteste, aber anstrengendste Teil der ganzen Tour, der Abstieg durch den Lawinenschnee. Schritt für Schritt brachen wir bis zu den Hüften ein, oft konnte man sich nur mit Hilfe des Kameraden befreien. Langsam ging es daher in der Glut des Mittags den Gletscher hinab. Nach 15-stündiger Abwesenheit betraten wir die Hütte wieder. Noch lange saßen wir draußen, unseren herrlichen Berg zu schauen; erst als die Sonne zu sinken begann, liefen wir den Hüttenpfad hinab nach Randa, wo wir gerade zur Dunkelheit ankamen. An der schäumenden Visp machten wir Toilette, um möglichst würdig am Festmahl im Hotel Weißhorn in Randa zu erscheinen. Am 1. August, dem Nationalfeiertag der Schweizer, geht es ja immer hoch her; da flammen hoch oben die Freudenfeuer, das Donnern der Böller bricht sich in vielfachem Echo an den Wänden der Berge, Freude überall. Doch still war es heute, keine Böller hörte man, keine Freudenfeuer wurden sichtbar, nur am Himmel zeigte sich die ockergelbe Scheibe des Mondes über der Ostwand des Breithorns. Stille herrschte im Dorf, nur unsere schweren Genagelten knirschten auf der Gasse. Das Hotel war leer, die Tische wie in aller Eile verlassen. Nach vielem Klopfen kam eine verweinte Maid. Wir hatten Hunger wie die Wölfe und bestellten uns alle möglichen guten Dinge, auch ein schäumender Sekt sollte uns heute nicht fehlen. Doch staunend sah das Mädel unserem freudigen Gebaren zu, endlich platzte sie heraus: ›Es ist doch Krieg!‹ Krieg - so rasch kann man nicht umschalten. Krieg - verstört sahen wir uns an. ›Ja, Deutschland hat Rußland den Krieg erklärt.‹ Dann weinte sie auf. ›Die Unseren sind heute schon alle fort.‹ Da gingen wir hinaus, schweren Herzens. [...] Der Frühzug war überfüllt, ein wildes Durcheinander, lautes Weinen der Mädel, Jodeln der angeheiterten Einberufenen. Und überall dasselbe Bild. Dazu all die unsinnigen Gerüchte: ›Bayern tut nicht mit, es hat ein Sonderabkommen.‹, ›Dänemark fällt in Deutschland ein‹, und so fort. In Zürich war mein Gepäck nicht zu finden; vier Stunden suchte ich mit einem Beamten, bis ich erfuhr, daß der Gepäckwagen meines Zuges in Bern bei einem Zusammenstoß zerstört sei. Den letzten Zug nach Deutschland hatte ich trotz der widersprechenden Angaben doch erreicht. Nachts ging es über die Grenze. Welch ein Gegensatz! Tiefe Begeisterung, Ruhe, kraft- und zielbewußtes Handeln! Die Aufregung wich. Wie ein Aufatmen von schwerem Druck ging es durch den ganzen Zug. Deutsche begrüßten feuchten Auges ihr Vaterland, und jeder empfand, wie groß und stark ein Volk sein muß, das solch schlichte Größe in schicksalsschwerer Stunde zeigt.«

Eleonore Noll-Hasenclever

Elfriede Eleonore Hasenclever war die Tochter des Fabrikdirektors Emil Hasenclever und seiner Ehefrau Eleonore, geborene Vielhaber, aus Duisburg, die ihrer Tochter eine gute Schulbildung mit auf den Weg geben wollten. Der Besuch eines Internats im schweizerischen Lausanne sollte ein Schritt auf diesem Weg sein. Doch nach einem Schulausflug nach Zermatt war der jungen Frau klar, dass sie keine wohlerzogene, stickende und Klavier spielende Dame werden wollte, sondern Bergsteigerin.

Daraufhin engagierte sie den bekannten und berühmten Bergführer Alexander Burgener, der zu ihrem Ausbilder, Mentor und väterlichen Freund werden sollte. Er vermittelte ihr alles Wissen und alle Kenntnisse, die sie für eine Zukunft als Bergsteigerin brauchte. Im Jahr 1899 erklomm Eleonore Hasenclever in Begleitung von Burgener, der die junge Frau »Gamsli« nannte, ihren ersten Viertausender-Gipfel, nämlich das Matterhorn. In den nächsten Jahren sollten noch 21 weitere Viertausender folgen. Im Sommer 1909 erklärte Burgener seinem »Gamsli«, dass er nun nichts mehr für sie tun könne. Er habe ihr alles beigebracht, was er wisse. Von jetzt an könne sie allein in die Berge gehen.

Eleonore Hasenclever erklomm fortan aber nicht nur ohne Führer die Berge, sondern betätigte sich auch selbst als Bergführerin. Außerdem hielt sie Vorträge, von denen sie hoffte, dass sie dazu beitrugen, andere Frauen für das Bergsteigen zu begeistern. Im Jahr 1911, Eleonore Hasenclever war inzwischen Mitglied im »Österreichischen Alpenklub« sowie im »Deutschen Alpenverein« und im »Österreichischen Alpenverein« geworden, führte sie einen Bergsteiger namens Johann Maria August »Johannes« Noll aus Frankfurt am Main auf den »Aiguille des Grands Charmoz«. Drei Jahre später, am 12. August 1914, heirateten der damals knapp 51-jährige Johannes, von Beruf Kaufmann, und die damals 34 Jahre alte Eleonore, offiziell »ohne Beruf«, in Frankfurt am Main. Im Jahr 1916 kam die gemeinsame Tochter Eleonore, genannt »Sternchen«, zur Welt.

Doch weder Eheschließung noch Mutterschaft hielten Eleonore Noll-Hasenclever, wie sie von jetzt an hieß, vom Bergsteigen ab, wenngleich sie sich in der Zeit des Ersten Weltkriegs mit Touren in den Ostalpen begnügte. Erst nach dem Krieg kehrte sie in die Schweiz zurück, um ihre großen Touren wiederaufzunehmen. Kurz vor ihrem Tod im Jahr 1925 erklomm sie – gemeinsam mit ihrem Mann und der damals gerade erst neun Jahre alten Tochter »Sternchen« – das Matterhorn.

Wenige Monate später stürzte sie am Weißhorn in eine Spalte und wurde von den nachrutschenden Schneemassen erstickt. Nachdem man sie geborgen hatte, wurde sie von den schweizerischen Bergführern auf dem Bergsteigerfriedhof in Zermatt zu Grabe getragen, die ihr in den Jahren vor dem Krieg das Leben nicht immer leicht gemacht hatten. Weil man in ihr Konkurrenz sah – darüber hinaus auch noch eine weibliche – wurde ihr zuweilen die Ausrüstung beschädigt. Doch Eleonore Noll-Hasenclever ließ sich von derlei Aktionen nie einschüchtern, sondern setzte unbeirrt ihren Weg fort, den sie ihrer – damals völlig konsternierten – Mutter mit den Worten: »Ich bin Bergsteigerin, Mama« beschrieben hatte.

MARIE JUCHACZ, SOZIALREFORMERIN UND FRAUENRECHTLERIN

** 15. März 1879, Landsberg/Warthe*
† 28. Januar 1956, Düsseldorf

»Es wird uns nicht einfallen, unser Frauentum zu verleugnen ...«

Marie Juchacz war die erste weibliche Abgeordnete, die vor einem deutschen Parlament, in dem Fall der Verfassunggebenden Deutschen Nationalversammlung, eine Rede hielt. Die am 19. Januar 1919 gewählte Nationalversammlung bestand aus 423 Abgeordneten, darunter 37 Frauen. Am 6. Februar 1919 traten die Parlamentarier erstmals zusammen, allerdings nicht in Berlin, sondern im Deutschen Nationaltheater in Weimar, da in der Reichshauptstadt zu jener Zeit bürgerkriegsähnliche Zustände herrschten. Schlägereien, Schießereien und Bombendetonationen waren an der Tagesordnung. Die Anhänger derjenigen, die in Deutschland eine Räterepublik nach sowjetischem Muster errichten wollten, und die Vertreter des neuen, demokratischen Staates lieferten sich erbitterte Kämpfe. Berlin war in jenen Tagen also keineswegs ein sicherer Ort. Von daher stand zu befürchten, dass die Nationalversammlung, der unter anderem die Ernennung einer provisorischen Regierung sowie die Ausarbeitung einer neuen Verfassung oblag, in Berlin nicht ungestört würde arbeiten können. Dass ausgerechnet Weimar zum Ort der Zusammenkunft der Nationalversammlung bestimmt wurde, hatte auch damit zu tun, dass Weimar einst Heimstatt berühmter und einflussreicher Dichter und Denker gewesen war, unter anderen Christoph Martin Wieland, Johann Gottfried Herder, Johann Wolfgang von Goethe und Friedrich Schiller. Der neue deutsche Staat, die Weimarer Republik, wollte somit an die Tradition der deutschen Klassik und den damit verbundenen Idealen wie Humanität, Toleranz oder intellektueller und gesellschaftlicher Weiterentwicklung anknüpfen und vor allem im Ausland entsprechend wahrgenommen werden. Aber noch aus einem anderen Grund erwies es sich als günstig, dass das neue Parlament nicht in Berlin zusammentrat, denn Berlin war nicht nur Reichshauptstadt, sondern zugleich Hauptstadt des im In- und Ausland als übermächtig empfundenen Landes Preußen. Mit der Verlegung des Tagungsorts der Nationalversammlung in das thüringische Weimar konnte vermieden werden, dass der neue deutsche Staat unmittelbar mit dem mächtigen Preußen in Verbindung gebracht wurde. Das sollte nicht nur zur positiveren Wahrnehmung der Weimarer Republik im Ausland beitragen, sondern auch im Inland, und dafür sorgen, dass separatistischen Bestrebungen, wie sie zum Beispiel im Rheinland oder in Bayern zu beobachten waren, entgegengewirkt werden konnte.

Am 19. Februar 1919, also knapp vierzehn Tage nach dem ersten Zusammentritt der Nationalversammlung im Deutschen Nationaltheater in Weimar, hielt die sozialdemokratische Abgeordnete Marie Juchacz dort folgende Rede:

»Meine Herren und Damen! Es ist das erste Mal, daß in Deutschland die Frau als Freie und Gleiche im Parlament zum Volke sprechen darf, und ich möchte hier feststellen, und zwar ganz objektiv, daß es die Revolution gewesen ist, die auch in Deutschland die alten Vorurteile überwunden hat. Die Frauen besitzen heute das ihnen zustehende Recht der Staatsbürgerinnen. Gemäß ihrer Weltanschauung konnte und durfte eine vom Volke beauftragte sozialistische Regierung nicht anders handeln, wie sie gehandelt hat. Sie hat getan, was sie tun mußte, als sie bei der Vorbereitung dieser Versammlung die Frauen als gleichberechtigte Staatsbürgerinnen anerkannte. Ich möchte hier feststellen und glaube damit im Einverständnis vieler zu sprechen, daß wir deutschen Frauen dieser Regierung nicht etwa in dem althergebrachten Sinne Dank schuldig sind. Was diese Regierung getan hat, das war eine Selbstverständlichkeit: sie hat den Frauen gegeben, was ihnen bis dahin zu Unrecht vorenthalten worden ist. Wollte die Regierung eine demokratische Verfassung vorbereiten, dann gehörte zu dieser Vorbereitung das Volk, das ganze Volk in seiner Vertretung. Die Männer, die dem weiblichen Teil der deutschen Bevölkerung das bisher zu Unrecht vorenthaltene Staatsbürgerrecht gegeben haben, haben damit eine für jeden gerecht denkenden Menschen, und für jeden Demokraten selbstverständliche Pflicht erfüllt. Unsere Pflicht aber ist es, hier auszusprechen, was für immer in den Annalen der Geschichte festgehalten werden wird, daß es die erste sozialdemokratische Regierung gewesen ist, die ein Ende gemacht hat mit der politischen Unmündigkeit der deutschen Frau. Durch die politische Gleichstellung ist nun meinem Geschlecht die Möglichkeit gegeben zur vollen Entfaltung seiner Kräfte. Mit Recht wird man erst jetzt von einem neuen Deutschland sprechen können und von der Souveränität des ganzen Volkes. Durch diese volle Demokratie ist aber auch zum Ausdruck gebracht worden, daß die Politik in Zukunft kein Handwerk sein soll. Scharfes, kluges Denken, ruhiges Abwägen und warmes menschliches Fühlen gehören zusammen in einer vom ganzen Volke gewählten Körperschaft, in der über das zukünftige Wohl und Wehe des ganzen Volkes entschieden werden soll. Ich möchte hier sagen, daß die Frauenfrage, so wie es jetzt ist in Deutschland, in ihrem alten Sinne nicht mehr besteht, daß sie gelöst ist. Aber damit begeben wir uns nun keineswegs des Rechts, andersgeartete Menschen, weibliche Menschen zu sein. Es wird uns nicht einfallen, unser Frauentum zu verleugnen, weil wir in die politische Arena getreten sind und für die Rechte des Volkes mitkämpfen. Wir Frauen sind uns sehr bewußt, daß in zivilrechtlicher wie auch in wirtschaftlicher Beziehung die Frauen noch lange nicht die Gleichberechtigten sind. Es wird hier angestrengtester und zielbewußter Arbeit bedürfen, um den Frauen im staatsrechtlichen und wirtschaftlichen Leben zu der Stellung zu verhelfen, die ihnen zukommt.«

Marie Juchacz

Marie Juchacz, geborene Gohlke, kam im März 1879 als Tochter des Zimmermanns Friedrich Theodor Gohlke und seiner Ehefrau Henriette, geborene Heinrich, in Landsberg an der Warthe zur Welt. Nach dem Besuch der Volksschule nahm sie zunächst eine Stelle als Dienstmädchen an. Anschließend wurde sie Fabrikarbeiterin, danach Aufseherin in der »Provinzial-Landes-Irrenanstalt«. Sodann absolvierte sie einen Kurs in Weißnähen und Schneidern und fand schließlich eine Anstellung in der Schneiderei von Bernhard Juchacz, den sie im Jahr 1903 heiratete. Aus der Ehe, die nur wenige Jahre nach der Hochzeit wieder geschieden wurde, gingen zwei Kinder hervor. Im Jahr 1906 verließ Marie Juchacz Landsberg an der Warthe und übersiedelte, gemeinsam mit ihren Kindern, nach Berlin. Ihren Lebensunterhalt bestritt sie mit Nähen in Heimarbeit. Nach Berlin war sie aber nicht nur gekommen, um dem Leben in der Kleinstadt zu entfliehen, sondern auch, weil sie hoffte, sich dort politisch betätigen zu können. Über ihren Bruder war sie in Landsberg an der Warthe mit den Ideen und Vorstellungen der Sozialdemokratie in Kontakt gekommen und hätte sich auch gerne in der SPD politisch betätigt, aber das war ihr nicht möglich, da es Frauen bis zum Jahr 1908 untersagt blieb, politischen Vereinigungen beizutreten. Anders als in ihrer Geburtsstadt gab es in Berlin für Frauen durchaus die Möglichkeit, politisch für die SPD aktiv zu werden, allerdings nicht offiziell, sondern getarnt über eine Mitgliedschaft in einem Bildungs- oder Frauenverein. Einem solchen Verein trat Marie Juchacz bei und qualifizierte sich dort als Versammlungsleiterin und Referentin. Nachdem es ab 1908 auch Frauen gestattet war, einer politischen Vereinigung beizutreten, wurde Marie Juchacz SPD-Mitglied. Im Jahr 1913 erhielt sie eine Anstellung als Frauensekretärin im SPD-Parteibezirk Obere Rheinprovinz in Köln. Vier Jahre später, 1917, kehrte sie nach Berlin zurück, um hier den Posten der Frauensekretärin zu übernehmen. Zum Schwerpunkt ihrer politischen Arbeit gehörte stets die Sozialpolitik, insbesondere Mütterschutz, Säuglings-, Kinder- und Jugendfürsorge, Volksgesundheit, Wohnungsfrage und Arbeitslosenfürsorge. Daraus resultierte die Idee, eine sozialdemokratische Wohlfahrtspflege ins Leben zu rufen, und so kam es am 13. Dezember 1919 zur Gründung der »Arbeiterwohlfahrt« (AWO), deren

Vorsitzende Marie Juchacz wurde. Parallel dazu arbeitete sie weiterhin als Frauensekretärin der SPD und war darüber hinaus im Hauptvorstand des Verbandes der Arbeiterjugendvereine Deutschlands tätig. Auch als Parlamentarierin war Marie Juchacz aktiv. 1919 gehörte sie der Nationalversammlung an, später dann – bis 1933 – dem Deutschen Reichstag. Immer wieder bezog sie Stellung zu kritischen Fragen, wie zum Beispiel der Reform des Ehescheidungsgesetzes oder des Paragraphen 218 des Strafgesetzbuches. Nach der »Machtübernahme« durch die Nationalsozialisten im Januar 1933 emigrierte sie zunächst ins Saargebiet, das seit 1920 dem Völkerbund unterstand. Nach der Saarabstimmung vom 13. Januar 1935, bei der sich rund 90 Prozent der Wähler im Saargebiet für eine Wiedereingliederung an das Deutsche Reich aussprachen, ging sie nach Frankreich. Anfang der 1940er-Jahre floh sie – mit einem Not-Visum versehen – über Martinique in die USA. Dort engagierte sie sich weiterhin aktiv gegen den Nationalsozialismus, unterstützte den deutschen Widerstand und gründete in New York die »Arbeiterwohlfahrt – Opfer des Nationalsozialismus in New York«. Anfang 1949 kehrte Marie Juchacz nach Deutschland zurück. Hier nahm sie ihr Engagement für die sozialdemokratische Frauenbewegung und die AWO, deren Ehrenvorsitzende sie wurde, wieder auf. Marie Juchacz lebte bis zu ihrem Tod am 28. Januar 1956 in Düsseldorf.

HILDEGARD BURJAN, SOZIALPOLITIKERIN UND ORDENSGRÜNDERIN

** 30. Januar 1883, Görlitz*
† 11. Juni 1933, Wien (Österreich)

»... dass bei dieser Aktion auch an den Mittelstand gedacht wird ...«

Am 12. November 1918 sprach die »Provisorische Nationalversammlung für Deutschösterreich« ihren bislang nicht wahlberechtigten Staatsbürgerinnen sowohl das aktive als auch das passive Wahlrecht zu. Das bedeutete, dass die deutschösterreichischen Frauen bei der auf den 16. Februar 1919 angesetzten Wahl zur »Konstituierenden Nationalversammlung für Deutschösterreich« ab dem Alter von 20 Jahren sowohl wählen durften als auch – ab einem Alter von 29 Jahren – gewählt werden konnten. Daraufhin zogen acht Frauen in die insgesamt 170 Abgeordnete umfassende »Konstituierende Nationalversammlung« ein, der unter anderem die Ausarbeitung einer Verfassung für Deutschösterreich oblag. Der erste Zusammentritt des Parlaments erfolgte am 4. März 1919. Von den acht Mandatsträgerinnen gehörten sieben der Sozialdemokratischen Arbeiterpartei an. Eine, nämlich die Abgeordnete Dr. Hildegard Burjan, war Mitglied der Christlichsozialen Partei und damit die erste christsoziale Parlamentarierin. Den Schwerpunkt der parlamentarischen Arbeit Burjans bildete die »Ausweitung des staatlichen Mutter- und Säuglingsschutzgesetzes«, die »Anstellung von ›Hauspflegerinnen‹ für Wöchnerinnen«, die Verbesserung der Frauen- und Mädchenbildung sowie die »Gleichstellung von Mann und Frau im Staatsdienst«. Am 30. Mai 1919 ergriff sie im Parlament das Wort, um über die Einrichtung von »Volkspflegestätten« zu sprechen, die sie aber nicht nur zum Nutzen der »Mindestbemittelten« errichtet sehen wollte, sondern außerdem zur Unterstützung des Mittelstandes. Nachdem die »Konstituierende Nationalversammlung« am 1. Oktober 1920 eine ihrer wichtigsten Aufgaben, nämlich die Erarbeitung und Verabschiedung des »Bundes-Verfassungsgesetzes der Republik Österreich« (B-VG), erfüllt hatte, konnte sie ihre Arbeit am 9. November 1920 beenden. An ihre Stelle trat sodann der am 17. Oktober 1920 gewählte und am 10. November 1920 erstmals zusammengetretene Nationalrat, also das Parlament der österreichischen Republik. Am selben Tag trat auch das B-VG, das in wesentlichen Teilen noch heute gültig ist, in Kraft. Dem Nationalrat gehörte Hildegard Burjan nicht mehr an. Mit der Auflösung der »Konstituierenden Nationalversammlung« zog sie sich aus der aktiven Gestaltung der Bundespolitik zurück. Fortan konzentrierte sich die überzeugte Katholikin – wie schon in der Vergangenheit – auf die Sozialarbeit und hier insbesondere auf die Verbesserung der Lebensbedingungen von Frauen. Mit ihrem Abgeordneten-Status sowie ihrem Einsatz für Frauen stand Hildegard Burjan weder in Österreich noch international allein da. Was sie aber aus dem Kreis der Gleichgesinnten abhebt, ist das Faktum, dass sie 1919 eine katholische Schwesternschaft, nämlich die »Caritas Socialis«, ins Leben gerufen hat und darüber hinaus am 29. Januar 2012 seliggesprochen worden ist.

»[...] Unser vorliegendes Volkspflegestättengesetz will sich ganz besonders denjenigen annehmen, die unter dem Kriege am allermeisten gelitten haben. Es ist folglich ganz selbstverständlich, dass in erster Linie die Invaliden, die Kriegsbeschädigten und alle diejenigen in Betracht kommen, die sich durch die Leiden und Strapazen des Krieges innere Krankheiten geholt haben. Uns Frauen und Mütter freut es aber von ganzem Herzen, dass man gleich nach diesen Kriegsbetroffenen an die Kinder gedacht hat. [...] Allerdings ein Bedenken kommt uns da wieder, das ist, mit welcher Kinder- und welcher Jugendfürsorge soll man eigentlich anfangen. Wir wissen ja –

und erst kürzlich haben wir es auf der Tagung der Säuglingsfürsorge gehört –, dass die meisten Kinder in Deutschösterreich, besonders in Wien, ein körperliches Untergewicht von 6 bis 10 Kg haben. Wir wissen ferner, dass die Tuberkulose den Todeskeim in die Brust vieler Kinder gesenkt hat, dass die Sterblichkeit der Tuberkulosekranken in Wien allein von 1913 bis 1917 um 100% zugenommen hat. Wir erinnern uns aber auch all der Kinder, die im Kriege vielleicht nicht körperlich erkrankt sind, die aber durch die Außerhausbeschäftigung der Mutter an ihre[r] Seele schweren Schaden gelitten, die verwahrlost sind und dringend der Fürsorgeerziehung bedürfen. Auch der vielen jugendlichen Arbeiterinnen gedenken wir, die in den Munitionsfabriken im jugendlichsten Alter von 14 und 15 Jahren vielleicht einen hohen Verdienst gefunden haben, deren Sittlichkeit dabei aber den allergrößten Schaden gelitten hat[,] und die heute geschlechtskrank die Spitäler in allergrößter Zahl besetzen. Für alle diese zu sorgen, wird eine unbedingte Notwendigkeit sein. Eine Kategorie aber möchten wir noch ganz besonders hervorgehoben haben, das sind die Mütter. Die Mütter haben ganz gewiss genauso wie die Invaliden und Kriegsbeschädigten an den Opfern des Krieges zu tragen gehabt. Nicht nur, dass sie es waren, die vor allem unter den körperlichen Entbehrungen leiden mussten, auch seelisch haben sie Schwerstes ertragen müssen, indem sie ihre teuersten Angehörigen hin geben mussten, beständig um das Leben ihrer nächsten Familienmitglieder bangten. Abgesehen von diesen Leiden hat auch der schwere Doppelberuf der Frauen ihnen das Recht erworben, in erster Linie bei der Gesundung berücksichtigt zu werden. Wir wissen ja, dass [es] gerade die Mütter zahlreicher Kinder waren, die sich zur Nachtarbeit gemeldet, die den Tag über in ihrem eigenen Haus gearbeitet haben und bei Nacht hinter den schwersten und kompliziertesten Maschinen gestanden sind, um nur das Brot für den nächsten Tag zu verdienen. Ich spreche aber hier noch von einem anderen Gesichtspunkte aus, wenn ich ganz besonders für die Mütter eintrete und an die Regierung die Bitte richte, bei den Volkspflegestätten in erster Linie an sie zu denken[,] und das ist die Frage [nach] der Bevölkerungspolitik. Alle, denen die Zukunft Deutschösterreichs am Herzen liegt, müssen mit Angst und Bangen hören, dass während im Jahre 1913 noch etwa 100 000 Menschen mehr geboren wurden als gestorben sind, es im Jahre 1917 fast umgekehrt ist, dass fast hunderttausend Menschen mehr gestorben als geboren worden sind. Ich glaube also, in dieser Beziehung wird es am allerwichtigsten sein, an die sofortige Schaffung von Entbindungs-, von Säuglingsheimen, von Erholungsstätten für Mütter und Kinder zu schreiten. Noch einen anderen Punkt möchte ich ganz kurz erwähnen. Wenn wir uns den Kreis vor Augen halten, für den diese Volkspflegestätten sorgen sollen, kommt uns dabei der Gedanke, dass vielleicht, wie es in letzter Zeit so oft war, wieder nur an die Mindestbemittelten gedacht ist. Gewiss, wir halten es für ganz selbstverständlich, dass in allererster Linie für die Mindestbemittelten gesorgt wird. Wir freuen uns und begrüßen jedes einzelne Liebesgabenpaket, das aus der Ferne kommt und das den Kindern der Arbeiter zugutekommt. Wir begleiten in Gedanken mit Jubel jeden Zug, der unsere armen, unterernährten, blassen Arbeiterkinder in die Schweiz oder nach Schweden führt. Aber über eines müssen wir uns klar sein, das ist, dass die Verelendung, dass die gesundheitlichen Schäden, dass die Not und die Entbehrungen beim Mittelstand heute genauso groß sind. Man ist immer geneigt, anzunehmen, es sei nur ein Schlagwort, wenn man von der Not und wirtschaftlichen Schwäche des Mittelstandes spricht. Das ist aber absolut nicht der Fall. Mir sind nicht eines, sondern tausende Kinder bekannt, die im ersten Stadium tuberkulos sind, und bei denen die Eltern ganz genau sehen, dass das Kind dem sicheren Tode zueilt, die aber nicht die Möglichkeit haben, für ihr Kind zu sorgen. Den Volkspflegestätten, die wir ja in geringer Zahl heute schon haben, können sie sie aus sozialen Gründen nicht übergeben. Man kann da nicht den Einwand machen, dass diese Standesunterschiede aufhören sollen. Einmal existieren sie heute noch, dann aber, wenn wir die Kinder des Mittelstandes an den wenigen Fürsorgeaktionen, die heute existieren, teilnehmen ließen, wäre die natürliche Folge, dass bei den noch schlechter Gestellten[,] bei den Mindestbemittelten, bei den Arbeitern nur Verbitterung hervor[ge]rufen würde, und sie sagen würden, die geben ihre Kinder dorthin, nehmen uns jetzt den

Platz weg[,] und wir müssen zurücktreten. Also auch in dieser Beziehung möchte ich an die hohe Regierung die Bitte richten, dass bei dieser Aktion auch an den Mittelstand gedacht wird und dass auch solche Volkspflegestätten geschaffen werden, bei denen ein gewisses Entgelt genommen wird, aber ein Entgelt in einer Höhe, das im Einklang und in Übereinstimmung mit dem Einkommen des Mittelstandes steht. […]«

Hildegard Burjan

Hildegard Lea Burjan, geborene Freund, kam am 30. Januar 1883 in Görlitz als zweite Tochter des Kaufmanns Abraham Adolph Freund und seiner Ehefrau Berta, geborene Sochaczewer, zur Welt. Die Familie war jüdischer Herkunft, hatte aber keinen Bezug zum Judentum und auch zu keiner anderen Konfession. Sie empfand sich als konfessionell ungebunden. Hildegard besuchte in Görlitz zunächst die Volksschule. Nach dem Umzug der Familie nach Berlin wurde sie – ab 1895 – Schülerin eines Mädchenlyzeums. Vier Jahre später, 1899, verzog die Familie Freund in die Schweiz, wo der Vater als Generalvertreter für deutsche Textilfabriken tätig war. In Basel bestand Hildegard im Jahr 1903 die Matura, also das Abitur. Anschließend schrieb sie sich an der Universität Zürich für Germanistik und wohl auch für Philosophie ein. Im Wintersemester 1905/6 absolvierte sie ein Auslandssemester an der Universität Berlin. Im Sommer 1906 kehrte sie an die Universität Zürich zurück, um dort ihr Studium mit der Promotion abzuschließen. Ihre Dissertation schrieb sie über »Die hauptsächlichen Verben des Sagens im Gotischen, Altsächsischen und Hochdeutschen«. Die Qualität der vorgelegten Arbeit entsprach allerdings nicht den Vorstellungen ihres Doktorvaters, der von der Doktorandin verlangte, dass die Arbeit, ehe sie in Druck gehen könne, erheblich überarbeitet und inhaltlich erweitert werden müsse. Um die Drucklegung gab es in den folgenden Jahren immer wieder Konflikte zwischen Hildegard Burjan, wie sie seit ihrer Hochzeit hieß, und der Universität Zürich, die sich weigerte, ihr den Doktortitel zu verleihen. Zuerst müsse die Arbeit in der Druckfassung vorliegen, erklärte die Universität. Damit aber tat sich Burjan schwer. Immer wieder beantragte sie aus gesundheitlichen Gründen eine Verlängerung hinsichtlich des Vorlegens der Druckfassung, die ihr von der Universität tatsächlich mehrfach zugebilligt wurde. Claudia Pinger, die sich in ihrer 2013 vorgelegten Masterarbeit mit Hildegard Burjan beschäftigt hat, schreibt, dass Burjans Doktorarbeit nicht auffindbar sei. In einigen Unterlagen der Universität findet sich der Hinweis, dass sie promoviert worden ist, aber ein abschließender Beweis existiert nicht. Insofern bleibt unklar, ob Hildegard Burjan ihren Doktorgrad zu Recht oder zu Unrecht geführt hat. Ähnliches gilt auch für den nicht bezeugten akademischen Abschluss ihres Ehemann Alexander Burjan. Der Student mit dem Schwerpunkt Schwachstromtechnik war von Oktober 1901 bis März 1905 an der ETH Zürich immatrikuliert. Als er die »Eidgenössische Technische Hochschule« verließ, tat er das ohne Abschlusszeugnis. Trotzdem wird er später als Diplom-Ingenieur bezeichnet, obwohl nicht nachgewiesen werden kann, wo und wann ihm das Diplom verliehen worden ist. Unabhängig davon war Alexander Burjan beruflich ausgesprochen erfolgreich, dadurch gesellschaftlich hoch angesehen und außerdem sehr wohlhabend. Nach vorübergehendem Aufenthalt in Berlin übersiedelte das Ehepaar 1909 nach Wien. Hier kam im Jahr 1910 dann auch das einzige Kind der Burjans, Elisabeth Aloisia, genannt Lisa, zur Welt. Zu dieser Zeit war Hildegard Burjan gesundheitlich bereits sehr angegriffen. Sie hatte massive Nierenprobleme und litt unter Koliken, weshalb sie mehrfach operiert werden und mehrere Monate im Krankenhaus zubringen musste. Unter anderem lag sie zeitweise im St. Hedwigs Spital in Berlin. Dort erholte sie sich von einer Harnleitererkrankung, ohne dass es hierfür eine medizinische Begründung gegeben hätte. Da ihre wundersame und unerklärliche Genesung ausgerechnet an einem Ostersonntag stattgefunden hatte, und sie darüber hinaus die sie betreuenden katholischen Schwestern sehr bewunderte, entschied sie sich – angeblich – an diesem Tag dafür, ihr Leben fortan Gott und dem Katholizismus zu widmen. Dazu gehörte für Hildegard Burjan, sich vor allem mit sozialen Fragen zu beschäftigen. Sie stellte fest, dass es bestimmte Gruppen von Arbeitern gab, die durch nichts vor Krankheit und sozialem Absturz geschützt waren. Dazu zählten vor allem in Heimarbeit beschäftigte Frauen, meistens Näherinnen. Um ihre Lebens-, Arbeits- und Sozialsituation zu verbessern, gründete Hildegard Burjan im Dezember 1912 den »Verein der christlichen Heimarbeiterinnen«. Darüber hinaus engagierte sie sich vehement gegen Kinderarbeit. Auch während des Krieges setzte Hildegard Burjan ihr soziales Engagement fort. Sie ermutigte die Frauen, die in den Kriegsjahren notgedrungen die Arbeit der eingezogenen Männer übernommen hatten, auf gleiche Bezahlung für gleiche Arbeit zu drängen. Nach dem Ende des Ersten Weltkriegs zog Burjan 1919 in die »Konstituierende Nationalversammlung« Deutschösterreichs ein. Nach deren Auflösung im November 1920 verzichtete sie auf die Fortsetzung ihres politischen Engagements auf Bundesebene. Fortan konzentrierte sie sich auf die soziale Arbeit und den Katholizismus. Daraus resultierte die Gründung der katholischen Schwesterngemeinschaft »Caritas Socialis«, deren Vorsteherin Hildegard Burjan wurde. Das war insofern verblüffend, als die Frauen, die in die Gemeinschaft aufgenommen werden wollten, ein Gelübde ablegen mussten, das sie zu Armut, Gehorsam und Ehelosigkeit verpflichtete. Attribute, die im Gegensatz zu dem standen, was ihre Vorsteherin, Hildegard Burjan, verkörperte. Sie war weder arm noch unverheiratet, und ohne eine gewisse Bereitschaft zum Ungehorsam gegenüber der Obrigkeit hätte sie ihr Ziel, insbesondere Frauen ein verbessertes Dasein zu ermöglichen, kaum erreicht. Die »Caritas Socialis« entwickelte sich in den folgenden Jahren zu einer international agierenden Einrichtung im Bereich der Familienpflege und der Unterstützung Hilfsbedürftiger. Hildegard Burjan, die seit vielen Jahren gesundheitlich angeschlagen war, starb am 11. Juni 1933 in einem Wiener Sanatorium. Im Jahr 2012 wurde sie seliggesprochen. Wie es dazu kam, schildert Schwester Magistra Karin Weller von der »Caritas Socialis« unter Verweis auf die Ausführungen des Weihbischofs Dr. Helmut Krätzl: »Teil des Seligsprechungsverfahrens ist die Durchführung eines Wunderprozesses. […] Ein Wunder war ihre Konversion. Eine jüdische Frau, die in einem katholischen Krankenhaus gepflegt wurde und gerade im so selbstlosen Tun der Schwestern das wesentliche des Christlichen erkennt und den Ruf Jesu dadurch hört. Auch ihre Genesung war ein Wunder. Als nach vier schweren Operationen sich keine Heilung einstellen wollte, nahm ihr Gatte am Karsamstag 1909 voll Verzweiflung von ihr Abschied. Am Ostersonntag darauf aber standen die Ärzte vor der unerklärlichen Tatsache, dass plötzlich der Organismus zu neuem Leben erwachte. Als sie bald nach diesen furchtbaren gesundheitlichen Beeinträchtigungen schwanger wurde, rieten die Fachärzte unbedingt zu einer Abtreibung, da die Mutter die Geburt nach menschlichem Ermessen wohl nicht überleben könne. Mit größter Entschiedenheit wehrte sie ab. Wenn ich sterbe, bin ich ein Opfer meines Mutterberufes. Wieder glich es einem Wunder, dass sie am 27. August 1910 einer gesunden Tochter das Leben schenkte. […]«

MARIE CURIE, PHYSIKERIN UND CHEMIKERIN

** 7. November 1867, Warschau (Polen)*
† 4. Juli 1934, Sancellemoz, Savoyen (Frankreich)

»Wir müssen Forschung als Selbstzweck betreiben, um der Schönheit der Wissenschaft willen«

Am 14. Mai 1921 hielt die Chemikerin und Physikerin Marie Curie die im Folgenden auszugsweise abgedruckte Vorlesung am Vassar College in Poughkeepsie, New York (USA). Es war der erste Besuch der zweifachen Nobelpreisträgerin in den USA. Im Zuge ihres Vortrags verwies sie – unter anderem – auf die Vorzüge des von ihr und ihrem Ehemann, Pierre Curie, Ende der 1890er-Jahre »entdeckten« Elements Radium, wofür sie 1911 – Pierre war inzwischen verstorben – den Nobelpreis für Chemie erhielt.

Radium sei geeignet, um verschiedene Krankheiten zu heilen, erklärte Marie Curie. Zum damaligen Zeitpunkt waren allerdings noch längst nicht alle Fragen zu den Eigenschaften des Elements geklärt. Marie Curie hätte in dieser Hinsicht gerne Abhilfe geschaffen und weiter in diesem Bereich geforscht, doch das gestaltete sich insofern schwierig, als das von ihr geleitete Radium-Institut an der Pariser Universität nur noch über geringe Radiummengen verfügte und an Nachschub aufgrund des damals exorbitant hohen Kaufpreises von 100 000 US-Dollar pro Gramm nicht zu denken war.

Um Marie Curie die Fortsetzung ihrer als bedeutend empfundenen Studien rund um das Element Radium zu ermöglichen, initiierte die Herausgeberin des US-amerikanischen Frauenmagazins *The Delineator*, Marie Melony, eine Spendenaktion. Mit Hilfe des von ihr ins Leben gerufenen »Marie Curie Radium Found Committee[s]« gelang es ihr innerhalb eines Jahres, rund 100 000 Dollar zusammenzutragen. Jetzt war es also möglich, ein Gramm des kostbaren Radiums zu erwerben.

Doch anstatt Marie Curie das Geld einfach zu übergeben, sorgte Marie Melony dafür, dass die Wissenschaftlerin eine Einladung ins Weiße Haus nach Washington erhielt. Das war nach Melonys Dafürhalten aufgrund der Werbe- und Öffentlichkeitswirksamkeit der Aktion wesentlich günstiger für Marie Curie und ihr Forschungsanliegen als eine »stille« Geldübergabe. So kam es, dass die Wissenschaftlerin am 20. Mai 1921 von US-Präsident Warren G. Harding im Weißen Haus empfangen wurde. Dort überreichte er Marie Curie eine Schenkungsurkunde für ein Gramm Radium sowie ein seidenes Halstuch, an dem sich ein Schlüssel befand, mit dessen Hilfe die Schatulle geöffnet werden konnte, in der sich das Radium-Gramm – symbolisch – befand. Tatsächlich hatte man es – aus Sicherheitsgründen – nicht in der Schatulle verstaut, sondern in der Fabrik aufbewahrt, wo es später abgeholt werden konnte.

Zum Zeitpunkt der Übergabe des Radiums an Marie Curie in den USA stand noch nicht fest, dass das Element, das die Wissenschaftlerin und ihr Mann um 1898 isoliert hatten, keineswegs nur heilsame Wirkung besaß, sondern – aufgrund seiner Radioaktivität – auch schwere Tumorerkrankungen hervorrufen konnte. Im Laufe der 1920er-Jahre verdichteten sich allerdings die Anzeichen, dass mit Radium weniger leichtsinnig umgegangen werden durfte, als das bis dato der Fall gewesen war. Mit Radium versetztes Trinkwasser wurde deshalb ebenso aus dem Umlauf genommen wie Leuchtfarbe, die unter anderem bei der Herstellung von Uhren mit Leuchtziffern zum Einsatz gekommen war.

Marie Curie selbst litt seit geraumer Zeit unter der »Strahlenkrankheit«, der sie im Jahr 1934 schließlich erlag. Die Erforschung und »Entdeckung« des Elements Radium mochte »schön« gewesen sein, wie es Marie Curie ausdrückte, die aus Unwissenheit erfolgte »falsche« Anwendung des Radiums war allerdings alles andere als »schön«.

»Ich könnte Ihnen viel über Radium und Radioaktivität erzählen, aber es würde wohl etwas länger dauern. Weil dies in diesem Rahmen nicht möglich ist, werde ich Ihnen hier nur einen kurzen Abriss meiner frühen Arbeit mit Radium geben. Radium ist heute kein Säugling mehr, es ist mehr als zwanzig Jahre alt, aber die Bedingungen, unter denen es entdeckt wurde, waren irgendwie seltsam. Und daher scheint es immer wieder von Interesse, sich daran zu erinnern und die Umstände zu erklären. [...] Nun, die spezielle Eigenschaft von Radium liegt in der Intensität der Strahlung, die einige Millionen Mal stärker ist als die Strahlung von Uran. Die Wirkung der Strahlung macht Radium so wichtig. Von einem praktischen Gesichtspunkt aus ist die Auslösung physiologischer Effekte auf die Zellen des menschlichen Organismus die weitaus wichtigste Eigenschaft von Radium. Diese Effekte können genützt werden, um verschiedene Krankheiten zu heilen. In vielen Fällen haben wir gute Resultate erzielt. Als besonders wichtig sehen wir die Behandlung von Krebserkrankungen an. Der Einsatz von Radium für medizinische Zwecke macht es notwendig, dieses Element in ausreichenden Mengen zu erzeugen. Daher wurde eine Fabrik in Frankreich und später auch in Amerika gegründet, um mit der Produktion zu beginnen. In Amerika sind große Mengen eines Erzes namens Karbonit verfügbar. Amerika produziert jetzt pro Jahr viele Gramm Radium, aber der Preis bleibt noch immer sehr hoch, weil nur geringe Mengen des Elements Radium im Erz vorhanden sind. Daher ist Radium mehr als hunderttausend Mal kostbarer als Gold. Aber wir dürfen nicht vergessen, bei der Entdeckung von Radium wusste niemand, dass sich das Element als sehr nützlich bei der Behandlung von Krankheiten erweisen würde. Die Arbeit an der Entdeckung war ›reine Wissenschaft‹. Es ist für mich ein Beweis, dass wissenschaftliche Arbeit nicht vom Standpunkt der Nützlichkeit und der Verwertbarkeit betrachtet werden darf. Wir müssen Forschung als Selbstzweck betreiben, um der Schönheit der Wissenschaft willen. Dann besteht immer wieder die Chance, dass eine wissenschaftliche Entdeckung eine Wohltat für die Menschheit werden kann, wie etwa Radium. Die wissenschaftliche Geschichte von Radium ist schön.«

Marie Curie

Marie Curie, geboren als Marya Skłodowska, war die Tochter eines Mathematik- und Physiklehrers. Die Familie, die zeitweilig durchaus wohlhabend war, geriet jedoch im Laufe der Zeit in wirtschaftliche Schwierigkeiten, sodass es den Eltern nicht möglich war, ihren Kindern die Ausbildung zu finanzieren, die sie ihnen zukommen lassen wollte. Dennoch taten die Eltern alles in ihrer Macht stehende, um den Wissens- und Forschungsdrang ihrer Kinder zu fördern und zu unterstützen. Dazu gehörte eine gute Schulbildung. Marie beispielsweise schloss das Lyzeum im Jahr 1883 mit Auszeichnung ab. Aus wirtschaftlichen Gründen arbeitete sie nach der Schule für mehrere Jahre als Erzieherin.

Zu Beginn der 1890er-Jahre übersiedelte sie nach Paris. Dort studierte sie – nicht zuletzt dank eines Stipendiums – bis 1894 an der Sorbonne Mathematik und Physik. Die Abschlussprüfungen bestand sie jeweils mit Bravour. Anschließend wurde sie von dem Physikprofessor Henri Becquerel als Doktorandin angenommen. Etwa um die gleiche Zeit lernte sie den Physiker Pierre Curie kennen, den sie im darauffolgenden Jahr, am 25. Juli 1895, heiratete. Zum damaligen Zeitpunkt hatte sie ihren Vornamen bereits von Marya in Marie geändert. Aus der Ehe mit Pierre Curie gingen die beiden Töchter Irène und Eve hervor. Im Jahr 1903 wurde Marie Curie mit der Arbeit »Untersuchungen über die radioaktiven Substanzen« promoviert. Bis dahin hatte sie – gemeinsam mit ihrem Ehemann – an den von Becquerel entdeckten Strahlen aus Uraniumsalzen geforscht und darüber hinaus nach Substanzen gesucht, die ebenfalls strahlen. In diesem Zusammenhang gelang die »Entdeckung« der Elemente Polonium und Radium. Die radioaktiven Substanzen, so glaubten Marie und Pierre, seien unter anderem für die Behandlung von Krankheiten von Nutzen. Für ihre Forschungsergebnisse wurden Marie und Pierre Curie sowie Henri Becquerel im Jahr 1903 mit dem Nobelpreis für Physik ausgezeichnet.

Drei Jahre später, am 19. April 1906, starb Pierre Curie an den Folgen eines Verkehrsunfalls. Daraufhin übernahm Marie seine Aufgaben als Professor an der Sorbonne. Damit war sie die erste Frau, die an der Sorbonne lehrte. Zwei Jahre später erhielt sie dort eine ordentliche Professur für Physik. Im Jahr 1911 erhielt sie den zweiten Nobelpreis, dieses

Mal für das Fachgebiet Chemie. Zwischen 1914 und 1918 kümmerte sie sich mit Hilfe eines von ihr und ihrer Tochter Irène entwickelten mobilen Röntgenwagens um verletzte Soldaten. Nach dem Ende des Ersten Weltkriegs setzte sie ihre Forschungstätigkeit in Paris fort. Aus gesundheitlichen Gründen musste sich Marie Curie jedoch ab 1920 sukzessive von der Arbeit zurückziehen.

Sie starb 1934 an den Folgen der »Strahlenkrankheit«, die sie sich im Laufe ihrer Arbeit mit radioaktiven Substanzen zugezogen hatte.

MARY MUTHONI NYANJIRU, KÄMPFERIN FÜR FRAUEN- UND FREIHEITSRECHTE

** Geburtsdatum und -jahr unbekannt, Geburtsort Murang'a (Kenia)*
† 16. März 1922, Nairobi (Kenia)

»Nehmt mein Kleid und gebt mir eure Hose«

Am 16. März 1922 versammelten sich mehrere hundert Menschen, Frauen und Männer, vor dem Zentralgefängnis in Nairobi, um für die Freilassung des politischen Aktivisten und Führers der »East African Association«, Harry Thuku, zu demonstrieren.

Thuku war zwei Tage zuvor, am 14. März 1922, von der britischen Kolonialmacht festgenommen worden, weil er sich vehement gegen die Herrschaft der Briten in Kenia und die damit verbundene Unterdrückung und Entrechtung der einheimischen Bevölkerung engagiert hatte. Unter anderem bekämpfte er das de facto für Frauen und junge Mädchen bestehende Zwangsarbeitssystem. Sofern britische Farmer Arbeitskräfte für ihre Besitzungen benötigten, diese aber selbst nicht zu rekrutieren vermochten oder nicht rekrutieren wollten, wandten sie sich an die zuständige Kolonialbehörde. In deren Auftrag begab sich ein Mitarbeiter zu den Behausungen einheimischer Familien und entschied dann, ohne Rücksicht auf die Interessen und Bedürfnisse der Betroffenen und ihrer Angehörigen, welche Frau dem künftigen »Arbeitgeber« zugeführt wurde. Thuku wollte diese Variante der Sklaverei abgeschafft sehen.

Als bekannt wurde, dass der Kämpfer gegen die britische Kolonialmacht und zugleich Befürworter der Frauenrechte in Haft saß, begab sich auch die – gemeinsam mit ihrer Stieftochter in Nairobi lebende – Mary Muthoni Nyanjiru zu dem Gefängnis. Wie vermutlich das Gros der weiblichen Demonstranten ging Muthoni Nyanjiru davon aus, dass die anwesenden Männer die Führung übernehmen und zum Sturm auf das Gefängnis zum Zweck der Befreiung ihres Helden aufrufen würden. Doch zu Mary Muthoni Nyanjirus Enttäuschung geschah nichts dergleichen. Empört über die Tatenlosigkeit der Männer riss sie ihre Kleidung hoch, sodass sie nackt vor der Menschenmenge stand, und schrie:

»Nehmt mein Kleid und gebt mir eure Hose. Ihr Männer seid Feiglinge. Worauf wartet ihr? Unser Anführer sitzt in Haft. Holen wir ihn heraus!«

Daraufhin stürmten die Demonstranten, angefeuert vom Geheul der Frauen, auf das Gefängnistor zu. Die Wachen, die unbedingt verhindern wollten, dass das Gefängnis gestürmt wurde, eröffneten sodann das Feuer. Zu denjenigen, die den Schüssen der Wachen zum Opfer fielen, gehörte – neben 27 anderen Personen – auch Mary Muthoni Nyanjiru. Ihr schriller Auftritt vor dem Zentralgefängnis von Nairobi, ihre Verachtung, die sie den – aus ihrer Sicht – feigen Männern entgegenschleuderte, sowie ihr mutiges Engagement für die Rechte der Frau machten sie unsterblich.

Mary Muthoni Nyanjiru

Mary Muthoni Nyanjiru wurde zu einem unbekannten Zeitpunkt in dem rund 100 Kilometer von Nairobi entfernten Ort Murang'a geboren. Sie gehörte zur Volksgruppe der Kikuyu. Über ihre Kindheit und Jugend ist nichts bekannt. Man weiß lediglich, dass sie 1922 – gemeinsam mit ihrer Stieftochter Elizabeth Waruiru – in Nairobi lebte und dort am 16. März 1922 ums Leben kam.

SAROJINI NAIDU, DICHTERIN UND POLITIKERIN

** 13. Februar 1879, Hyderabad (Indien)*
† 2. März 1949, Lakhnau (Indien)

»Shanti, shanti, shanti«

Im Jahr 1927 erschien das Buch *Mother India* von Katherine Mayo. Darin sprach sich die amerikanische Schriftstellerin und Journalistin gegen die von den Indern angestrebte Unabhängigkeit von Großbritannien aus. Mayo kritisierte, dass die indische Gesellschaft rückständig sei, ganze Bevölkerungsgruppen diskriminiere, Frauen unterdrücke, die Kinderehe fördere und von Männern mit einem überbordenden Geschlechtstrieb dominiert werde. Eine solche Gesellschaft, resümierte sie, sei nicht befähigt, einen eigenständigen Staat zu bilden.

Mayos Ausführungen stießen in Indien erwartungsgemäß auf heftige Kritik. Zu denjenigen, die die Ansicht vertraten, dass den Behauptungen Mayos etwas entgegengesetzt werden müsse, gehörte auch die indische Dichterin und Politikerin Sarojini Naidu. Aus diesem Grund reiste sie im Jahr 1928 in die USA, um die Amerikaner davon zu überzeugen, dass Indien – entgegen der Behauptung Mayos – sehr wohl ein Anrecht darauf hatte, eine eigenständige Nation zu sein. Naidu leugnete nicht, dass es in Indien Diskriminierungen gab. Dazu gehörte unter anderem die regelmäßige Missachtung der Frauenrechte.

Aus diesem Grund war es ihr in einer Rede, die sie im Oktober 1928 in New York hielt, ganz besonders wichtig, darauf hinzuweisen, dass sie – also eine Frau – als Vertreterin der indischen Nation berufen und auf die Reise in die USA geschickt worden war, um dort für das von Mayo als frauenfeindlich geschmähte Indien, die indische Gesellschaft und die indische Unabhängigkeit zu werben.

»Freunde, ich habe tausende von Meilen zurückgelegt, um als Botschafterin eines sehr alten Landes zu euch zu sprechen, zur jüngsten Nation der Welt. Es mag euch überraschen, dass ein Land, von dem es heißt, es sei konservativ, eine Frau als Botschafterin schickt. Doch wenn ihr euch die Geschichte der indischen Zivilisation anseht, werdet ihr feststellen, dass die Frau Quelle und Inspiration dieser Kultur ist. Folgende Botschaft möchte ich überbringen, in den Worten der alten hinduistischen Gebete, wie sie in jedem Haushalt allabendlich gesprochen werden: Shanti, shanti, shanti. Friede, Friede, Friede.«

Sarojini Naidu

Sarojini Naidu kam am 13. Februar 1879 als Tochter des Wissenschaftlers Aghorenath Chattopadhyay und seiner Ehefrau im indischen Hyderabad zur Welt. Ihr Vater, Leiter des Nizam College in Hyderabad, wollte eine gute Ausbildung für seine Tochter. Aus diesem Grund schickte er die damals 12-Jährige zunächst auf die Universität in Madras. Im Jahr 1895 setzte Sarojini ihre Studien am King's College in London fort. Drei Jahre später, 1898, wechselte sie auf das Girton-Frauen-College in Cambridge. Kurz darauf heiratete Sarojini einen Mann namens Govindarajulu Naidu. Bei der Eheschließung handelte es sich um eine vom Vater Sarojinis arrangierte Ehe, aus der vier Kinder hervorgehen sollten.

Während ihres Aufenthalts in England hatte die junge Frau Bekanntschaft mit der Suffragettenbewegung gemacht, die sich für Frauenrechte, darunter auch das allgemeine Wahlrecht für Frauen, engagierte. Als Sarojini nach Indien zurückkehrte, war sie der Meinung, dass auch in ihrer Heimat gegen die Unterdrückung der Frau und ihre Ungleichbehandlung vorgegangen werden müsse. Zu den für sie wichtigen Anliegen gehörte unter anderem das Wiederverheiratungsrecht für Witwen. Doch es waren nicht nur die Frauenrechte, die Sarojini Naidu am Herzen lagen. Parallel dazu kämpfte sie für die Unabhängigkeit Indiens von der Kolonialmacht

Großbritannien und für ein friedliches Zusammenleben von Moslems und Hindus in einem freien indischen Staat. Um ihre Ziele zu erreichen, musste sie natürlich die Zustimmung der Kolonialmacht erhalten. Dass ihr das so leicht nicht gelingen würde, war ihr bewusst, aber sie hielt es trotzdem für wichtig, nach London zu reisen, um dort für ihre Ziele zu werben – nicht nur bei den zuständigen Politikern, sondern auch bei der Bevölkerung und nicht zuletzt bei den Frauen.

Im Jahr 1920 schloss sie Freundschaft mit dem indischen Freiheitskämpfer Mohandas Gandhi, mit dem sie in den folgenden Jahren eng zusammenarbeiten sollte. Im Jahr 1925 übernahm sie – als erste Frau überhaupt – den Vorsitz des »Indischen Nationalkongresses«, einer 1885 gegründeten Partei, die sich für die Unabhängigkeit Indiens von Großbritannien einsetzte. Der britischen Kolonialmacht waren die Partei, ihre Bestrebungen und ihre Repräsentanten ein Dorn im Auge. Insofern verwundert es nicht, dass Sarojini Naidu wegen ihres politischen Engagements mehrfach verhaftet und eingesperrt wurde, unter anderem 1930 aufgrund ihrer Teilnahme an dem von Gandhi inszenierten und angeführten »Salzmarsch«, der das Salzmonopol der Briten in Indien brechen sollte und Teil des von Gandhi ausgerufenen zivilen Ungehorsams gegen die Kolonialmacht war. Anfang der 1940er-Jahre befand sich Sarojini Naidu erneut für einen längeren Zeitraum in Haft.

1947, dem Jahr der Unabhängigkeit Indiens, wurde Sarojini Naidu als erste Frau in das Amt der Gouverneurin eines indischen Bundesstaats berufen. Bis zu ihrem Tod am 2. März 1949 amtierte sie als Gouverneurin von Uttar Pradesh.

Sarojini Naidu war aber nicht nur eine engagierte Politikerin, sondern auch eine begabte Dichterin, die im Laufe der Jahre mehrere Gedichtbände veröffentlichte und daraufhin im Jahr 1914 in die »Royal Society of Literature« aufgenommen wurde.

ANNE SULLIVAN MACY, LEHRERIN UND FREUNDIN HELEN KELLERS

** 14. April 1866, Feeding Hills/Massachusetts (USA)*
† 20. Oktober 1936, Forest Hills/New York (USA)

»Daraufhin legte ich ihre Hand auf mein Gesicht, damit sie ›sehen‹ konnte«

Im Jahr 1928 traten die taubblinde Helen Keller sowie ihre Lehrerin, langjährige Betreuerin und Freundin Anne Sullivan Macy gemeinsam vor die Kamera. In dem Film *How Helen Keller learned to talk – Mrs. Macy and the famous deaf, dumb and blind pupil she has taught for years give you a demonstration* (Fox Movietone News) berichtet Anne Sullivan Macy, wie es ihr gelang, der blinden und darüber hinaus gehörlosen Helen Keller das Sprechen, Lesen und Schreiben beizubringen. Das Filmdokument ist nicht nur insofern einzigartig, als es die Zuschauer über die spezielle Lehrmethode Anne Sullivan Macys informiert, sondern auch, weil es das einzige Tondokument mit Anne Sullivan Macys Stimme ist.

»Als ich Helen Keller das erste Mal sah, war sie sechs Jahre und acht Monate alt. Aufgrund einer Erkrankung war sie ab ihrem 19. Lebensmonat blind und taub und stumm. Sie hatte keine Möglichkeit, mit den Menschen um sie herum zu kommunizieren, ein paar Nachahmungszeichen ausgenommen, die sie für sich selbst entwickelt hatte. Ein Schubs bedeutete ›gehen‹, ein Herbeiziehen bedeutete

›kommen‹ und so weiter. Sie hatte beobachtet, dass wir die Hände nicht benutzen, wenn wir uns miteinander unterhalten. Daraufhin legte ich ihre Hand auf mein Gesicht, damit sie ›sehen‹ konnte, wie wir mit unseren Mündern sprachen. Sie fühlte die Vibration des gesprochenen Worts. Sofort buchstabierte sie: ›Ich möchte mit meinem Mund sprechen‹. Das schien unmöglich zu sein. Aber nach einer Zeit des Experimentierens […] [entwickelten Anne und Helen folgende Technik]: Der Daumen wurde auf der Kehle platziert, direkt auf dem Kehlkopf; der erste Finger auf den Lippen; der zweite auf der Nase. Wir fanden heraus, dass sie die Vibration des gesprochenen Worts fühlen konnte. Zum Beispiel [konnte sie über die Berührung] mit dem Kehlkopf das G fühlen, das harte G, und auf den Lippen spürte sie K […], und mit dem zweiten Finger auf der Nase [fühlte sie] die nasalen Laute, das N und das M. Das erste Wort, das sie auszusprechen lernte, war das kleine Wort ›it‹. Mit der Hand in dieser Position [Anne zeigt die Position] habe ich den Vokal I [erklärt]. Sie fühlte es, I. Dann machte ich das T. Sie fühlte es mit dem Finger auf meinen Lippen. Dann formte ich aus den beiden Buchstaben das Wort ›it‹. Somit war das erste Wort gelernt. Nach der siebten Unterrichtsstunde war sie im Stande den Satz ›Ich bin jetzt nicht mehr taub‹ Wort für Wort auszusprechen.«

Anne Sullivan Macy

Anne Sullivan war die Tochter von Thomas Sullivan und Alice Cloesy, die um 1847 aus Irland in die USA eingewandert waren. Die Mutter starb, als Anne acht Jahre alt war. Zwei Jahre später verschwand der Vater. Daraufhin wurde Anne in das Waisenhaus von Tewksbury/Massachusetts eingewiesen.

Die Zustände dort waren katastrophal. Anne hatte nur ein Ziel, nämlich das Haus so schnell wie möglich zu verlassen. Ihr war klar, dass sie nur dann eine Chance auf ein eigenständiges Leben hatte, wenn sie eine Ausbildung durchlief, die es ihr ermöglichte, eine Arbeit zu finden, durch die sie ihren Lebensunterhalt finanzieren konnte. Als an einem Tag eine Kommission das Haus besuchte, wagte sie es, die Mitglieder anzusprechen und sie zu bitten, ihr bei der Suche nach einer Ausbildungsstelle zu helfen. Tatsächlich sagte die Kommission ihre Unterstützung zu.

Daraufhin konnte Anne im Jahr 1880 das Waisenhaus in Tewksbury verlassen und in das »Perkins Institute for the Blind« in Watertown/ Massachusetts überwechseln. Dort war das Mädchen schon deshalb gut aufgehoben, weil sie seit ihrem dritten Lebensjahr schlecht sah. Infolge einer bakteriellen Infektion vernarbte zwei Jahre später auch noch ihre Hornhaut, sodass sich ihr Sehvermögen weiter verschlechterte. Mehrere Operationen, denen sie sich daraufhin unterzog, halfen nicht. Ganz im Gegenteil, nachdem bei einem Eingriff ein Auge mit Kokain betäubt worden war, sah sie damit noch schlechter. Das auf Sehbehinderte eingerichtete Perkins-Institut bot Anne die Möglichkeit, ihre intellektuellen Fähigkeiten zu entfalten. Im Jahr 1886 schloss sie ihre Ausbildung am Perkins-Institut ab.

Etwa um diese Zeit kontaktierte die Familie Keller aus Tuscumbia/ Alabama das Perkins-Institut. Man suche, so schrieben die Kellers, eine Lehrerin für ihre 1880 geborene Tochter Helen, die aufgrund einer schweren Erkrankung im Alter von 19 Monaten sowohl ihr Gehör als auch ihre Sehfähigkeit verloren habe. Das Kind war demnach nicht in der Lage, seine Bedürfnisse zu artikulieren oder mit anderen Menschen zu kommunizieren. Der Leiter des Perkins-Instituts bot daraufhin Anne Sullivan die Stelle an, die sie auch annahm und sodann im Frühjahr 1887 nach Tuscumbia abreiste.

Dort unterwies sie Helen in der Fingersprache. Helen Keller lernte schnell und intensiv. Im Jahr 1900 nahm Helen am Radcliffe-Frauencollege in Cambridge/Massachusetts ein Studium auf. Um den Lehrveranstaltungen folgen zu können, musste Anne Sullivan ihr per Fingersprache übersetzen, was der jeweilige Dozent vorgetragen hatte. Vier Jahre später, 1904, schloss Helen das Studium mit dem Bachelor of Arts (B. A.) ab.

Bereits während ihres Studiums hatte Helen Keller Aufsätze – häufig über Blindenarbeit – in verschiedenen Zeitungen und Zeitschriften publiziert, war also als Autorin nicht gänzlich unbekannt und mit dem Schreiben durchaus vertraut. Doch ihr neues Projekt, nämlich ein Buch über ihr bisheriges Leben zu schreiben, überforderte sie zunächst. Unterstützung erhielt sie schließlich durch den Journalisten und Harvard-Lehrer John Albert Macy, den Helens Freundin und Lehrerin, Anne Sullivan, am 2. Mai 1905 heiraten sollte. Doch die Ehe scheiterte um 1913/14, weil Anne Sullivan Macy, wie sie sich nach der Hochzeit nannte, und Helen Keller nach wie vor unzertrennlich waren, weiterhin im selben Haus lebten und gemeinsam arbeiteten. Annes Fokus lag demnach stets auf Helen und ihren Bedürfnissen.

Im Jahr 1919 verfilmte Hollywood das Leben von Helen und Anne. Doch der unter dem Titel *Deliverance* ausgestrahlte Film floppte. Das war für die beiden Frauen insofern katastrophal, als sie sich inzwischen in wirtschaftlichen Schwierigkeiten befanden. Helens Bücher verkauften sich nicht mehr so gut wie in der ersten Zeit, und auch die Lesereisen, die sie unternahmen, brachten nicht genügend Geld ein. Hinzu kam, dass sie gezwungen waren, nahezu täglich an einen anderen Ort zu reisen, um vor neuem Publikum auftreten zu können. Das war zum einen anstrengend und zum anderen durchaus kostspielig.

Da kam Helen das Angebot des »Orpheum Vaudeville Circuit«, einer Varieté- und Revuetruppe, die im Abstand von rund einer Woche von einer Stadt zur nächsten tourte, ganz gelegen. Bereits als Teenager hatte ein Vaudeville-Vertreter bei Helen vorgesprochen und versucht, sie für sein Projekt zu begeistern. Doch damals hatte sie abgelehnt, weil sie überzeugt war, vom Bücherschreiben leben zu können. Da sie nun feststellen musste, dass das nicht der Fall war, akzeptierte sie das neuerliche Angebot, zumal sie hoffte, dass sie dadurch nicht nur genügend Geld verdienen würde, sondern die Besucher außerdem für die Bedürfnisse und Interessen von Menschen mit Behinderungen sensibilisieren könnte.

Fortan tourten Anne und Helen also mit dem »Orpheum Vaudeville Circuit« durch die Lande. Für Anne Sullivan Macy stellten diese Auftritte allerdings eine Tortur dar. Zuerst betrat immer Anne die Bühne. Dort berichtete sie dem Publikum über Helen, wie sie sie kennengelernt und unterrichtet hatte, und dann betrat Helen selbst die Bühne, während sich Anne, begleitet von Mendelssohns *Frühlingslied* zurückzog. Anne hasste es, vor vielen Menschen aufzutreten. Außerdem machten ihr die starken Scheinwerfer auf der Bühne zu schaffen, denn seit den 1920er-Jahren hatte sich ihr Augenleiden wieder deutlich verschlimmert.

Nachdem man ihr – wegen chronischer Schmerzen – das rechte Auge hatte entfernen müssen, stand ihr nur noch das linke zur Verfügung, auf dem sie allerdings fast blind war. Aus diesem Grund – und infolge weiterer und stetig zunehmender gesundheitlicher Beschwerden – musste sich Anne vom Vaudeville-Zirkus mehr und mehr zurückziehen und darüber hinaus die Betreuung Helens größtenteils Polly Thomson überlassen.

Anne Sullivan Macy starb 1936 in dem Haus in Forest Hills, in dem sie bis zuletzt mit Helen und Polly zusammengelebt hatte.

LILY PRINGSHEIM, LANDTAGSABGEORDNETE DES VOLKSSTAATS HESSEN

** 7. Februar 1887, Königsberg, Ostpreußen*
† 28. September 1954, Darmstadt

»Daß die Frau nicht mehr zum Kurpfuscher zu gehen braucht«

Am 26. Februar 1932 äußerte sich in Darmstadt die SPD-Abgeordnete (und fünffache Mutter) Louise »Lily« Pringsheim in der neunten Sitzung der fünften Wahlperiode des Landtags des Volksstaats Hessen zu dem schon damals heftig umstrittenen und viel diskutierten Thema »Verbot der Abtreibung« gemäß Paragraph 218 Reichs-Strafgesetzbuch (RStGB).

Dabei ging es in der an jenem Tag geführten Debatte nicht originär um den Schwangerschaftsabbruch, sondern allgemein um eine Strafaussetzung oder zumindest Strafmilderung für bestimmte, überwiegend politische Delikte. Der Paragraph 218 RStGB spielte in der Diskussion eigentlich nur eine untergeordnete Rolle. In Lily Pringsheims hier auszugsweise abgedrucktem Redebeitrag jedoch ging es um nichts anderes. Zum Erfolg führte ihr engagiertes Plädoyer für die Abschaffung des Paragraphen 218 RStGB – worauf sie im Prinzip abzielte – allerdings nicht.

In das Strafgesetzbuch aufgenommen worden war der »218er« im Jahr 1871. Darin hieß es: »Eine Schwangere, welche ihre Frucht vorsätzlich abtreibt oder im Mutterleibe tötet, wird mit Zuchthaus bis zu fünf Jahren bestraft. [...] Dieselben Strafvorschriften finden auf denjenigen Anwendung, welcher mit Einwilligung der Schwangeren die Mittel zur Abtreibung oder Tötung bei ihr angewendet oder ihr beigebracht hat.«

Demzufolge war es Frauen nicht erlaubt, ein ungewolltes Kind abzutreiben und dafür Hilfe bei Ärzten zu suchen, die den Eingriff medizinisch qualifiziert vornehmen konnten, ohne das Leben oder die Gesundheit der betroffenen Frau entweder vorsätzlich oder unwissentlich in Gefahr zu bringen. Tatsächlich aber fanden sich immer wieder Ärzte, die bereit waren, bei einer Frau eine Abtreibung vorzunehmen. Da das aber für den Mediziner mit einem nicht unerheblichen Risiko verbunden war, tat er dies oftmals nicht aus purer Gefälligkeit, sondern ließ sich seine Dienste gut bezahlen.

Über entsprechende Mittel verfügten in der Regel aber nur wohlhabende Frauen. Alle anderen konnten die geforderten Geldsummen zumeist nicht aufbringen. Wenn sie abtreiben »wollten«, blieb ihnen nur die Möglichkeit, dies mit Hilfe eines »Kurpfuschers« zu tun. Sie konsultierten also eine Person, die den Eingriff für eine vergleichsweise geringe Summe vornahm, ohne hierfür notwendigerweise medizinisch qualifiziert zu sein. Das blieb oftmals nicht ohne Folgen für Leben und Gesundheit der betroffenen Frau.

Aus diesem Grund wurde der Paragraph auch immer wieder als »Klassenparagraph« gegeißelt, wie auch in der hier abgedruckten Rede Lily Pringsheims. Erst seit dem Inkrafttreten des 15. Strafrechtsänderungsgesetzes am 18. Juni 1975 machen sich Ärzte nicht mehr strafbar, wenn sie einen Schwangerschaftsabbruch durchführen, allerdings nur unter der Prämisse, dass die Frau einverstanden ist, eine Notlage vorliegt oder eine medizinische, soziale, eugenische oder kriminologische Indikation vorhanden ist. Darüber hinaus muss der Eingriff innerhalb einer bestimmten Frist erfolgen. Zu einem »Kurpfuscher« brauchen die betroffenen Frauen seither zumindest nicht mehr zu gehen.

»Es gehört nicht in die Verantwortung einer Mutter, ein Kind in eine Welt zu setzen, von der sie nicht weiß, was sie dem Kinde geben kann. Es gehört zur verantwortungsvollen Mütterlichkeit, daß sie frei über ihren Körper verfügen kann, und daß jener entsetzliche Paragraph, der, wenn eine Mutter aus wirtschaftlicher oder seelischer Not gepeinigt, die Schwangerschaft unterbindet, wieder nach nationalsozialistischem Gesetz Gefängnisstrafe, Zuchthaus, unter

Umständen sogar Todesstrafe anordnen will. Es gehört dazu, daß die Mutter um ihre Befreiung kämpft, denn es handelt sich hier um die proletarische Frau. Diejenige Frau, die in den Kreis der Nationalsozialistischen Partei hineingehört, die es sich pekuniär leisten kann, die wird jederzeit den Arzt finden, der den Eingriff bei ihr vornimmt, aber die Proletarierin kann von Arzt zu Arzt rennen, ohne daß bei ihr der Eingriff vorgenommen wird, und ist gezwungen zu Kurpfuschern zu gehen, weil sie nicht die 5 bis 600 Reichsmark hat, die sie auf den Tisch des Arztes legen kann. [...] Wenn die nationalsozialistischen Kreise diesen Paragraphen mit einem solchen Unverständnis behandeln, dann zeigen sie eben, daß sie nur jene Mütter wollen und nur jene Mütter achten, die ihre Söhne für den künftigen Krieg gebären sollen, jene germanisch-teutonische Frau, die nur in die sogenannte Heiligkeit der Familie hineingehört. Wir als Vertreterinnen der proletarischen Frau, wir können nur von jenen Müttern sprechen, die eben nicht geschützt sind. Deshalb wünschen wir vor allen Dingen, daß die Frau geschützt wird, daß die Frau nicht bestraft wird, daß die Frau nicht mehr zum Kurpfuscher zu gehen braucht, sondern daß die Frau vom Arzt behandelt wird, ohne die furchtbaren seelischen Qualen einer sogenannten Schande, all der Denunziationen bei der Staatsanwaltschaft usw. ausstehen zu müssen [...]. Ich kann nur sagen, [...] daß ein Gesetz, dem 80 000 Frauen pro Jahr zum Opfer fallen, wahrlich kein Gesetz mehr ist. Deshalb fordern wir, daß die Frauen, die jetzt noch in den Gefängnissen, in den Maschen dieses unseeligen Gesetzes schmachten, freigelassen werden. Wir fordern ferner, daß auch die Männer, die, ergriffen von dem Schicksal, von dem trostlosen Erlebnis, diesen Frauen Beihilfe geleistet haben, aus den Mauern des Zuchthauses frei werden.«

Lily Pringsheim

Louise »Lily« Sophie Therese Chun kam am 7. Februar 1887 im ostpreußischen Königsberg als Tochter des Tiefseeforschers Carl Chun und seiner Ehefrau Lily, geborene Vogt, zur Welt. Die Familie lebte bis 1895 in Königsberg, dann erfolgte der Umzug nach Breslau und 1899 die Übersiedlung nach Leipzig. Das dortige Lyzeum musste Lily mit 16 Jahren wegen »ausgeprägter Eigenwilligkeit« verlassen.

Im Alter von 19 oder 20 Jahren, am 18. März 1906 oder 1907 (das Datum variiert je nach Quelle), heiratete sie in Leipzig den Botanik-Professor Ernst Pringsheim. Aus der Ehe, die 1921 geschieden wurde, gingen fünf Kinder hervor. Nach der Trennung von ihrem jüdischstämmigen Ehemann übersiedelte Lily mit den Kindern nach Darmstadt. Ihren Lebensunterhalt bestritt sie in erster Linie durch journalistische und belletristische Arbeiten. Unter anderem schrieb sie Theaterkritiken und Beiträge für eine deutsch-französische Zeitung.

Im Jahr 1931 bewarb sich Lily Pringsheim, die seit 1921 der SPD angehörte, erfolgreich um ein Abgeordnetenmandat im Landtag des Volksstaats Hessen. Nach der Auflösung des Parlaments durch den Staatsgerichtshof erfolgte im Juni 1932 die Neuwahl des Abgeordnetenhauses. Auch bei dieser Wahl erhielt Lily Pringsheim ein Mandat. Als Landtagsabgeordnete beschäftigte sie sich schwerpunktmäßig mit Kultur- und Sozialpolitik. Sie gehörte zu jenen, die als erste die Forderung nach einer Milderung der Strafbestimmungen unterzeichneten, die bei der Ahndung von Verstößen gegen den Paragraphen 218 RStGB zum Einsatz kamen. Daneben kämpfte sie engagiert gegen die Nationalsozialisten.

Nach der »Machtübernahme« im Januar 1933 versuchte Lily Pringsheim, sich zunächst nicht von den Nationalsozialisten einschüchtern zu lassen, die ihre Veranstaltungen stürmten, sie persönlich bedrohten und auch handgreiflich gegen sie wurden. Trotz diverser Schikanen, die nicht nur sie selbst, sondern auch ihre als »Halbjuden« geltenden Kinder betrafen, wollte sie zunächst standhaft bleiben und weiterhin vor Ort gegen das »Dritte Reich« ankämpfen. Nachdem ihr aber bedeutet worden war, dass sie demnächst mit der Verbringung in ein Konzentrationslager zu rechnen hätte, entschloss sie sich zur Emigration in die Tschechoslowakei. Später ging sie nach Österreich. Im Jahr 1936 kehrte sie in die Tschechoslowakei zurück. Hier betätigte sie sich erneut journalistisch und schriftstellerisch, aber nicht in erkennbarem Maße politisch.

Nach dem Einmarsch deutscher Truppen in die Tschechoslowakei im Frühjahr 1939 floh sie nach London. Von hier aus reiste sie im Juli 1940 zu einer ihrer Töchter, die sich inzwischen in Peru niedergelassen hatte.

Ab 1941 lebte sie in den USA. Dort hielt sie Vorträge über die Zustände in Deutschland. Außerdem arbeitete sie als Lehrerin und Sozialarbeiterin.

Im Jahr 1950 kehrte sie aus den USA nach Deutschland zurück und ließ sich wieder in Darmstadt nieder. Bis zu ihrem Tod lebte sie von einer kleinen Rente, die ihr aufgrund der Entschädigungsgesetzgebung zugebilligt worden war, sowie von Sprachkursen, die sie an der Volkshochschule abhielt.

Lily Pringsheim, die am Ende ihres Lebens zunehmend unter Herzproblemen litt, starb am 28. September 1954 in ihrer Wohnung in Darmstadt.

DOLORES IBÁRRURI, POLITIKERIN

** 9. Dezember 1895, Gallarta, Baskenland (Spanien)*
† 12. November 1989, Madrid (Spanien)

»No Pasarán!«

Am 19. Juli 1936 rief Dolores Ibárruri, Mitglied des Politbüros der kommunistischen Partei Spaniens, zum Widerstand gegen den Putschversuch des Generals Francisco Franco auf, der die 1931 gegründete Zweite Spanische Republik im Sommer 1936 hinwegfegen wollte.

Der Rede, die Dolores Ibárruri, bekannt auch als »La Pasionaria«, die Passionsblume, an jenem Abend im Sender »Radio Madrid« hielt, lag offensichtlich kein schriftlich ausgearbeitetes Konzept zu Grunde. »La Pasionaria« sprach demnach live und frei. Bedauerlicherweise ist das Tondokument, also die Aufzeichnung der Rede durch »Radio Madrid«, nicht mehr auffindbar. Ihre Stimme und der Tonfall, in dem sie »No pasarán!« – »Sie werden nicht durchkommen!« – ausrief, ist für die Nachwelt demnach nicht mehr im Detail nachvollziehbar.

Der Ausruf »No pasarán« ist übrigens keine »Erfindung« Dolores Ibárruris. Vielmehr stammt er aus der Zeit des Ersten Weltkriegs. Doch erst Ibárruri machte den Schlachtruf, mit dem einst die französischen Truppen angespornt werden sollten, populär. Bis heute ist er zu hören: skandiert von all jenen, die sich ungerecht behandelt fühlen oder drohendem Unrecht Einhalt gebieten wollen: »No pasarán!« – »Sie werden nicht durchkommen!«

»Arbeiter! Bauern! Antifaschisten! Spanische Patrioten! Erhebt euch und verteidigt die Republik, die Freiheit und die demokratischen Errungenschaften unseres Volkes! Das gesamte Land bebt vor Empörung beim Anblick dieser herzlosen Männer, die das demokratische Spanien in eine Hölle voller Schrecken und Tod verwandeln wollen. Damit kommen sie nicht durch! [No pasarán!] [...] In Marokko und auf den Kanarischen Inseln kämpfen die Arbeiter an der Seite der Kräfte, die loyal zur Republik stehen, gegen die Armee und die Faschisten. Mit dem Ausruf: Der Faschismus kommt nicht durch, die Oktober-Henker kommen nicht durch, ziehen die Arbeiter und Bauern der verschiedenen Provinzen Spaniens in den Kampf gegen die Feinde der Republik, die zu den Waffen gegriffen haben. [...] Frauen, oh ihr heroischen Frauen des Volkes! Erinnert euch an die heldenhaften Frauen Asturiens im Jahr 1934. Kämpft an der Seite der Männer[,] und verteidigt euer Leben und die Freiheit eurer Kinder, die durch den Faschismus gefährdet ist. [...] Zögern wir nicht. Seien wir alle bereit zu handeln. Jeder Arbeiter, jeder Antifaschist soll sich als bewaffneter Soldat betrachten. Volk Kataloniens, des Baskenlandes, Galiciens, alle Spanier: Verteidigt die demokratische Republik! [...] Lang lebe die Union aller Antifaschisten! Lang lebe die Republik des Volkes! Die Faschisten kommen nicht durch! [No pasarán!]«

Dolores Ibárruri

Dolores Ibárruri Gomez kam am 9. Dezember 1895 in einem baskischen Dorf als Tochter des Arbeiters Antonio Ibárruri und seiner Frau Juliana Gómez zur Welt. Nach der Schule arbeitete sie zunächst als Näherin, später als Hausmädchen. Etwa 1915 heiratete sie den Bergarbeiter Julián Ruiz. Aus der Ehe, die um 1930 scheiterte, gingen sechs Kinder hervor, von denen jedoch vier früh verstarben.

Im Jahr 1917 wurde Dolores Ibárruri zunächst Mitglied der »Spanischen Sozialistischen Arbeiterpartei« (PSOE), nach der Gründung der Kommunistischen Partei (PCE) trat sie um 1920 der PCE bei. Weil sie erkannt hatte, dass »Ursache und Ursprung unseres Elends [...] nicht im Himmel, sondern hier auf der Erde«, begründet im Gesellschaftssystem, lagen, beschloss sie, sich politisch aktiv in der PCE zu engagieren. Unter dem Pseudonym »La Pasionaria«, die Passionsblume, schrieb sie Artikel für eine Bergarbeiterzeitung. Kurz darauf wurde sie Mitglied des Provinzkomitees der Kommunistischen Partei des Baskenlands und um 1930 Mitglied des Zentralkomitees der PCE. Ab 1931 lebte und arbeitete sie in Madrid. Hier betätigte sie sich unter anderem als Redakteurin der Zeitung *Mundo Obrero* (»Arbeiterwelt«). Im Jahr 1932 wurde sie Mitglied des »Politbüros« der PCE, 1933 zog sie als Abgeordnete in das spanische Parlament ein. Kurz darauf reiste sie im Auftrag ihrer Partei nach Moskau.

Nach dem Ausbruch des Spanischen Bürgerkriegs 1936 setzte sie sich energisch gegen Francisco Franco und dessen Vorstellungen von einem faschistischen Spanien ein. Nach dem Sieg Francos 1939 emigrierte Dolores Ibárruri, die innerhalb der PCE als überzeugte Stalinistin galt, mit ihren beiden Kindern in die Sowjetunion. Hier wirkte sie als Repräsentantin der Exil-PCE. Dolores Ibárruri lebte bis 1977 überwiegend in der UdSSR.

Ihr politisches Engagement für die Kommunistische Partei sollte sie auch im Exil nicht aufgeben. Allerdings rückte sie im Laufe der Jahre vom Stalinismus ab und votierte, im Interesse einer besseren und gerechteren Welt, für den sogenannten Eurokommunismus, einer reformkommunistischen Strömung. Zwei Jahre nach Francos Tod, im Jahr 1977, kehrte Dolores Ibárruri nach Spanien zurück. Elf Jahre zuvor, 1966, hatte sie in Moskau unter dem Titel »No Pasarán!« ihre Autobiografie veröffentlicht.

Dolores Ibárruri sollte bis an ihr Lebensende politisch im Interesse der kommunistischen Idee tätig sein. Sie starb im November 1989 in Madrid im Alter von 93 Jahren.

ERIKA MANN, KABARETTISTIN, JOURNALISTIN UND SCHAUSPIELERIN

** 9. November 1905, München*
† 27. August 1969, Zürich (Schweiz)

»Die unterdrückten Völker Europas hassen diesen Hitler«

Am 30. Juli 1941 strahlte der »German Service«, der am 27. September 1938 eingerichtete deutschsprachige Dienst der »British Broadcasting Company« (BBC), die im Folgenden abgedruckte Ansprache der Schauspielerin, Autorin und Journalistin Erika Mann an seine Hörer im Deutschen Reich aus.

Obwohl das Abhören ausländischer Rundfunksender, sogenannter Feindsender, in Deutschland seit dem 1. September 1939 streng verboten war und demjenigen, der dabei erwischt wurde, empfindliche Strafen drohten, schalteten die Menschen in Deutschland – zumindest jene, die ein entsprechend leistungsfähiges Radiogerät besaßen, – doch immer wieder den »German Service« der BBC ein. Im Gegensatz zu dem propagandadurchsetzten deutschen Rundfunk erfuhren die Hörer durch die BBC, wie sich der Kriegsverlauf tatsächlich entwickelte, und wie es um die internationale Lage wirklich bestellt war.

Doch die BBC sendete nicht ausschließlich Nachrichten oder aufrüttelnde Redebeiträge von erklärten NS-Gegnern wie Thomas Mann oder seiner Tochter Erika, die sich zwischen Juni und Oktober 1941 in England aufhielt und für die BBC arbeitete, sondern auch Musik- und Unterhaltungsprogramme. Anfangs läutete der deutschsprachige Dienst der BBC sein täglich zu festen Zeiten ausgestrahltes Programm mit Henry Purcells »Trumpet Voluntary« ein. Ab dem 28. Juni 1941, wenige Tage nach dem deutschen Überfall auf die UdSSR, änderte sich die »Erkennungsmelodie« des BBC-»German Service«. An die Stelle des festlich-fröhlichen Auftakts von Purcells »Trumpet Voluntary« traten nun vier dumpfe Trommelschläge, drei Mal kurz und einmal lang, insgesamt drei Mal wiederholt, gefolgt von dem ebenfalls drei Mal wiederholten Hinweis »Hier ist England«. Dieser auch als gemorstes V – für Victory – oder Auftakt zu Beethovens 5. Sinfonie, der sogenannten Schicksalssinfonie, interpretierte Jingle diente dem deutschsprachigen Dienst der BBC bis Kriegsende als »Erkennungsmelodie«.

Der »German Service« der »British Broadcasting Company« existierte bis März 1999. Danach wurde der deutschsprachige Dienst eingestellt. Die Verantwortlichen vertraten die Ansicht, dass der Dienst nun, nach dem bereits über ein Jahrzehnt zurückliegenden Zusammenbruch des Kommunismus in Deutschland, seinen Zweck erfüllt habe, nämlich die Etablierung der Demokratie im wiedervereinigten Deutschland.

»In Deutschland. Deutsche Hörer, es steht schlecht um die schlechte Sache Eures schlechten Führers. Er selber weiß das - auch seine Generäle fangen an, es zu begreifen, und die Hunderttausende von jungen deutschen Soldaten, die auf Nimmerwiederkehr in den verbrannten Steppen Rußlands verschwunden sind, spüren es an den eigenen, zerfetzten, verdurstenden, hungernden Leibern. Nur Sie hofft man im dunkeln [sic!] lassen zu können. Sie belügt man, auf Ihre unterwürfige Leichtgläubigkeit meint man zählen zu dürfen. Die Wahrheit aber hat es an sich, schließlich an den Tag zu kommen, und wer lange im Dunkeln gesessen hat, beginnt selbst im Dunkeln zu sehen. Gewiß sieht man in Deutschland Teile, wenigstens, der Wahrheit. Man sieht sich eingesperrt, umgeben und umstellt von Feinden - von Hitlers Feinden, den Feinden seines Regimes, seiner Untaten, seiner Kriegsmaschine, seiner pathologischen und kriminellen Welteroberungs- und Weltvernichtungsträume. Da sind Großbritannien, Rußland und Amerika - drei enorme Feinde, das sieht man auch im Dunkeln - drei Riesen an Kraft und Ausdauer, unbesiegbar, unüberwindbar, unausweichbar. Das sind die versklavten Nationen des Kontinents – Feinde auch sie, gefährliche Todfeinde auf die Dauer – das weiß man auch im Dunkeln. Oder glaubt man gar, daß ein Mensch, der aus dem Hinterhalt überfallen, beraubt und in Ketten gelegt worden ist, dem Räuber seiner Habe und seiner Freiheit freundlich gesinnt sein könnte? Die unterdrückten Völker Europas hassen diesen Hitler. Ein Weltmeer von Feindschaft umbrandet ihn und wird ihn verschlingen, man verlasse sich darauf. Deutschland aber und das deutsche Volk? Sollen – wollen sie [sic!] mit ertrinken? Was für ein Wahnsinn! Wie die Kaninchen, ohnmächtig, gebannt vorm dummen Schlangenblick eines Irre-›Führers‹ sollten Sie sitzen und dem Unheil seinen Lauf lassen und sollten dem [sic!] Versuch nicht einmal wagen, es aufzuhalten? Worauf warten Sie, meine deutschen Hörer? Auf den Sieg doch nicht etwa, den Hitler-Sieg über eine ganze, große, freie, mächtige, reiche, geeinte und zum äußersten entschlossene Welt? Auf ein Wunder also? Nein? Worauf aber denn sonst? Auf freundliche Angebote von seiten der Alliierten – jetzt? Auf die Bekanntmachung von angenehmen Kriegszielen und schönen Friedensbedingungen in London und Moskau jetzt? Aber niemand wird Ihnen etwas versprechen, niemand denkt an Frieden, solange Sie selber nichts tun als warten. Deutschlands Schicksal muß in Deutschland entschieden werden – von Ihnen, durch Sie! Trennen sie [sic!] sich von dem Geist, der diesen Krieg gewollt und erzwungen hat, dem Un-Geist des Welteroberertums, der Lüge, der Gewalt, der Menschenverachtung; geben Sie sie auf, die Wahnvorstellung vom Gottesgnadentum der deutschen Rasse! Und erhoffen Sie sich nichts vom ›Recht des Stärkeren‹, das dieser Hitler als einziges wahres Recht verschreit. Er ist nicht der Stärkere, und sein Recht soll ihm werden. Was aber ist Ihr Recht? – Ihre Pflicht gegen sich selbst – Ihre einzige und letzte Chance? Deutsche Hörer – Sie wissen es – wissen es im Grunde seit langem. Verstocken Sie sich nicht gegen die inneren Stimmen, die besser und eindringlicher, als wir es vermöchten, zu Ihnen reden. Verzweifeln Sie nicht! Aber warten Sie nicht länger. Noch liegt die Entscheidung bei Ihnen!«

Erika Mann

Erika Julia Hedwig Mann kam am 9. November 1905 in München zur Welt. Sie war das erste von insgesamt sechs Kindern des Schriftstellers Thomas Mann und seiner Ehefrau Katia, geborene Pringsheim. Im Jahr 1912 wurde sie eingeschult. Bis zum Umzug der Familie Mann in eine Villa im Münchener Stadtteil Bogenhausen im Jahr 1914 besuchte sie die Privat-Schule Ebermayer. Anschließend wechselte sie auf die Bogenhausener Volksschule. Ab 1915 war sie Schülerin einer Höheren Mädchenschule. Um Abitur machen zu können, musste sie dann aber erneut die Schule wechseln. Ab 1921 besuchte sie daher das Luisen-Gymnasium. Wegen undisziplinierten Betragens musste sie das Luisen-Gymnasium auf Wunsch ihres Vaters verlassen, um einige Monate auf dem im Vogelsberg gelegenen Internat Hochwaldhausen im reformpädagogischen Sinne unterrichtet zu werden. Doch schon bald kehrte Erika Mann nach München und auf ihr altes Gymnasium zurück. Hier legte sie 1924 das Abitur ab.

Anschließend ging sie nach Berlin, um dort an Max Reinhardts Schauspielschule Unterricht zu nehmen. Erste Bühnenerfahrungen hatte sie bereits in ihrer Jugend gemacht und unter Max Reinhardts Regie auch schon in einem Theaterstück auftreten dürfen. Die Schauschauspielausbildung brach Erika Mann jedoch bald ab, weil sie lieber auf verschiedenen deutschen Bühnen auftrat, als sich in Berlin auf das Lernen zu konzentrieren. Im Jahr 1926 heiratete Erika Mann den Schauspieler Gustaf Gründgens, den sie im Zuge einer Aufführung an den Kammerspielen Hamburg ein Jahr zuvor kennengelernt hatte. Nachdem sich im Jahr 1927 das von Klaus Mann, Erikas Bruder, verfasste und von Gustaf Gründgens inszenierte Stück *Revue zu Vieren* als erfolglos erwiesen hatte, lehnte Gründgens eine Fortsetzung der Tournee mit diesem Stück ab. Daraufhin brachen die Geschwister Klaus und Erika Mann zu einer – für Familie und Freunde offenbar überraschenden – mehrere Monate andauernden Weltreise auf.

Nach ihrer Rückkehr konzentrierte sich Erika nicht mehr ausschließlich auf die Schauspielerei, sondern arbeitete sowohl journalistisch als auch als Schriftstellerin. Privat führte die seit 1929 von Gustaf Gründgens geschiedene Erika ein ausschweifendes Leben: Sie rauchte, trank, feierte gerne und ausgiebig ausschweifende Partys, nahm Drogen und liebte sowohl Männer als auch Frauen. Das Erstarken des Nationalsozialismus beobachtete Erika Mann mit großer Sorge. Ihre Versuche, die Öffentlichkeit von der Gefahr zu überzeugen, die von den Nationalsozialisten ausging, führten dazu, dass sie ab Mitte 1932 ihre Tätigkeit als Schauspielerin aufgeben musste. Die Nationalsozialisten setzten ihre Auftraggeber teilweise so massiv unter Druck, dass diese lieber auf ein Engagement Erika Manns verzichteten.

Daraufhin gründeten Erika, Klaus und andere Schauspieler, darunter Therese Giehse, das literarisch-politische Kabarett »Die Pfeffermühle«. Mit scheinbar heiteren, tatsächlich aber sehr hintergründigen Texten und Sketchen versuchten die Darsteller, gegen den Nationalsozialismus anzukämpfen. Nach dem Reichstagsbrand vom 27. auf den 28. Februar 1933 und den daraus resultierenden Folgen für Menschen, die den Nationalsozialisten aus politischen oder anderen Gründen missliebig waren, entschloss sich die gesamte Familie Mann, ins Exil zu gehen. Im Jahr 1935 wurde Erika Mann die deutsche Staatsangehörigkeit aberkannt. Staatenlos wurde sie dadurch aber trotzdem nicht, weil sie zum gleichen Zeitpunkt den ihr bis dahin unbekannten, homosexuellen englischen Schriftsteller Wystan Hugh Auden geheiratet hatte. Aufgrund der Eheschließung war sie britische Staatsangehörige geworden. In den folgenden Jahren tourte sie mit der 1936 wiederbegründeten »Pfeffermühle« durch Europa und die USA. Während die Aufführungen in den europäischen Staaten gut besucht waren, blieb der Erfolg in den Vereinigten Staaten, wo Erika Mann ab 1937 lebte, aus. In den folgenden Jahren arbeitete sie als Journalistin und Mahnerin gegen den Nationalsozialismus, unter anderem für diverse Zeitungen und Rundfunksender, wie zum Beispiel die BBC. Zwischen 1945 und 1946 berichtete sie über die Nürnberger Prozesse.

Ab 1947 wirkte sie als Managerin und Sekretärin ihres Vaters. Im Jahr 1952 verließ Erika, gemeinsam mit ihren Eltern, die Vereinigten Staaten. Fortan lebte die Familie in der Schweiz. Nach Thomas Manns Tod im Jahr 1955 betätigte sich Erika als seine Nachlass-Verwalterin. Die letzten Jahre ihres Lebens litt sie unter diversen schmerzhaften Krankheiten, was dazu führte, dass sie – wie vielfach berichtet wird – zunehmend verbitterte.

Am 27. August 1969 starb Erika Mann im Kantonsspital Zürich an einem Gehirntumor.

RICARDA HUCH, SCHRIFTSTELLERIN

** 18. Juli 1864, Braunschweig*
† 17. November 1947, Schönberg/Taunus

»Auf der Schwelle der neuen Demokratie«

Im Jahr 1964 erschien im Atlantis-Verlag in Freiburg/Breisgau das Buch *Gesammelte Schriften. Essays, Reden, Autobiographische Aufzeichnungen* von Ricarda Huch. Darin findet sich der im Folgenden abgedruckte Rede-Text.

Der Überschrift ist zu entnehmen, dass Ricarda Huch die Ansprache am »24. Januar 1946« anlässlich der »Eröffnung des [ersten] Thüringischen Landtages« gehalten hat. Das trifft allerdings nicht zu, denn die Wahlen zum thüringischen Landtag fanden erst am 20. Oktober 1946 statt. Die darauffolgende konstituierende Sitzung des neu gewählten Parlaments, also der erste Zusammentritt der Abgeordneten, fand sodann am 21. November 1946 in den Räumlichkeiten des ehemaligen Grand-Hotels »Elephant« in Weimar statt, also rund zehn Monate, nachdem Ricarda Huch angeblich den ersten thüringischen Landtag eröffnet hatte.

Tatsächlich hielt Ricarda Huch die in dem genannten Werk abgedruckte Rede in ihrer Eigenschaft als Alterspräsidentin der »Beratenden Landesversammlung« Thüringens. Diese war am 13. Juni 1946 von der »Sowjetischen Militäradministration« (SMAD), der obersten Besatzungsbehörde und damit de-facto-Regierung der sowjetischen Besatzungszone, eingesetzt worden. Sie bestand aus 69 Personen, darunter 14

Frauen. Eine von ihnen war Ricarda Huch. Die Mitglieder der »Beratenden Landesversammlung«, die am 26. Juni 1946 erstmals und am 25. September 1946 letztmals zusammentrat, rekrutierten sich aus Vertretern verschiedener Parteien, Massenorganisationen sowie ausgewählten Einzelpersonen. Zehn Abgeordnete stellte die SED, zehn die CDU, zehn die »Liberaldemokratische Partei Deutschlands« (LDPD), zehn der »Freie Deutsche Gewerkschaftsbund« (FDGB), fünf die »Vereinigung der gegenseitigen Bauernhilfe« (VdgB), drei die »Freie Deutsche Jugend« (FDJ), drei die »Frauenausschüsse«, drei die »Industrie- und Handelskammern« (IHK) und drei die »Handwerkskammern« (HK).

Hinzu kamen zwölf Abgeordnete, die als »Einzelpersonen« gelistet waren. Zu diesen Einzelpersonen, durchwegs bekannte und renommierte Persönlichkeiten, gehörte auch die parteilose Ricarda Huch, die – wie alle anderen Einzelpersonen auch – von dem damals amtierenden Ministerpräsidenten, Rudolf Paul, berufen worden waren.

Als an Lebensjahren ältestes Mitglied der »Beratenden Landesversammlung« eröffnete Ricarda Huch die konstituierende Sitzung des Gremiums und leitete sie bis zur Wahl des neuen Landesversammlungspräsidenten, der sodann die Leitungsfunktion in Bezug auf die Arbeit der »Beratenden Landesversammlung« übernahm. Die bestand darin, eine Art Vorparlament zu sein, das sich unter anderem mit Maßnahmen beschäftigte, die ergriffen werden mussten, um die im Land anfallenden Aufgaben zu erfüllen. Dazu gehörte nicht zuletzt der Umgang mit den heimkehrenden Kriegsgefangenen oder die Frage nach dem Umgang mit konfisziertem Vermögen.

Im Herbst 1947 verließ Ricarda Huch die »Sowjetische Besatzungszone« (SBZ) und übersiedelte zu ihrer Tochter Marietta, die mit ihrer Familie in Frankfurt am Main lebte.

»Das Wort Demokratie, das jetzt in aller Munde ist, bedeutet vielleicht für jeden, der es ausspricht, etwas Verschiedenes. Wirklich sind unter diesem Namen in Europa die verschiedensten Verfassungen erlebt worden, beginnend mit der ruhmvollen Demokratie Athens des Altertums, die über einer Schicht von Sklaven und Halbbürgern aufgebaut war. Die deutschen Städte des Mittelalters waren Republiken, teils mehr aristokratischen, teils mehr demokratischen Charakters, jede besonders nach Eigenart und nach den Bedürfnissen ihrer Bevölkerung. In den meisten regierenden und mitregierenden Räten dieser kleinen Republiken waren die Bauern respektive die Ackerbürger nicht mehr vertreten. In der neueren Zeit gibt es wieder bedeutende Unterschiede zwischen der englischen und der französischen Demokratie. Ich selbst habe die Demokratie vor 60 Jahren in der Schweiz kennengelernt und entscheidende Eindrücke davon empfangen. Bekanntlich besteht in ein paar der kleinsten Kantone noch die Idealform der Demokratie; nicht eine Vertretung des Volkes gibt ihre Stimmen ab, sondern die gesamte stimmfähige Bürgerschaft versammelt sich unter freiem Himmel in der Landsgemeinde, die über die öffentlichen Angelegenheiten zu beschließen hat, und es ist ein eigenartiger, ich möchte fast sagen ergreifender Anblick, wenn sich ein Wald von Händen erhebt, um den Willen des Volkes kundzugeben. Diese Form der Demokratie ist natürlich nur in kleinen Gemeinwesen durchführbar, wie überhaupt ja der Kleinstaat und somit das föderative System der Demokratie günstig ist. Von allen frühen Demokratien unterscheidet sich die moderne dadurch, daß sie die bisher ausgeschlossene Hälfte der Bevölkerung, in manchen Punkten vielleicht die beste, nämlich die Frauen, miteinbezieht. Es könnte sein, daß die Gewissenhaftigkeit und das Verantwortlichkeitsgefühl der Frauen - und Frauen sind besonders gewissenhaft - ein wichtiger Beitrag ist, den sie zur Demokratie leisten. Denn in was für verschiedenen Formen sich auch die Demokratie darstellen mag, eines ist ihr immer wesentlich: daß das Volk über sein Schicksal, soweit das Schicksal durch Menschen bestimmbar ist, selbst bestimmt und infolgedessen sich dafür verantwortlich weiß. Demokratie ist eine Sache der Gesinnung. Sie mag noch so sorgsam formal abgewogen sein, sie wird sich nie als Volksfreiheit - und das soll sie ja sein - ausprägen, wenn nicht das Rechtsgefühl und das Verantwortungsgefühl im Volke lebendig ist, damit verbunden ein Selbstbewusstsein, das jedem einen festen Stand gibt und ihn verhindert, mitunter Willkür und totalitären Staatsansprüchen zu folgen. Daß diese Eigenschaften nicht genügend unter den Deutschen vorhanden waren, erklärt, wenigstens zum Teil, die Katastrophe, die wir erlebt haben. Es ist zu hoffen, daß unser Unglück die Grundlage des Entstehens einer wahren Demokratie wird, in der jeder sich als belastetes und tragendes Glied fühlt, in der jeder den andern über die Parteien hinaus als Menschen in seiner Freiheit ehrt und zu verstehen sucht. Wir befinden uns in dieser Versammlung auf der Schwelle der neuen Demokratie. Sie ist ein Zeichen, daß wir keine autoritäre Regierung haben, sondern eine solche, die in beständiger verpflichtender Berührung mit dem Volke sein will. Das ist ja immer das Problem, zwischen Spitze und Basis eine lebendige Berührung herzustellen, wo man nicht wie im Kanton Appenzell eine Landsgemeinde berufen und jeden einzelnen um seine Wünsche, Ratschläge und Bedürfnisse fragen kann. Dieser Landtag, dieses intime Parlament, soll versuchen, das Problem zu lösen. Es ist uns eine Aufgabe gestellt, zu der wir gern mit Freude unsere Kräfte einsetzen werden.«

Ricarda Huch

Ricarda Huch kam am 18. Juli 1864 in Braunschweig als Tochter des Kaufmanns Richard Huch und seiner Ehefrau Emilie, geborene Hähn, zur Welt. Nach der Schulzeit wollte sie ein Studium aufnehmen, aber das war im Deutschland der damaligen Zeit für Frauen nicht möglich. In der Schweiz, zum Beispiel an der Universität Zürich, durften Frauen jedoch studieren, aber nur, wenn sie das Abitur nachweisen konnten. Über das verfügte Ricarda Huch allerdings nicht. Deshalb war sie gezwungen, es in der Schweiz nachzuholen.

Nach ihrem Umzug nach Zürich im Jahr 1886, dem nachgeholten – und bestandenen – Abitur nahm sie 1888 an der dortigen Universität das Studium der Geschichte, Philosophie und Philologie auf, das sie 1892 mit einer Doktorarbeit zum Thema *Die Neutralität der Eidgenossenschaft während des spanischen Erbfolgekrieges* abschloss. Kurz zuvor hatte sie eine Stelle als Sekretärin bei der Stadtbibliothek Zürich angetreten, wo sie bereits als Studentin gearbeitet hatte. Den eher ungeliebten Posten sollte Ricarda Huch bis 1894 innehaben.

In ihrer Freizeit arbeitete Ricarda Huch an ihren (Prosa-)Texten und Gedichten, die auch veröffentlicht wurden. Nachdem sie ihre Stelle in der Züricher Stadtbibliothek gekündigt hatte, arbeitete sie als Lehrerin, unter anderem in Wien. Dort lernte sie den italienischen Zahnarzt Ermanno Ceconi kennen, den sie 1898 heiraten sollte. Aus der Ehe, die 1906 geschieden wurde, ging eine Tochter hervor. Nach der Hochzeit übersiedelte das Ehepaar nach Triest. Dort arbeitete Ricarda die Geschichte der italienischen Einigung auf. Um die Jahrhundertwende übersiedelte sie mit ihrer Familie nach München. In den folgenden Jahren und Jahrzehnten schrieb sie Gedichte, Prosa, aber zunehmend auch geschichtlich und literaturgeschichtlich geprägte Werke.

Im Jahr 1907 heiratete sie in zweiter Ehe ihren Vetter Richard Huch, in den sie bereits als junges Mädchen verliebt gewesen war. Doch auch diese Ehe scheiterte – und zwar im Jahr 1911.

Während des Ersten Weltkriegs hielt sich Ricarda Huch teilweise in der Schweiz auf. Nach Kriegsende kehrte sie nach Deutschland zurück. Sie lebte und arbeitete in München. Mitte der 1920er-Jahre wurde sie als erste Frau in die »Preußische Akademie der Künste« aufgenommen, aus der sie nach der »Machtübernahme« durch die Nationalsozialisten aus Protest gegen deren Umgang mit dem Schriftsteller Alfred Döblin wieder austrat.

Ab 1927 lebte Ricarda Huch, gemeinsam mit ihrer Tochter und deren Familie, in Berlin. Obwohl die Schriftstellerin keine Befürworterin des Nationalsozialismus war, durfte sie in der NS-Zeit weiterhin publizieren und wurde auch nicht verfolgt. Von 1932 bis 1934 lebte Ricarda Huch in Heidelberg, anschließend übersiedelte sie nach Freiburg, wo ihre Tochter mit Familie inzwischen lebte. Im Jahr 1936 verzog die Familie, Ricarda Huch eingeschlossen, nach Jena, weil der Ehemann ihrer Tochter, der Jurist Franz Böhm, an der dortigen Universität eine Professur erhalten hatte. Diese sollte er jedoch später aus politischen Gründen verlieren. Kurz vor Kriegsende erhielt der Schwiegersohn einen Ruf an die Universität Freiburg. Ricarda, ihre Tochter und der Enkel blieben vorerst in Jena. Kurz nach dem Krieg folgte die Tochter dann ihrem Ehemann, der inzwischen als Kultusminister im neugegründeten Land Hessen amtierte, in den »Westen«.

Ricarda Huch jedoch blieb weiterhin im sowjetisch besetzten Thüringen. Im Oktober 1947 reiste sie nach Berlin, um dort den »Ersten Deutschen Schriftstellerkongress« zu eröffnen. Anschließend fuhr sie nach Frankfurt am Main, um hier wieder mit ihrer Familie zusammenzutreffen.

Doch auf das Wiedersehen Ende Oktober 1947 folgte keine Fortsetzung des gemeinsamen Familienlebens, denn die gesundheitlich angeschlagene Ricarda Huch starb schon wenige Wochen nach ihrer Ankunft in Hessen.

LUISE ALBERTZ, OBERBÜRGERMEISTERIN

** 22. Juni 1901, Duisburg*
† 1. Februar 1979, Oberhausen

»Vielleicht habe ich als Frau
ein besseres Einfühlungsvermögen«

Als Luise Albertz am 5. November 1946 das Amt der Oberbürgermeisterin der Stadt Oberhausen übernahm, war sie – anders als mancher Nachkriegsbürgermeister in anderen Städten und Gemeinden – keineswegs unerfahren in Sachen Kommunalverwaltung. Schon vor 1945 hatte sie, wenngleich nicht freiwillig, sondern aufgrund kriegsbedingter Verpflichtung, in der Oberhausener Stadtverwaltung gearbeitet, zunächst als Sachbearbeiterin, dann als stellvertretende Leiterin des städtischen Fürsorge- und Wohlfahrtsamts. Auch nach dem Einmarsch der amerikanischen Besatzungstruppen am 11. April 1945 blieb Luise Albertz Mitarbeiterin der Stadtverwaltung, jedoch nicht mehr im Bereich Wohlfahrt und Fürsorge, sondern nun als Sekretärin des Oberbürgermeisters. In dieser Funktion arbeitete sie mit dem noch von der US-Besatzungsbehörde eingesetzten Wilhelm Thyssen zusammen, der Anfang Juli 1945 von Karl Paul Haendly abgelöst wurde.

Zu dem Zeitpunkt gehörte Oberhausen, aufgrund der Neuregelung der Zoneneinteilung, nicht mehr zur amerikanischen, sondern zur britischen Besatzungszone. Bis zur Durchführung der von den Briten angesetzten Kommunalwahlen am 13. Oktober 1946 arbeitete Luise Albertz noch mit zwei weiteren Oberbürgermeistern zusammen, nämlich Georg Kaeßler und Karl Feih. Als ihre Partei, die SPD, der sie wahrscheinlich bereits 1915 beigetreten war, sie 1946 als Kandidatin für das Amt der Oberbürgermeisterin von Oberhausen nominierte, wusste sie demnach sehr genau, welche Aufgaben – und vor allem welche Schwierigkeiten – sie auf diesem Posten erwarteten.

Nachdem die SPD bei der Oktober-Wahl 1946 mit 34,8 Prozent die meisten Stimmen auf sich vereinigt hatte, erfolgte am 5. November 1946 ihre Wahl zur Oberbürgermeisterin der durch Kriegseinwirkungen schwer zerstörten Stadt. In ihrer Antrittsrede erklärte sie, wie auch ihre Berliner Amtskollegin Louise Schroeder, dass sie zunächst im Zweifel gewesen sei, ob sie das Amt überhaupt annehmen könne, weil sie befürchte, den Anforderungen womöglich nicht gewachsen zu sein. Am Ende habe sie dann aber doch zugestimmt, weil sie sich des in sie gesetzten Vertrauens würdig erweisen wolle und außerdem darauf vertraue, dass sie die notwendige Unterstützung des Stadtparlaments sowie der Stadtverwaltung erhalte.

In den nächsten zwei Jahren führte also Luise Albertz die Amtsgeschäfte des Oberbürgermeisters. Doch bei der nächsten, 1948 durchgeführten Kommunalwahl entschlossen sich Christdemokraten und Vertreter des politischen Katholizismus, versammelt in der »Deutschen Zentrumspartei« (DZR), zur Zusammenarbeit, was zur Folge hatte, dass sie über die absolute Mehrheit im Stadtparlament verfügten und somit auch den nächsten und übernächsten Oberbürgermeister stellen konnten.

Erst bei den Kommunalwahlen 1956 gelang es der SPD, die Mehrheit der Stimmen wieder auf sich zu ziehen. Daraufhin wurde Luise Albertz zum zweiten Mal zur Oberbürgermeisterin Oberhausens gewählt. Ganz offensichtlich erfüllte sie die Ansprüche und Anforderungen, die die Bürger an sie stellten, im erwarteten Maße, denn bis zu ihrem Tod, der sie am 1. Februar 1979 ereilte, erzielte die SPD bei den Kommunalwahlen 1961 45,5 Prozent, 1964 54,8 Prozent und bei den Wahlen 1975 sogar 57 Prozent der Stimmen.

Als Reaktion auf Luise Albertz' Tod titelten die Zeitungen: »Unsere Luise«, die »Mutter Courage von der Ruhr«, »ist tot«.

»Herr Kommandant, meine Damen und Herren! Ich möchte allen, die mich für fähig und würdig erachtet haben, das Amt des Oberbürgermeisters ausüben zu können, von Herzen danken. Ich verspreche Ihnen feierlichst, daß ich mich mit allen Kräften für dieses Amt und diese Aufgabe einsetzen werde, um mich des Vertrauens, das Sie mir geschenkt haben, würdig zu erweisen. Ich weiß, es ist eine [sic!] schwere[s] und verantwortungsvolles Amt, und ich muß schon sagen, daß ich schwerste Bedenken gehabt habe, es ausüben zu können. Ich bin jedoch zu der Überzeugung gekommen, daß ich es meistern kann, wenn mir die positive Mitarbeit aller verantwortungsbewußten und demokratischen Kräfte sicher ist. Meine Position wird getragen von der stärksten Partei Oberhausens, der Sozialdemokratischen Partei, und habe ich dadurch festen Boden unter den Füßen. Ich bin mir aber bewußt, daß die Partei, der ich angehöre, die Probleme der jetzigen Notzeit nicht lösen kann, wenn nicht alle, Stadtvertretung und Stadtverwaltung, in ehrlicher und offener Zusammenarbeit mit dazu beitragen. Wir müssen bestrebt sein, bei berechtigter Kritik Abhilfe zu schaffen und unter allen Umständen für eine gerechte Verteilung aller Verbrauchsgüter Rechnung zu tragen. Den Evakuierten und Ostflüchtlingen haben wir ganz besonderes Augenmerk zu schenken. Bei auftretenden Korruptionen sind sofort strengste Maßnahmen zu ergreifen. Vielleicht habe ich als Frau ein besseres Einfühlungsvermögen für die drückendsten Sorgen des Alltags wie Ernährung, Bekleidung und Wohnmöglichkeit, die in allererster Linie die Frau belasten. Ich möchte Ihnen noch sagen, daß mich seit meiner Kindheit ein Satz durch mein Leben geleitet hat, der wie folgt lautet: ›Das moralisch Richtige kann niemals das politisch Falsche sein.‹ Meine Damen und Herren, bis heute habe ich mir diesen Grundsatz zu eigen gemacht und werde ihn auch in Zukunft als Richtschnur für neue Handlungen und Entscheidungen gelten lassen. Ich bin überzeugt, daß ich dann richtig und gerecht handeln werde. Darf ich Ihnen noch sagen[,] wo dieser Spruch hing[,] und wo er heute noch hängt? Über dem Schreibtisch meines Vaters. Mein Vater, Hermann Albertz, ist aus dem Konzentrationslager nicht zurückgekehrt. Er stände hier, wenn er noch lebte, davon bin ich überzeugt.

Mein Vater hat mich erzogen, das Wohl aller Schaffenden immer im Auge zu haben und mich dafür einzusetzen. Er hat mich gelehrt, die Ungerechtigkeit der jetzigen Weltordnung, die immer wieder zum Kriege führt, zu erkennen und zu bekämpfen. Er hat mir durch sein Vorbild gezeigt, demokratisch und tolerant zu sein und wies mich an, daß der Ärmste zuerst Hilfe zu erhalten hat. Und nun[,] meine Damen und Herren, will ich in diesem Sinne tätig sein zum Wohle aller Schaffenden [sic!] und Hilfsbedürftigen [sic!] Menschen und damit zum Wohle der Arbeiterstadt Oberhausen. Wir wollen an die Arbeit gehen, hoffend, daß wir der Unterstützung durch die Militärregierung sicher sind. Meine Damen und Herren, ich glaube auch im Sinne der jetzigen Stadtvertretung zu sprechen, wenn ich dem bis jetzt amtierenden Oberbürgermeister Feih den herzlichsten Dank für seine bisherige Tätigkeit ausspreche und wünsche, daß er auch weiterhin der Stadtvertretung und Stadtverwaltung mit Rat und Tat zur Seite steht.«

Luise Albertz

Als Luise Albertz am 5. November 1946 das Amt der Oberbürgermeisterin der Stadt Oberhausen übernahm, war sie die erste Frau an der Spitze einer Großstadt. Anders als mancher Nachkriegsbürgermeister in anderen Städten und Gemeinden war sie jedoch keineswegs unerfahren in Sachen Kommunalverwaltung. Luise Albertz war die Tochter des Sozialdemokraten Hermann Albertz. Der gelernte Tischler und langjährige Oberhausener Stadtverordnete gehörte von 1930 bis 1932 außerdem dem preußischen Landtag an. Im August 1944 wurde er im Zuge der Aktion »Gewitter«, manchmal auch »Gitter« genannt, festgenommen und in ein Konzentrationslager eingewiesen. Von dort kehrte er nicht mehr zurück.

Wie ihr Vater engagierte sich auch Luise schon früh für die Sozialdemokratie. Nach Beendigung der Schulzeit absolvierte sie eine Lehre bei der Stadtverwaltung Oberhausen, war Anfang der 1930er-Jahre Mitarbeiterin der Zeitung *Neueste Nachrichten* und später Buchhalterin. Nach dem Zweiten Weltkrieg wurde Luise Albertz zunächst Mitarbeiterin im

Sekretariat des Oberbürgermeisters der Stadt Oberhausen, bis sie 1946 schließlich selbst Oberbürgermeisterin wurde.

Parallel zu ihrer Tätigkeit als Kommunalpolitikerin engagierte sie sich im Beirat für die britische Besatzungszone, außerdem wurde sie am 20. April 1947 in den ersten Landtag des Landes Nordrhein-Westfalen und am 14. August 1949 in den ersten Deutschen Bundestag gewählt. Hier übernahm sie den Vorsitz des Petitionsausschusses, den sie zehn Jahre lang, bis zu ihrem Ausscheiden aus dem Bundestag im Jahr 1969, innehaben sollte. Luise Albertz war nicht verheiratet und blieb kinderlos. Die Tatsache, dass sie ledig war, veranlasste den einen oder anderen Kritiker, ihr nachzusagen, dass sie ihre Arbeit als Ersatz für die fehlende Familie betrachte. Daraufhin konterte Luise Albertz: »Die ganze Stadt – das ist meine Familie«.

Luise Albertz starb am 1. Februar 1979 in ihrer Wohnung an Herzversagen.

LOUISE SCHROEDER, POLITIKERIN UND KOMMISSARISCHE OBERBÜRGERMEISTERIN

** 2. April 1887, Altona*
† 4. Juni 1957, (West-)Berlin

»Daß Sie dieses Vertrauen einer Frau entgegengebracht haben«

Am 20. Oktober 1946 fand die erste und – bis zur Wiedervereinigung Deutschlands im Jahr 1990 – auch letzte Wahl zur Berliner Stadtverordnetenversammlung statt, an der sich die Wahlberechtigten aus allen vier Sektoren beteiligen durften. An jenem Oktobertag 1946 machten 93,4 Prozent der Wahlberechtigten von ihrem Stimmrecht Gebrauch. 48,7 Prozent der Wähler votierten für die SPD, 22,1 Prozent für die CDU, 19,8 Prozent für die »Sozialistische Einheitspartei Deutschlands« (SED) und 9,3 Prozent für die »Liberaldemokratische Partei« (LDP), die Vorläuferin der FDP.

Aufgrund des Wahlergebnisses stand den Sozialdemokraten das Recht zu, den neuen Oberbürgermeister sowie einen seiner Stellvertreter zur Wahl vorzuschlagen. Die SPD präsentierte daraufhin Otto Ostrowski als Kandidaten für das Amt des Oberbürgermeisters. Ostrowski, studierter Literaturwissenschaftler und Romanist, hatte nach dem Studium zeitweilig als Lehrer gearbeitet und war dann als Bürgermeister tätig gewesen, unter anderem im Berliner Bezirk Prenzlauer Berg. Nach der »Machtübernahme« durch die Nationalsozialisten verlor der Sozialdemokrat, der zudem noch mit einer Jüdin verheiratet war, seinen Bürgermeisterposten.

Dass die SPD im Jahr 1946 auf Ostrowski als Kandidaten für das Amt des Oberbürgermeisters zurückgriff, hatte mit seinem Bekanntheitsgrad zu tun. In jener Zeit gehörte er zu den bekanntesten Berliner SPD-Kommunalpolitikern. Insofern ist es nicht verwunderlich, dass Ostrowski am 5. Dezember 1946 zum neuen Oberbürgermeister von (Gesamt-) Berlin gewählt wurde.

Weil er sich weigerte, den Forderungen eines Großteils seiner Parteifreunde nachzukommen, die – im Gegensatz zu Ostrowski – eine Kooperation mit der SED strikt ablehnten, wurde er vermittels eines Misstrauensantrags, den die SPD, also seine eigene Partei, initiiert hatte, und der von der Mehrheit der Mitglieder des Stadtparlaments angenommen worden war, aus seinem Amt »vertrieben«. Am 17. April 1947 musste er seinen Rücktritt erklären.

Als Nachfolger für das Amt des Oberbürgermeisters hatte die SPD den 1946 aus der Emigration zurückgekehrten Ernst Reuter vorgesehen. Der frühere Oberbürgermeister von Magdeburg und ehemalige Reichstagsabgeordnete sollte im Zuge der Stadtverordnetensitzung vom 24. Juni 1947 gewählt werden. Damit Berlin in der Zeit zwischen dem Ausscheiden des alten und der Wahl des neuen Oberbürgermeisters nicht führungslos blieb, berief das Stadtparlament am 8. Mai 1947 die Sozialdemokratin Louise Schroeder, eine Stellvertreterin Ostrowskis, zur kommissarischen Oberbürgermeisterin.

Aus diesem Anlass hielt Louise Schroeder an jenem Tag die im Folgenden abgedruckte Rede. Wie darin zum Ausdruck kommt, ging sie fest davon aus, die Amtsgeschäfte nicht länger als ein paar Wochen führen zu müssen. Doch diese Annahme erwies sich als Irrtum, denn die sowjetische Besatzungsmacht, die – wie auch die übrigen, westlichen Besatzungsmächte – der Wahl des neuen Oberbürgermeisters zustimmen musste, lehnte den am 24. Juni 1947 gewählten Kandidaten Ernst Reuter ab. Deshalb konnte der Sozialdemokrat das Amt des Oberbürgermeisters nicht – wie geplant – im Sommer 1947 übernehmen. Daraufhin beschloss das Stadtparlament, Louise Schroeder im Amt zu belassen, die sich auch bereit erklärte, den Posten weiterhin bekleiden zu wollen. Doch ihre angegriffene Gesundheit – sie litt seit geraumer Zeit unter anderem an Herzproblemen – zwang sie am 14. August 1948, die Amtsgeschäfte vorübergehend an den Christdemokraten Ferdinand Friedensburg zu übergeben, der seinerseits am 5. Dezember 1946 zu einem der Stellvertreter des Oberbürgermeisters gewählt worden war.

Die nächsten Wahlen zum Berliner Stadtparlament waren für den 5. Dezember 1948 angesetzt. Doch der Eklat vom 30. November 1948 sorgte dafür, dass an dieser Wahl nicht mehr die gesamte Berliner Bevölkerung teilnehmen konnte. An jenem Tag berief die SED eine »Außerordentliche Stadtverordnetenversammlung« ein, in deren Verlauf sie – einseitig! – die Auflösung des Berliner Magistrats erklärte und einen neuen Oberbürgermeister (für den Ost-Sektor) einsetzte. Dabei handelte es sich um den Sohn des früheren Reichspräsidenten Friedrich Ebert, Friedrich »Fritz« Ebert. Diesen Beschluss erkannten weder die Westmächte noch die Vertreter West-Berlins an. Wie geplant wurde in den Westsektoren Berlins am 5. Dezember 1948 ein neues Stadtparlament gewählt. Die SPD errang an diesem Tag 64,5 Prozent der Stimmen. Daraufhin wurde Ernst Reuter am 7. Dezember 1948 zum Oberbürgermeister Berlins gewählt.

»Meine Herren und Damen! Ich danke zunächst dem Herrn Stadtverordnetenvorsteher für seine so außerordentlich liebenswürdigen Worte. Ich danke Ihnen aber allen von Herzen für das große Vertrauen, das sie mir soeben durch ihre Wahl entgegengebracht haben. Ich kann Ihnen nur versprechen, daß ich in der hoffentlich nicht allzu langen Zeit, in der ich die Stadt Berlin als Vertreterin des Oberbürgermeisters nach außen und innen zu vertreten habe, meine ganze Kraft in den Dienst dieser Aufgabe stellen werde. Aber erlauben Sie mir, daß ich als Frau noch ein paar Worte diesem Versprechen und diesem Dank hinzufüge. Ich bin mir bewußt, daß Sie mir soeben durch Ihr Vertrauen eine Verantwortung auferlegt haben, wie sie bisher in Deutschland einer Frau wohl noch nicht übertragen worden ist. Ich weiß, welch schwere Bürde mir damit gerade unter den gegenwärtigen so außerordentlich schwierigen Verhältnissen in Berlin auferlegt worden ist, und doch möchte ich Ihnen als Frau, die sich ihr Leben lang für die Gleichberechtigung eingesetzt hat, dafür danken, daß Sie dieses Vertrauen einer Frau entgegengebracht haben. Sie haben mit Ihrer Wahl gezeigt, daß Ihnen die Frage der

Gleichberechtigung von Mann und Frau im politischen Leben nicht nur eine theoretische Angelegenheit ist, sondern daß Sie auch bereit sind, diese Gleichberechtigung in die Tat umzusetzen. Es ist mein aufrichtiger Wunsch, den ich in diesem Augenblick an alle Frauen richten möchte, daß diese Tatsache allen Frauen ein Ansporn sein möge, ihre Fähigkeiten und ihre Kraft noch mehr als bisher in den Dienst der Allgemeinheit zu stellen. Unbeschadet dieser Tatsache aber richte ich die Bitte an die alliierten Mächte, so schnell wie möglich im Kontrollrat den Weg für die Wahl des neuen Oberbürgermeisters freizumachen. Dies ist nach meiner Überzeugung dringend notwendig sowohl im Interesse der Berliner Bevölkerung, als auch im Interesse der Demokratie, für die alle Siegermächte eingetreten sind[,] und die auch wir zum Leitgedanken unseres Handelns machen. Der Herr Stadtverordnetenvorsteher hat freundlicherweise die Angestellten und Arbeiter der Stadt aufgefordert, mir in der Handhabung der Geschäfte zu helfen, und wenn ich mich auch nur als Stellvertreter auf meinem Platz fühlen werde und jederzeit bereit sein werde, freudig die Geschäfte dem gewählten Oberbürgermeister zu übergeben, so bitte ich doch auch alle in der Verwaltung in Groß-Berlin tätigen Angestellten und Arbeiter, trotz dieses Interregnums mit dem Magistrat so eng und freudig zusammenzuarbeiten, wie es notwendig ist im Interesse der Stadt Berlin und damit im Interesse unserer so schwer leidenden Bevölkerung. […] Dazu kommt meine Bitte an die Herren der Militärregierungen, die Deutschland besetzt haben. Unsere Hände sind in vielen Dingen gebunden. Nur wenn die Militärregierungen uns helfen, die Aufgaben zu erfüllen, die vor uns liegen, und alle die wirtschaftlichen und sozialpolitischen Maßnahmen in diesem Sommer zu treffen, die notwendig sind, um der Berliner Bevölkerung die Wiederholung des grausamen letzten Winters zu ersparen, nur dann werden wir dazu in der Lage sein. Gerade aus diesem Grunde wäre es vermessen, wenn ich Ihnen in diesem Augenblick Versprechungen machen würde. Aber ich würde es auch für falsch halten, der Berliner Bevölkerung noch Hoffnungslosigkeit als die einzige Möglichkeit vorzuschreiben. Nein, wir wollen versuchen, alle Maßnahmen wenigstens im Beginn zu ergreifen, die notwendig sind, um eine neue Grundlage für den kulturellen Wiederaufstieg Berlins zu schaffen. Ich weiß, dazu gehört, den Müttern zu helfen, gesunde Kinder zu haben, daß dazu gehört, die Säuglings- und Tuberkulose-Sterblichkeit zu überwinden, unsere Jugend vor dem physischen und psychischen Untergang zu bewahren, unseren Alten einen erträglichen Lebensabend zu gestalten, aber auch für unsere berufstätigen Männer und Frauen die Grundlage ihrer Ernährung und ihres Lebens zu schaffen, die sie überhaupt in den Stand setzt, ihre Arbeitskraft zu erhalten. Meine Herren und Damen! Wenn mir das große Glück beschieden sein sollte, an diesen Aufgaben zu meinem bescheidenen Teil in der, wie ich noch einmal betone, hoffentlich nur kurzen Zeit der Vertretung der Stadt Berlin beizutragen, dann wird mir das höchste Erfüllung meines politischen Lebens sein.«

Louise Schroeder

Louise Schroeder kam am 2. April 1887 in Altona als Tochter des Bauhilfsarbeiters Julius Schroeder und seiner Ehefrau, der Gemüsehändlerin Dorothea Schroeder, geborene Husteden, zur Welt. Zunächst besuchte das Mädchen die Mittelschule in Altona und wechselte dann auf die Gewerbeschule für Mädchen in Hamburg. Ab 1902 arbeitete sie als Bürokraft und später als Chefsekretärin bei einer Versicherung. Im Jahr 1918 gehörte sie zu den Mitbegründern der »Notgemeinschaft Altona«, als deren Leiterin sie auch fungierte. Acht Jahre zuvor, 1910, war sie der SPD beigetreten. Der Schwerpunkt ihrer politischen Arbeit lag im karitativ-sozialen Bereich. Darüber hinaus engagierte sie sich für die Gleichberechtigung der Frau.

Bei der am 19. Januar 1919 durchgeführten Wahl zur Nationalversammlung, deren Aufgabe darin bestand, eine Regierung zu bilden und eine neue Verfassung für das Reich zu verabschieden, errang Louise Schroeder einen Sitz. Von 1920 bis 1933 war sie Reichstagsabgeordnete. Auch in dieser Zeit beschäftigte sie sich schwerpunktmäßig mit sozialpolitischen Fragen. Im März 1933 votierte sie bei der namentlichen Abstimmung gegen das »Ermächtigungsgesetz«, weil sie nicht akzeptieren konnte und wollte, dass die Mitwirkung des Parlaments an der

Verabschiedung von Gesetzen außer Kraft gesetzt werden sollte. Kurz darauf verlor sie auf Druck der Nationalsozialisten ihr Reichstagsmandat. Sie wurde gezwungen, sich – zumindest zeitweilig – zwei Mal pro Tag bei der Polizei zu melden. Außerdem musste sie mehrfach Hausdurchsuchungen über sich ergehen lassen.

Um ihren Lebensunterhalt zu verdienen, arbeitete sie als »Verkäuferin im Filialbetrieb einer Brotfabrik«. Da sie sich weigerte, die Hakenkreuzfahne zu bestimmten Tagen zu hissen und auch nicht mit »Heil Hitler« grüßte, geriet sie alsbald in geschäftliche Schwierigkeiten. Nationalsozialistisch denkende Kunden wandten sich ab, und selbst Parteifreunde hatten Angst, bei ihr zu kaufen, weil sie fürchteten, der Laden stehe unter Beobachtung, und der regelmäßige Einkauf bei Louise Schroeder gereiche ihnen zum Nachteil.

Im Jahr 1938 verzog sie von Hamburg nach Berlin. Sie hoffte, dort etwas anonymer leben zu können. Allerdings vergingen einige Monate, ehe sie in Berlin eine Stelle als Bürokraft in einer Textilgroßhandlung fand. Als die Firma »sich verkleinern musste«, verlor sie ihre Arbeit. Kurze Zeit später hatte sie jedoch eine neue Stelle gefunden, und zwar bei der Baufirma »Gottlieb Tesch & Co.«, die »am Atlantikwall und auch sonst im eroberten Ausland baute«. Dort war sie von 1939 bis Kriegsende in der Sozialabteilung beschäftigt.

Unmittelbar nach Kriegsende wurde sie wieder politisch aktiv. Unter anderem war sie Mitglied des Vorstands der Berliner SPD. Zwischen 1947 und 1948 amtierte sie in Berlin als kommissarische Oberbürgermeisterin. Im Jahr 1949 wurde Louise Schroeder als Vertreterin Berlins in den Deutschen Bundestag gewählt, dem sie bis zu ihrem Tod 1957 angehören sollte. Bis Februar 1951 war sie außerdem stellvertretende Oberbürgermeisterin Berlins. Doch nach den Wahlen zur Stadtverordnetenversammlung vom Dezember 1950 stand fest, dass der Westteil der Stadt fortan von einer »Großen Koalition« regiert werden würde. Da die SPD den »Regierenden Bürgermeister« stellen sollte, fiel die Position des Stellvertreters aus politischen Gründen dem Koalitionspartner CDU zu. Daraufhin schied Schroeder aus dem Berliner Magistrat aus.

Sieben Jahre später, im Juni 1957, starb Louise Schroeder in ihrer Wahlheimat Berlin.

ELISABETH LANGGÄSSER, SCHRIFTSTELLERIN

** 23. Februar 1899, Alzey*
† 25. Juli 1950, Karlsruhe

»Die Sprache verlumpte und verlodderte«

Die im Folgenden abgedruckte Rede hielt die Schriftstellerin Elisabeth Langgässer am Sonntag, dem 5. Oktober 1947 im Zuge des ersten – im Übrigen einzigen – (gesamt-)deutschen Schriftstellerkongresses, der vom 4. bis zum 8. Oktober 1947 im »Deutschen Theater« in Ost-Berlin stattfand. Geladen waren damals rund 300 Autorinnen und Autoren, Journalisten und Verleger aus den vier deutschen Besatzungszonen sowie aus dem Ausland. Veranstaltet wurde der Kongress von dem in der sowjetischen Besatzungszone angesiedelten »Schutzbund Deutscher Autoren« und dem im August 1945 ins Leben gerufenen »Kulturbund zur demokratischen Erneuerung Deutschlands«, der unter der Führung des Dichters und späteren DDR-Kulturministers Johannes R. Becher stand. In seinem Geleitwort erinnerte er die Schriftsteller daran, dass die Literatur in der jüngsten Vergangenheit, also während der NS-Zeit, in den Dienst der Politik gestellt worden war. Literatur, so meinte Becher, solle sich nicht der Politik unterwerfen. Diese Forderung griff auch Elisabeth Langgässer in ihrem hier auszugsweise abgedruckten Vortrag auf.

Die Dichterin mit einem jüdischen Vater und einer katholischen Mutter war am 20. Mai 1936 von den Nationalsozialisten als »Halbjüdin« aus der Reichsschrifttumskammer ausgeschlossen worden. Folglich durfte sie nicht mehr publizieren, was de facto einem Berufsverbot gleichkam.

In der Folgezeit versuchte sie, wieder in die Reichsschrifttumskammer aufgenommen zu werden, indem sie auf ihre »arischen« mütterlichen Vorfahren hinwies, doch ihre »selbstgewählte Demütigung, die Verleugnung ihres jüdischen Erbes«, wie Wilhelm von Sternburg in einem Artikel über Elisabeth Langgässer schreibt, waren vergeblich. Das nationalsozialistische Publikationsverbot blieb bestehen. Sie hatte also am eigenen Leib erfahren müssen, was es bedeutete, als Schriftstellerin in der Zeit der »Hitlerdiktatur« zu leben. Wie sie selbst in dem Vortrag erklärte, war ihr eine Verschleppung in ein Konzentrationslager erspart geblieben – trotz ihrer jüdischen Herkunft. Davor bewahrt hatte sie ihre als »privilegierte Mischehe« bezeichnete Verbindung mit dem katholischen Theologen und Philosophen Wilhelm Hoffmann. Des Weiteren rekurriert sie in ihrem Vortrag vom 5. Oktober 1947 auf den – nicht zuletzt unter den Autoren jener Zeit – schwelenden Konflikt zwischen der Wertigkeit von Literatur, die in der inneren oder der äußeren Emigration entstanden war.

Elisabeth Langgässer hielt den deutschen Schriftstellern den Spiegel vor und übte Kritik an ihnen – doch sie provozierte und spaltete das Publikum nicht, wie es einige Zeit später der amerikanische Journalist Melvin J. Lansky tun sollte, der der sowjetischen Besatzungsmacht, die für den Kongress letztendlich verantwortlich war, vorwarf, die Meinungsfreiheit im eigenen Land massiv zu unterdrücken. Damit war die – leidliche – Harmonie der ersten Tage dahin, und der Kongress endete im Streit.

»Das Thema, das wahrzunehmen Sie mir übertragen haben, heißt ›Schriftsteller unter der Hitlerdiktatur‹, und ich will versuchen, über den Inhalt und die Erfahrungen, die sich zwischen diesen beiden Polen erstrecken, nach bestem Wissen und Gewissen Zeugnis abzulegen: über mein Sein als Schriftsteller nämlich und speziell als Schriftsteller unter der Hitlerdiktatur. Aber schon zögere ich, halte ein und frage mich, ob ich mich nicht hier einer Sache unterfange, die andere aus einer viel größeren Summe aller möglichen Erfahrungstatsachen, in viel mächtigerer Breite und furchtbarerer Tiefe erlebt haben, so daß ich also wirklich im ersten Augenblick nicht weiß, was mir eigentlich die Berechtigung dazu gibt, Ihnen etwas zu erzählen oder Sie an etwas zu erinnern – es sei denn das Vertrauen, das Sie mir mit Ihrem Auftrag geschenkt haben. Denn ich habe wirklich nichts, rein gar nichts, dessen ich mich rühmen könnte. Ich habe kein Leid, das nicht, an anderen gemessen, wahrscheinlich seine Bedeutung verliert, und die Summe der Quälereien, die jeder von uns zu ertragen hatte, kann man nicht gegenseitig aufrechnen, weil niemand wissen kann, welche Bedeutung sie für den anderen hatte, wie schwer er sie empfunden und welche Erkenntnis er aus ihr gemünzt hat. Aus dieser klaren Einsicht heraus möchte ich daher mein Thema eigenmächtig beschränken und so formulieren: ein Schriftsteller unter der Hitlerdiktatur – einer von vielen –, und ich bitte Sie nun, es dahingehend zu verstehen, daß ich damit nichts weiter auszusagen habe, als was alle meine Kameraden auszusagen hätten, wenn sie hier an meiner Stelle stünden, und daß ich es zugleich als etwas Typisches verstehe, aus dem allerdings auch eine typische Gesetzlichkeit, typische Erfahrungen und originale, nicht nachzuholende Erkenntnisse abzuleiten sind. Lassen wir also das ›Miserable des privaten Grams und Glücks‹ , wie Oskar Loerke den ungeformten und unfruchtbaren Schmerz genannt hat, beiseite, und beschränken wir uns entschlossen und demütig zugleich auf einige Erfahrungen, besser gesagt: Erinnerungen, die wir alle gesammelt haben[,] und die nun in dieser Stunde darauf warten heraufzusteigen – Fleisch von unserem Fleisch und Blut von unserem Blut, zeugungsmächtig und zukunftsträchtig, wenn wir nur bereit sind, ihnen furchtlos entgegenzugehen und von ihnen die Belehrung anzunehmen, die sie uns vermitteln. Da ich, wie ich schon sagte, weder ein Illegaler gewesen bin noch untertauchen mußte oder in einem KZ die Quälereien dieser barbarischen Zeit erduldet habe – nicht ich selbst –, besitze also keinerlei Anspruch, auf den meine Worte sich berufen, keine Narben und Ehrenzeichen, mit denen ich mich schmücken könnte, sondern ich muß mich ganz und gar beschränken auf das Kristallisationsgesetz, welchem jede Formwerdung untersteht: nichts als ich selber zu sein. Um mich aber noch einmal – gleichsam hilfesuchend – auf ein Wort von Oskar Loerke zu berufen, dessen großes und unvergängliches Bild ich mit folgendem Satz beschwöre: ›Ich hatte mein Erlebnis heimzuleiten in die Form seiner Existenz durch Sprache.‹ Lassen

Sie uns einen Augenblick lang bedenken, was mit diesen überwältigend einfachen und ungeheuerlichen Worten ausgesagt ist. Es ist vor allem damit gesagt, daß der Schriftsteller eine Aufgabe hat, die in ihrer Art unvertauschbar und ganz unabdingbar ist - einerlei, unter welchen Himmelsstrichen, in welcher Atmosphäre und unter welchen äußeren Bedingungen sie sich vollzieht, wobei natürlich der Modus dieser Aufgabe sich jedesmal wandeln wird; ich sage: der Modus, nicht die Aufgabe selbst. Daß ferner diese Aufgabe dem Schriftsteller als Schriftsteller und nicht - was vielleicht banal klingt, aber es keineswegs ist - als Politiker, Quäker, Christ, Humanist, Demokrat, Pazifist oder was sonst noch übertragen wurde. Mit dieser Einsicht fällt logischerweise auch die Unterscheidung in Dichter in der inneren und äußeren Emigration und selbstverständlich die gegenseitige Aufrechnung ihrer Prüfungen und Leiden, die, soweit man von Dichtern spricht, in erster Linie Prüfungen sind, die sich auf ihr Verhältnis zum Wort beziehen, also zu dem gemeinsamen Gegenstand ihrer Leiden, ihrer Entzückungen, ihrer Siege und ihrer Niederlagen. Denn in Wirklichkeit sind ja weder die Dichter der äußeren noch der inneren Emigration ›ausgewandert‹. Wohin hätten sie auch als Dichter auswandern sollen, wenn nicht immer tiefer in den Raum ihrer Sprache hinein, der sich gleichzeitig mehr und mehr für beide zusammenzog, während das Vakuum um sie anwuchs, die Wüste, der Dschungel, die Kasematte. Die Heimat des Dichters ist die Sprache, sie ist es aber in einem noch viel tieferen Sinn als die bloß natürliche Heimat, die ihn geboren hat und die also gleichsam seine Mutter darstellt, denn in einer geheimnisvollen Wechselwirkung wird nicht nur der Dichter von der Sprache, sondern auch die Sprache von dem Dichter geboren; sie ist gleichzeitig sein Kind, wie sie seine Gebärerin war, und ein Prioritätenstreit ist hier nicht am Platze. Zwar hat der Dichter die Sprache bereits vorgefunden, aber sie, die von jeher war und durch die - in gleichnishafter Anwendung der Worte, die von einer höheren Realität gelten - ›alles geschaffen wurde, was geschaffen ist‹, bleibt für immer gegenwärtig nur in ihrem liebsten Geschöpf, dem Dichter, ohne den sie keine Heimat hätte, keinen Ort der Aussage und keine Aktualität. Diese Heimat nun hat sich um den

Dichter während der Hitlerdiktatur immer mehr verengt; sie hat sich, wie ich schon sagte, zusammengezogen bis auf den letzten Kristall, das letzte Urgestein, das der Dichter selber war, und in dem schrecklichen Vorgang dieses Zusammengepreßtwerdens erduldete der Dichter die härteste Probe auf seine Unzerstörbarkeit. Die andere, nicht weniger furchtbare, war das Aufgeblähtwerden der Sprache in neuen Bildungen, die allesamt einem Klappertopf und einer Kuhschelle gleichen: hohl, nichtssagend und vollkommen wertlos; ausgesät und angesiedelt an den Wegerändern der Sprache, auf ihren Schutt- und Abfallhaufen, auf welche der Mann mit dem Gesicht eines verhaßten Nagetiers seine Füße stellte[,] und wo, wie in dem Grimmschen Märchen, sobald er den Mund auftat, mit jedem Wort eine Kröte von seinen Lippen sprang. Die Sprache verlumpte und verlodderte, sie wurde blutrünstig und ganovenhaft, unecht wie eine Münze, der man schlechtes Metall untermischt hat, und schließlich für die Zwecke des Dichters auf weite Strecken hin unbrauchbar und nicht mehr verwendungsfähig. Worte wie ›Blut‹, ›Boden‹, ›Scholle‹, ›Heimat‹, ›Held‹ und andere – Sie können Ihre Reihe noch beliebig vermehren – nahm der Dichter im Dahingehen von der Erde auf, prüfte sie mit der flachen Hand und ließ sie angeekelt wieder zurückfallen. Sie waren mißbraucht, geschändet, entleert und entehrt; sie waren pseudodichterisch, ja sogar lächerlich geworden – sie, diese unschuldigen, einfachen Begriffe aus der Kinderstube der Sprache, hatten das gleiche Schicksal erlitten wie die Jugend unseres Volkes überhaupt, wie die kleinen Knaben und Mädchen, die plötzlich zu ›Jungens‹ und ›Mädels‹ geworden waren und denen die Buchstaben des großen und des kleinen ABC nicht mehr die Schöpfungsgeschichte erbauten und die Erzählung von Joseph und seinen Brüdern, sondern die Streichersche Judenfibel und das Liederbuch der HJ. In dieser Zeit also gab es keine andere Möglichkeit für den wirklichen Dichter, als daß er auf diese – an sich unschuldigen und ehrenhaften – Begriffe verzichtete, daß er sie ausschied samt dem Inhalt, den sie hatten, und ihrer Aufblähung, ihrer widerlichen und widernatürlichen Vermehrung absolute Zurückhaltung entgegensetzte, sowohl thematisch wie formal. Das hieß aber, daß sich die Sprache nicht nur inhaltlich, sondern wesenhaft, nämlich auf ihren wesenhaften Charakter zurückzog, daß sie einer Reinigung unterworfen wurde und in diesem Vorgang auf merkwürdige Weise mit dem schon erwähnten anderen korrespondierte: in dem Verlust an welthafter Breite entweder steril zu werden oder aber eine essentielle Tiefe zu gewinnen, die vor dieser großen Generalreinigung der Gedanken und Gefühle nicht einmal hatte geahnt werden können. Gleichzeitig muß ich aber auch auf die beiden riesigen Gefahren aufmerksam machen, denen der Schriftsteller während der Hitlerdiktatur ausgesetzt war und denen selbst die Besten nicht immer entgangen sind: die Esoterik und das Spiel mit sechserlei Bällen. Zunächst die Esoterik oder der Elfenbeinturm, wie man den Ort ihrer Aussage genannt hat, der dazu meist noch ein Türmchen war und nicht einmal aus Elfenbein, sondern aus ganz gewöhnlichen Rinderknochen[,] wie die hübsch gedrehten, aber wertlosen Federhalter aus unserer Kinderzeit, die man uns aus fernen Kurorten mitgebracht hatte und die einen Glasknopf enthielten, in dem ganz Kissingen oder ganz Trieberg [sic!] im Schwarzwald enthalten war. Mit dieser Art Federhalter schrieb die Sorte der Esoteriker, und während sie angestrengt und hypnotisiert in den Glasknopf starrte, verengte sich ihre Welt auf das Idyllische hin, auf das Lokale, das falsche Sichbescheiden oder auf tiefsinnige Afterlegenden und romantische Seifenblasen. Es ist klar, daß nicht alles geschmacklos war, nicht unkünstlerisch, nicht unpoetisch, es hatte durchaus keinen Blutgeruch, dieses anakreontische Tändeln mit Blumen und Blümchen über dem scheußlichen, weit geöffneten, aber eben mit diesem Blümchen überdeckten Abgrund der Massengräber – doch es war vollkommen unverbindlich, weltlos und deshalb verabscheuungswürdig. Konsequenterweise war es gerade das Naturgedicht, in das man flüchtete, um hier sein Unbehagen, seinen tiefen Widerwillen gegen die Barbarei – den man diesen Dichtern absolut zubilligen muß – und seine ästhetischen Glücksbedürfnisse anzubringen. Aber man vergaß darüber vollkommen, daß es zwar eine tiefe, ja sogar schauerlich tiefe Korrespondenz des Naturkosmos mit dem menschlichen Kosmos gibt, aber nicht in ästhetischen Kategorien, sondern unter dem paulinischen Aspekt einer gefallenen und auf die Erlösung durch die Kinder Gottes harrenden Schöpfung. Man hatte es vergessen, bis auf die beiden großen, übrigens durchaus paganischen, aber um das metaphysische Element der Naturdichtung wissenden Naturdichter dieser barbarischen Jahre: Oskar Loerke, der seinem Freunde Wilhelm Lehmann den ›Silberdistelwald‹ mit folgenden Versen widmete: ›Wo war der Gott? Sein grünes Vliess [sic!] war Unterwelt, war Paradies. Der grüne Gott war dein Gedicht. Du sahst ihn an. Es war Gericht. Sein Spruch war wie sein Werk so hart: Gericht war seine Gegenwart.‹ Von diesem Wort wollte man nichts wissen. Man verstopfte sich die Ohren dagegen. Beide Dichter gingen in immer tiefere und zuletzt vollständige Vergessenheit ein. Wenn Sie wollen, nennen Sie dieses Schicksal ›innere Emigration‹ – ich glaube, daß es an Verzweiflung keiner wie auch immer gearteten äußeren nachgestanden hat. Aber es gab noch eine andere Art auszuweichen und nicht standzuhalten: das Spiel mit mehreren Bällen, wie ich es genannt habe. Gemessen an den Naturträumereien der eben besprochenen Ausweicher und Aufweicher war dies die schlimmere Verhaltensweise, denn sie involvierte notwendigerweise den ungeheuerlichsten Selbstbetrug, der sich jemals auf dem Gebiet der deutschen Dichtung und Schriftstellerei vollzogen hat, und es ist nicht von ungefähr, daß es heute kaum einen Schriftsteller mehr gibt, der sich nicht als ein mehr oder weniger geschundenes Opfer der Hitlerzeit empfindet oder sich wenigstens von seinem Verleger widerspruchslos als ein solches bezeichnen läßt. Verzeihen Sie mir, diese Worte klingen sehr hart, aber sie sollen ja nur einer Gewissenserforschung dienen und eine Art von Beichtspiegel sein, in den jeder von uns um so ehrlicher und furchtloser blicken müßte, je mehr er sich dem Spiel der sechs Bälle hingegeben hat. Sie alle kennen dieses Spiel: ›Ja‹, sagt Herr X., ›wenn Herr Goebbels nicht so dumm und die Herren des Propagandaministeriums nicht so verblendet gewesen wären, hätten sie natürlich merken müssen, was ich eigentlich oder wen ich eigentlich mit dieser oder jener Figur gemeint habe. Übrigens hat man mir natürlich auch immer weniger über den Weg getraut. Man hat mich sehr scharf beobachtet, eigentlich war ich unerwünscht, denn ›eigentlich‹ ist meine ganze Dichtung nur eine Ablehnung ihrer Weltanschauung gewesen, gerade weil ich mich anscheinend ihrer Ausdrücke bedient habe, und ›eigentlich‹ ist es mein Glück gewesen, daß nachher alles drüber und drunter ging, sonst ...‹ und so weiter, und so weiter. Ich sage noch einmal, verzeihen Sie mir! Es ist eine große, eine unverdiente Gnade gewesen, wenn Gott einem Menschen den Arm festgehalten hatte, nüchterner ausgedrückt, wenn er fügte, daß er auf Grund unqualifizierbarer Vorfahren oder irgendeiner Temperamentsäußerung, über die er selber hinterher erstaunt war, aus der sogenannten Reichsschrifttumskammer herausgeworfen wurde, bevor er noch in Versuchung kam, mit diesem Gesindel einen Pakt zu schließen, von welchem der 25. Psalm sagt: ›An ihrer Hand klebt Freveltat, gefüllt ist ihre Rechte mit Geschenken.‹ Hier ist nichts zu rühmen, sondern nur zu danken, denn es kann erst etwas zur Versuchung werden, wenn es die Möglichkeit einer Realisierung in sich getragen hat. Aber mögen auch Einsichten gewonnen und Verfehlungen eingestanden werden – sie nützen nichts, wenn man versäumt, die richtigen Konsequenzen an dem richtigen Zeitpunkt aus ihnen zu ziehen. Noch liegt ein fast unübersehbares Trümmerfeld des Geistes vor uns, ein unaufgeräumter Gebäudekomplex, auf dem sich Säulen und Architrave ebensowohl wie niedergebrochene Bunkerteile und eingestürzte Kasernenmauern übereinanderschieben. Noch glaubt man vielerorts, eine Sprache und Ausdrucksweise ungeprüft übernehmen zu können, die einmal in den Händen von entsetzlichen Verbrechern und fürchterlichen Dummköpfen der Vernichtung und dem Untergang unseres Kontinents gedient haben, und wie spielende Kinder gräbt man überall scharf geladenes Zeug heraus und ahnt nicht die unermeßliche Gefahr, die das falsch gebrauchte Wort, die unentgiftete und unentschärfte Sprache in sich birgt. Man glaube doch nicht, daß man neuen Wein in alte Schläuche füllen kann – weder in die von 1933 noch die von 1923! Vor allem aber gönne man der Sprache eine Zeit der Ruhe und des Schweigens. Jeder Acker muß sich erholen und in dem Wechsel von Hackfrucht und Getreide seiner Bestimmung entgegenreifen. Welches diese unsere Bestimmung einmal sein wird, kann heute noch niemand sagen. Gewisse Zitate sind überfällig, gewisse Dichterworte, mit denen wir Deutschen uns allzu selbstgefällig zu schmücken pflegen, zu weit geworden wie eine schlappernde Haut, unter der sich nicht Fleisch und Muskel mehr spannt. Ich meine damit: Nun gilt es, bescheiden zu werden, wachsam, demütig und einfach – ja allererst einfach. Ich meine damit jene Einfachheit, die ohne Tiefe nichts wert ist, und eine Tiefe, die nicht Gefühlsschwemme, Trieb und Gedankenarmut in sich schließt, sondern höchste, unerbittliche Klarheit, Redlichkeit und Moralität. Fangen wir an!«

Elisabeth Langgässer

Elisabeth Langgässer war die Tochter des zum katholischen Glauben konvertierten jüdischen Architekten Eduard Langgässer und seiner streng katholischen Ehefrau Eugenie, geborene Dienst. Ab 1905 besuchte Elisabeth die Volksschule in Alzey. Nach dem Tod des Vaters verzog die Familie nach Darmstadt. Dort wurde sie 1909 in die Victoria-Schule aufgenommen, eine Mädchenschule, an die ein Lehrerinnen-Seminar angeschlossen war, das Elisabeth nach bestandenem Reifezeugnis absolvierte. Anschließend arbeitete sie als Volksschullehrerin in Griesheim. Im Jahr 1924 erschien ihr erster – wie nahezu alle ihre Werke – religiös geprägter Gedichtband *Der Wendekreis des Lammes*.

Drei Jahre später lernte sie den verheirateten Staatsrechtler Hermann Heller kennen, mit dem sie ein Verhältnis einging. Als sie 1928 von ihm schwanger wurde, trennte sich Heller unverzüglich von Elisabeth Langgässer. Die unverheiratete und darüber hinaus schwangere Lehrerin verlor daraufhin ihre Arbeitsstelle, da Lehrerinnen damals weder heiraten noch Kinder haben durften, erst recht keine unehelichen.

Nach der Geburt der Tochter Cordelia am 1. Januar 1929 übersiedelte Elisabeth mit dem Kind zu ihrer Mutter und ihrem Bruder nach Berlin. Im selben Jahr fand Elisabeth Langgässer dort eine Anstellung an der sozialen Frauenschule der Anna von Gierke, doch schon bald gab sie den Posten wieder auf, um als freie Schriftstellerin zu arbeiten. Da es sehr schwierig war, als Autorin den Lebensunterhalt für eine Familie zu bestreiten, befand sie sich im Grunde genommen fortwährend in Geldnot.

Um sich etwas hinzuzuverdienen, arbeitete sie teilweise als Reklametexterin. Im Prinzip aber lebte sie die meiste Zeit auf Kosten ihres Bruders. Daran änderte auch die Verleihung des »Literaturpreises des deutschen Staatsbürgerinnenverbands« im Jahr 1931 wenig.

Obwohl sie selbst jüdische Vorfahren hatte und ihre Tochter Cordelia einen jüdischen Vater, zeigte sich Elisabeth Langgässer, wie auch ihr Bruder und ihre Mutter, den Nationalsozialisten gegenüber – zumindest anfangs – nicht ablehnend. Alle drei hatten, wie sie gegenüber Elisabeths lebenslanger Freundin Elisabeth Andre bekannten, im März 1933 für die NSDAP gestimmt. Im selben Jahr wurde Elisabeth Langgässer Mitglied der Reichsschrifttumskammer, die sie jedoch 1936 verlassen musste, weil sie den Nationalsozialisten als »Halbjüdin« galt.

Somit durfte sie in Deutschland nicht mehr publizieren. Dieses Verbot umging sie 1938 – kurz vor dem »Anschluss« Österreichs an das Deutsche Reich –, indem sie ihr Buch *Rettung am Rhein* in einem Salzburger Verlag veröffentlichte. Zu diesem Zeitpunkt war sie bereits seit drei Jahren mit dem Theologen und Philosophen Wilhelm Hoffmann verheiratet. Da er in der NS-Zeit als »Arier« galt, war seine »halbjüdische« Ehefrau in dieser als »privilegierten Mischehe« bezeichneten Verbindung, aus der drei Kinder hervorgingen, weitgehend vor den nationalsozialistischen Verfolgungsmaßnahmen geschützt.

Ihrer Tochter Cordelia half das jedoch nichts, ebenso wenig wie ihre katholische Erziehung. Als »Dreiviertel-Jüdin« wurde sie 1944 zunächst nach Theresienstadt und später nach Ausschwitz deportiert. Glücklicherweise überlebte sie die Haftzeit. Elisabeth Langgässer selbst wurde zur Zwangsarbeit herangezogen.

Nach dem Ende des Zweiten Weltkriegs, das sie in Berlin erlebte, publizierte sie 1946 den Roman *Das unauslöschliche Siegel*, der zahlreiche Leser fand. Elisabeth Langgässer war jetzt – endlich – berühmt. Zu diesem Zeitpunkt litt sie jedoch schon seit Längerem unter Multipler Sklerose, die im Laufe der Zeit immer schlimmer wurde und ihre Lebensqualität erheblich einschränkte. Zwei Jahre vor ihrem Tod, 1948, verzog das Ehepaar Hoffmann/Langgässer von Berlin nach Rheinzabern, weil Wilhelm Hoffmann dort eine Stelle an der Dolmetscherschule in Gernsheim angenommen hatte.

Im Juni 1950 erlitt Elisabeth Langgässer zum wiederholten Male einen schweren Krankheitsschub, von dem sie sich dieses Mal nicht mehr erholen sollte. Nach einigen Tagen im Koma verstarb sie im Juli 1950 in einem Karlsruher Krankenhaus.

HELENE WESSEL, POLITIKERIN

** 6. Juli 1898, Dortmund*
† 13. Oktober 1969, Bonn

»Wir lehnen eine Remilitarisierung Deutschlands eindeutig ab«

Am 8. November 1950 sprach sich die Bundestagsabgeordnete Helene Wessel von der im Jahr 1946 wiedergegründeten Zentrumspartei in der 98. Sitzung des ersten Deutschen Bundestags sehr energisch gegen die Remilitarisierung der Bundesrepublik Deutschland aus. Wenn ein deutscher Verteidigungsbeitrag – beispielsweise gegen den Kommunismus – überhaupt nötig sein sollte, dann nur, wenn die Kombattanten unter Führung der »Vereinten Nationen« standen. Diese Idee Wessels sollte nie Realität werden.

Tatsächlich hatte der damalige Bundeskanzler Konrad Adenauer (CDU) in seinem Sicherheitsmemorandum vom 29. August 1950 erklärt, dass die Bundesrepublik Deutschland bereit sei, sich mit einem Kontingent an einer eventuellen westeuropäischen Armee zu beteiligen. Wenige Wochen später, am 24. Oktober 1950, regte der französische Ministerpräsident René Pleven die Gründung einer »Europäischen Verteidigungsgemeinschaft« (EVG) an, an der auch bundesdeutsche Truppen – die es zu diesem Zeitpunkt allerdings noch gar nicht gab – beteiligt sein sollten. Pleven wollte auf diese Weise zu einer engeren Zusammenarbeit der europäischen Staaten beitragen und parallel dafür Sorge tragen, dass die Wiederbewaffnung West-Deutschlands nur unter strenger Aufsicht erfolgen konnte. Das war insofern wichtig, als mancher europäische Nachbar die Deutschen weiterhin als potenzielle Kriegstreiber ansah.

Doch die EVG scheiterte am 30. August 1954 – und zwar ausgerechnet am französischen Parlament, das es ablehnte, seine Truppen einem europäischen Oberkommando zu unterstellen. Daraufhin mussten die Westmächte und die Bundesrepublik einen anderen Weg finden, um die (kontrollierte) Remilitarisierung West-Deutschlands im Rahmen eines westlichen Bündnisses zu ermöglichen. Es wurde sodann Ende 1954 beschlossen, die Bundesrepublik in die 1949 gegründete »North Atlantic Treaty Organisation« (NATO) aufzunehmen. Ein entsprechendes Abkommen wurde daraufhin in Paris abgeschlossen. Das Vertragswerk, das unter der Bezeichnung »Pariser Verträge« in die Geschichte einging, trat am 5. Mai 1955 in Kraft. Es bescherte der Bundesrepublik nicht nur die vollständige Souveränität, die sie bis dahin nicht besessen hatte, sondern auch die Mitgliedschaft im westlichen Verteidigungsbündnis, der NATO.

Zu diesem Zeitpunkt war Helene Wessel schon nicht mehr Mitglied des Deutschen Bundestags. Wegen ihrer strikten Ablehnung der Wiederbewaffnung, die so nicht der Linie der Zentrumspartei entsprach, hatte sie sich mit ihrer Partei überworfen und war daraufhin Mitte November 1952 aus der Zentrumspartei ausgetreten. Das zog den Verlust ihres Bundestagsmandats nach sich. Erst 1957, also zwei Jahre nach dem Inkrafttreten der Pariser Verträge, gelang Helene Wessel, nunmehr Abgeordnete der SPD, der Wiedereinzug in den Bundestag. Zu diesem Zeitpunkt war die Wiederbewaffnung, gegen die sie so vehement eingetreten war, längst gesetzlich verankert.

»Meine Damen und Herren, ich möchte nun die Stellungnahme der Zentrumsfraktion zur deutschen Sicherheitsfrage darlegen. Wir lehnen eine Remilitarisierung Deutschlands eindeutig ab. Denn eine Remilitarisierung - das wollen wir wohl beachten - bedeutet nach Sinn und Gehalt dieses Wortes die Wiederherstellung von früheren militärischen Zuständen. Mit der Vergangenheit des deutschen Militarismus muß ein für allemal Schluß gemacht werden. Was wir zunächst für die deutsche Sicherheit für notwendig halten, ist, zur

Sicherung der inneren Ordnung gegen die Feinde der Demokratie, die für uns nicht nur von links bei den Kommunisten, sondern ebensogut rechts stehen, eine handlungsfähige, gut organisierte und zuverlässige Polizei zu schaffen. Was wir ablehnen – und das haben wir gestern bereits bei der Polizeidebatte betont –, sind halbmilitärische Verbände, die nur zu einer Belastung der inneren Sicherheit beitragen würden und die Gefahr in sich bergen würden, sich zu einem unkontrollierbaren und unzuverlässigen Machtinstrument gegen die Demokratie zu entwickeln. [...] Wir halten es für notwendig, daß bei der Reorganisation und Verstärkung der Polizei auch darauf zu achten ist, wer bei der Polizei jetzt eingestellt wird, und daß unzuverlässige Kommunisten, die unter dem Druck der Besatzungsmächte nach 1945 eingestellt worden sind, nicht durch rechtsradikale Elemente ersetzt werden, die wir für den Bestand der Demokratie für gefährlich halten. [...] Meine Damen und Herren, wenn es weiterhin die Aufgabe der Bundesrepublik ist, für die Sicherheit gegen den inneren Umsturz selbst zu sorgen, so kann die Sicherung gegen Angriffe von außen nicht in unserer Hand liegen, nachdem die Siegermächte Deutschland im Jahre 1945 völlig entwaffnet und mit Besatzungstruppen belegt haben. Es liegt ja auch nicht im Sinne der Alliierten, Deutschland eine Wiederaufrüstung auf deutschem Boden zu gestatten. Schon aus dieser Tatsache halten wir das Sicherheitsversprechen der Außenminister der Westmächte vom 19. September 1950 für eine selbstverständliche Konsequenz ihrer Deutschland- und Europapolitik. Diese Sicherheitsgarantie liegt ebenso im europäischen, ja im Weltinteresse, wie sie im deutschen Interesse liegt; denn für die westliche Welt – darin stimmen wir, glaube ich, alle in diesem hohen Hause überein – wird die Entscheidung auf deutschem Boden fallen. Daß die Sicherheitserklärung der Westmächte und auch die weitere Erklärung, daß sie ihre Streitkräfte in Deutschland vermehren und verstärken werden, zur psychologischen Beruhigung in Deutschland beigetragen hat, wollen wir dankbar anerkennen. Es ist aber darüber hinaus zur weiteren Beruhigung des deutschen Volkes ganz eindeutig klarzustellen, daß der Schutz Deutschlands in den Schutz Europas eingegliedert werden muß. Wir wünschen keine militärischen

Maßnahmen für Deutschland, auch nicht von seiten der Westmächte, die vom Osten aus als aggressiv betrachtet werden müßten. Damit würden wir nämlich den echten Verteidigungswillen des deutschen Volkes für den wirklichen Notfall zerstören und der östlichen Propaganda auf das deutsche Volk Tür und Tor öffnen. Wir wissen, daß es ein klares Naturrecht für jedes Volk ist, sich gegen Angriffe zu verteidigen, und es ist auch kaum zweifelhaft, daß das deutsche Volk sein Land und sein Leben gegen den Osten verteidigen wird, aber nur dann, wenn es zur Rettung seiner Freiheit notwendig ist, und nie um imperialistischer Ziele willen. Wir gehören nicht zu jenen Katastrophenpolitikern, die glauben, mit Bomben und Kanonen in den Gang der Ereignisse eingreifen zu sollen. Jeden Präventivkrieg lehnen wir ab. Unsere Überzeugung, daß Moskau sich durch seine Politik immer mehr verfängt, unsere Erkenntnis, daß sich an der inneren sowjetischen Front das Dynamit von Millionen und Abermillionen von Unzufriedenen und Unterdrückten weiter ansammelt, geben uns die Kraft, darauf zu hoffen, daß, auf die Dauer gesehen, auch jenseits des Eisernen Vorhangs eine vernünftige Entwicklung der menschlichen Gesellschaft unabwendbar sein wird. […] Meine Damen und Herren! Es ist eben auch schon erwähnt worden: es gibt eine Verteidigung gegen den Kommunismus durch innere und äußere Sicherheitsmaßnahmen. Die inneren Maßnahmen bestehen darin, eine Politik der sozialen Gerechtigkeit zu betreiben, das Absinken der Lebenshaltung und damit den sozialen Unfrieden und die sich daraus entwickelnden Gefährdungen des sozialen Aufbaues zu verhindern. Ein Volk ist umso stärker vom Kommunismus bedroht, je schlechter die soziale Lage seiner breiten Schichten ist. Das hat uns die Eroberung Chinas genügend gezeigt. Westdeutschland muß also eine Politik der sozialen Tat betreiben, sonst besteht die Gefahr der Anfälligkeit für den Kommunismus. Der Verteidigungswille für Freiheit und Leben gegen den Kommunismus kann sehr unterschiedlich sein, z.B. ob ich ein Bunkerloch und eine geringe Unterstützung oder einen gesicherten Besitz und ein entsprechendes Einkommen zu verteidigen habe. Aber auch die äußeren Verteidigungsmöglichkeiten müssen für ein Volk sinnvoll sein. Eine Beteiligung Deutschlands an einem europäischen Verteidigungssystem muß dem deutschen Volk diesen Sinn geben. Bei der heutigen Zerrissenheit Deutschlands und Europas trotz Europarat und Atlantikpakt erscheint uns dieser Sinn nicht in dem Maße gegeben, das uns notwendig erscheint, um eine innere Bereitschaft des Volkes herbeizuführen. Deshalb, meine Damen und Herren, sind meine politischen Freunde und ich der Meinung, daß es nicht irreal ist, sondern der heutigen Situation Deutschlands und Europas entspricht, daß wir nicht nur zur Verteidigung Europas, sondern zu einer Verteidigung aller friedlichen Völker in der Welt im Rahmen der UNO kommen sollten. [...] Wenn er [der Weltfrieden] durch einen Angreifer in Europa zerstört wird, dann müßten die in der UNO zusammengefaßten Nationen, wie im Korea-Krieg, diesen Angreifer vernichten. Wir sind der Überzeugung, daß einer so zusammengeballten Kraft gegenüber die Chance eines Sieges in jedem Krieg von vornherein nicht gegeben ist[,] und der Krieg allein aus dieser Überlegung heraus nicht begonnen wird. Von einer solchen sinnvollen Verteidigungsbereitschaft wird auch das deutsche Volk sich nicht ausschließen, weil es dann das Gefühl haben kann, mit seinem Beitrag zur Sicherung des Weltfriedens und zu Verhinderung eines Krieges herangezogen zu werden.«

Helene Wessel

Helene Wessel kam am 6. Juli 1898 in Dortmund als Tochter des Lokführers Heinrich Wessel und seiner Ehefrau Helene zur Welt. Der Vater, Mitglied der »Deutschen Zentrumspartei«, also der Vertretung des politischen Katholizismus im deutschen Kaiserreich, starb bereits 1905. Zu diesem Zeitpunkt war Tochter Helene noch ein Schulmädchen. Nach Beendigung der Volksschule und der Handelsschule absolvierte sie eine kaufmännische Ausbildung.

Im Jahr 1919 trat die überzeugte Katholikin Helene Wessel der Zentrumspartei bei. Mitte der 1920er-Jahre wurde sie in den Parteivorstand gewählt. Etwa zu diesem Zeitpunkt entschloss sich Helene Wessel zu einer beruflichen Veränderung. Sie meldete sich bei der Wohlfahrtsschule in Münster an und durchlief dort eine Ausbildung zur Fürsorgerin und Jugendpflegerin, die sie mit dem Staatsexamen abschloss. Anschließend nahm sie in ihrer Heimatstadt Dortmund eine Stelle als Fürsorgerin an. Im Jahr 1928 erfolgte ihre Wahl zur Abgeordneten des Preußischen Landtags. Hier avancierte sie bald zur Expertin für Sozial- und Fürsorgefragen. Das war allerdings nicht nur ihrem beruflichen Hintergrund geschuldet, sondern außerdem ihrer Entscheidung, sich an der »Deutschen Akademie für Soziale und Pädagogische Frauenarbeit« in Berlin einzuschreiben, um sich dort einschlägig fortzubilden. Ihre Ausbildung schloss sie mit dem Diplom ab.

Im Jahr 1933, also nach der »Machtübernahme« der Nationalsozialisten, denen Helene Wessel grundsätzlich ablehnend gegenüberstand, zog sie sich bis Kriegsende aus der Politik zurück. Stattdessen arbeitete sie zunächst als Büroangestellte, dann als Fürsorgerin in katholischen Einrichtungen.

Nach Kriegsende engagierte sie sich für die Wiederbegründung der Zentrumspartei. Einen Beitritt in die CDU, die sich als Sammelbecken für evangelische und katholische Christen in der Politik verstand, lehnte sie ab. Die CDU sei, so meinte sie, eine Partei für »heimatlos gewordene Deutschnationale und Volksparteiler«. Im Jahr 1946 zog Helene Wessel für die Zentrumspartei in den Landtag des Landes Nordrhein-Westfalen ein. Das nordrhein-westfälische Parlament entsandte sie 1948 als Vertreterin in den »Parlamentarischen Rat«. Hier engagierte sie sich vor allem für die Aufnahme sozialpolitischer Rechte sowie die Gleichberechtigung von Mann und Frau in das Grundgesetz der Bundesrepublik Deutschland.

Im Jahr 1949 wurde Helene Wessel in den ersten Deutschen Bundestag gewählt. Als Bundestagsabgeordnete lag der Schwerpunkt ihrer politischen Arbeit auf dem Kampf gegen die (Wieder-)Bewaffnung der Bundesrepublik, gegen die (internationale) Aufrüstung und gegen die Westbindung der BRD. Diesbezüglich erklärte sie in einer Rede: »Herr Präsident, meine Damen und Herren, ich habe bei den Sprechern der CDU den Eindruck gewinnen müssen, dass ihr Glaube an die Kraft der Atombomben […] größer ist als der Glaube an Gott […].« Allerdings vertrat sie mit dieser Ansicht keineswegs die Mehrheitsmeinung in ihrer Partei. Aufgrund des hieraus resultierenden Konflikts zwischen ihr und der Majorität der Zentrumsangehörigen trat sie schließlich 1952 aus der Zentrumspartei aus.

Zusammen mit dem früheren Christdemokraten Gustav Heinemann, der seiner Partei aus ähnlichen Gründen den Rücken gekehrt hatte, gründete Helene Wessel eine neue Partei, nämlich die »Gesamtdeutsche Volkspartei« (GVP). Ziel der GVP war es, die Bundesrepublik bündnisfrei zu halten, um eine – baldige – Wiedervereinigung herbeiführen zu können. Doch die neue Partei vermochte es nicht, bei den Wählerinnen und Wählern zu reüssieren. Mit einem Stimmenanteil von 1,2 Prozent verfehlte sie 1953 den Einzug in den zweiten Deutschen Bundestag. Daraufhin löste sich die GVP im Jahr 1957 auf. Helene Wessel trat sodann der SPD bei, für die sie 1957 in den Bundestag einzog, dem sie bis 1969 angehören sollte.

Helene Wessel starb nach längerer Krankheit am 13. Oktober 1969 in Bonn. In einem Nachruf des Deutschen Bundestags auf sie hieß es: »Sie war eine Politikerin mit dem Mut einer Suffragette und dem Herzen einer Frau.«

ELLY HEUSS-KNAPP, SCHIRMHERRIN DES MÜTTERGENESUNGSWERKS UND WERBEFACHFRAU

** 25. Januar 1881, Straßburg, Elsass*
† 19. Juli 1952, Bonn

»Daß ein Deutsches Müttergenesungswerk auf eine neue Grundlage gestellt wurde«

Den im Folgenden abgedruckten Vortrag hielt Elly Heuss-Knapp am 23. Oktober 1951 auf dem »Deutschen Krankenkassentag«. Diese Rede sollte den Grundstein für die Kooperation zwischen den Krankenkassen und dem »Müttergenesungswerk« (MGW) legen. Fortan unterstützten die Krankenkassen die vom MGW geforderten und geförderten Kuren für körperlich und seelisch belastete Mütter. Bis in die 1970er-Jahre hinein durften tatsächlich nur Mütter die »Müttergenesungskuren« in Anspruch nehmen. Später gab es dann zusätzlich sogenannte »Mutter-Kind-Kuren«. Inzwischen dürfen auch Väter das Angebot des MGW nutzen und mit ihren Kindern »Vater-Kind-Kuren« machen.

Elly Heuss-Knapp hatte sich bereits vor, während und nach dem Ersten Weltkrieg für die Aus- und Fortbildung von Frauen sowie deren soziale Unterstützung engagiert. Insofern überrascht es nicht, dass sie sich auch nach 1945 entsprechenden Projekten zuwandte. Besonders begeistert zeigte sie sich von den Ideen der Gründerin des »Bayerischen Mütterdienstes«, Antonie Nopitsch, die sie im Juli 1949 im Zuge einer Tagung bayerischer Wohlfahrtspflegerinnen kennengelernt hatte. Nopitsch war der Meinung, dass bundesweit mehr für die durch Arbeit, Haushalt und

Familie hochbelasteten und daher seelisch und körperlich oftmals völlig erschöpften Mütter getan werden müsse.

Daraufhin kam es im Januar 1950 zur Gründung des »Müttergenesungswerks«, als dessen langjährige Geschäftsführerin Antonie Nopitsch wirken sollte. Die Schirmherrschaft übernahm Elly Heuss-Knapp, die in ihrer Eigenschaft als Ehefrau des ersten Bundespräsidenten der Bundesrepublik Deutschland, Theodor Heuss, wesentlich mehr Aufmerksamkeit auf das Projekt lenken konnte, als das selbst der gut vernetzten und umtriebigen Antonie Nopitsch möglich gewesen wäre.

Aber Elly Heuss-Knapp begnügte sich nicht damit, als eine Art Galionsfigur für die Sache der Mütter zu werben und für sie vor Verantwortlichen oder in den Medien einzutreten. Tatsächlich mischte sie sich auch in die Arbeit der Geschäftsführung ein und ließ es Antonie Nopitsch wissen, wenn sie mit deren Ideen oder ihrem Vorgehen nicht einverstanden war. Im Februar 1952 erregte beispielsweise die von Nopitsch vorgeschlagene Plakatwerbung für die alljährliche Spendensammlung des »Müttergenesungswerks« Elly Heuss-Knapps Missfallen. Nachdem Nopitsch ihr ihre Vorschläge für das Plakat zugesandt hatte, ließ Elly Heuss-Knapp sie schriftlich wissen, wie schrecklich sie die Entwürfe fand. »Am Schlimmsten ist das Lila auf dem Untergrund,« erklärte sie. »Das macht das ganze Plakat sofort anthroposophisch.« Außerdem sei die Schrift schwer lesbar und der Text als solches nicht wirkungsvoll. Elly Heuss-Knapp begnügte sich allerdings nicht mit Kritik allein, sondern übersandte Antonie Nopitsch auch entsprechende Verbesserungsvorschläge.

Das ist insofern nicht erstaunlich, als sie selbst jahrelang »in der Werbung« gearbeitet hatte. Da Theodor Heuss – aus politischen Gründen – in der Zeit des Nationalsozialismus nicht in der Lage gewesen war, das Einkommen der Familie zu sichern, hatte Elly einspringen müssen. Bis 1943 entwickelte sie Werbekampagnen, darunter (Rundfunk-)Texte, Broschüren und Filme. Elly Heuss-Knapp wusste demnach, wovon sie sprach, wenn sie sich kritisch mit der Werbekampagne des MGW im Jahr 1952 auseinandersetzte. Dabei ging es ihr nicht darum, zu kritisieren um des Kritisierens Willen, sondern darum, mit ihrem Wissen und ihrem Engagement so viel wie möglich für das von ihr hochgeschätzte Projekt »Müttergenesungswerk« zu erreichen.

»[...] Es gibt Gebiete der Fürsorgebedürftigkeit, die der Allgemeinheit noch gar nicht ganz zum Bewußtsein gekommen sind. Während ich alle Schirmherrschaften, die sich nur auf das Amt meines Mannes beziehen, grundsätzlich ablehne, habe ich mir vorgenommen, mit meiner persönlichen Arbeit auf einem solchen Gebiet mitzuhelfen. Deshalb setzte ich mich dafür ein, daß ein Deutsches Müttergenesungswerk auf eine neue Grundlage gestellt wurde, daß nun die von den Frauenverbänden und freien Wohlfahrtsverbänden ausgehenden Bemühungen, abgearbeiteten, aber noch nicht kranken Müttern durch einige Wochen der Ruhe zu helfen, einheitlich zusammengefaßt worden sind. Das ist nur ein kleines Teilgebiet der Fürsorge, aber es gehört zu der neuen, großen Aufgabe, die gelöst werden muß: eine Synthese vorbeugender Fürsorge aufzubauen. ›Vorbeugen kommt vor dem Heilen‹ ist ein altes und abgebrauchtes Sprichwort, aber es bleibt eine sehr ernsthafte Wahrheit. Und gerade in diesem Sinn muß sich die deutsche Sozialpolitik neu orientieren. [...] Es muß auf allen Gebieten der Fürsorge daran gedacht werden, daß die größere Not unserer Nachkriegszeit nicht die Zerstörung der Häuser, sondern die Gefährdung der Familie ist. Es gibt eine ganze Anzahl von Stimmen, welche behaupten, die Familie sei bei uns schon vollständig zerrüttet und existiere praktisch kaum mehr. Das halte ich für falsch. Die Gefährdung mag sehr groß sein, aber bislang ziehen es die deutschen Mütter durchweg vor, bis spät in die Nacht hinein zu arbeiten, Wäsche zu waschen, Kinderkleidung zu flicken und Essen vorzukochen, statt ihre Kinder öffentlichen Einrichtungen anzuvertrauen. Auch die Heimatvertriebenen, Kriegerwitwen, sie alle möchten ihre Kinder bei sich haben. Hierin liegt eine große Hoffnung für die Zukunft und zugleich eine akute Gefahr für die Gegenwart. Die Not der Kinder ist ganz allgemein bekannt, es wird aus aller Welt versucht, Abhilfe zu schaffen. Das ist schön und gut, und wir können nicht genug dankbar sein für alles, was auch von anderen Völkern an unseren Kindern getan wurde. Aber worauf wir jetzt unsere Aufmerksamkeit richten müssen, das ist die Überanstrengung und Überforderung der Mütter, eine Not, die noch keineswegs klar erkannt wird. In Kriegs- und Nachkriegszeit haben die Mütter wahre Wunderwerke an Arbeit und Fürsorge in den Familien geleistet. Das Maß an körperlicher und seelischer Anstrengung, das zu diesen Leistungen notwendig war, überschritt oft die möglichen Grenzen: dies alles rächt sich nun. Unsere Mütter sind häufig weder körperlich noch seelisch stark und gesund. Hier setzt die Arbeit des Müttergenesungswerkes ein. Die ersten Mütterheime sind von den Frauenverbänden beider Konfessionen geschaffen worden, dann wurde der Gedanke auch von den Frauengruppen der anderen großen Wohlfahrtsverbände aufgenommen. Es ist kaum zu glauben, wie rasch eine Mutter, die bisher immer nur für andere gesorgt hat, sich in einem solchen Heim erholt, um mit neuer Kraft in ihre Familie zurückzukehren. Wir haben viele Briefe von Müttern bekommen, die zum erstenmal in einem Liegestuhl gelegen haben[,] oder die noch nie zuvor ihr Mittagessen im Bett serviert bekamen - wie das nach einem Heilbad nötig sein kann. Viele fanden in der Leiterin des Heimes eine Frau, die sich Zeit nahm, sich den Müttern täglich individuell zu widmen; sich aussprechen zu dürfen und Verständnis zu finden, das war allein schon für viele eine seelische Medizin, stärker als ein Schlafmittel. Dazu kommen noch die freudigen Stunden gemeinsamen Singens und Spielens, von denen nach dem Aufenthalt die Kinder Nutzen haben. Da Gruppen von Frauen zusammen einberufen werden und zusammenbleiben, bilden sich oft Freundschaften. Die Ruhe der Erholung wird dadurch gefördert, daß nicht fortwährend neue Besuche eintreffen. So wird in den vom Müttergenesungswerk anerkannten Heimen wirklich der größte Nachdruck auf die Verbindung von seelischer und körperlicher Hilfe gelegt. Eine Mutter, die sich drei Wochen lang in einem solchen Heim erholt hat, kommt in einer ganz neuen Verfassung in ihre Familie zurück. Dadurch ist nicht nur ihr selbst, sondern der ganzen Familie geholfen. Für den Mann wie für die Kinder, für den Arbeitstag im Haus oder in den Betrieben und auch für den Feierabend ist es unendlich wichtig, daß eine Frau wieder fröhlich sein kann bei ihrer Arbeit. [...] Ob es in einer Familie licht oder dunkel ist, das hängt wirklich in erster Linie von den Müttern ab. Es gibt keine andere Form der Unterstützung, die so aufbauend wirkt wie die Arbeit an der Gesundung der deutschen Familie.«

Elly Heuss-Knapp

Elisabeth »Elly« Knapp kam am 25. Januar 1881 in Straßburg im Elsass als Tochter des Professors für Nationalökonomie, Georg Friedrich Knapp, und seiner Ehefrau Lidia, geborene Karganow, zur Welt. Aufgrund einer schweren Erkrankung der Mutter wuchs das Mädchen nicht bei den Eltern auf, sondern lebte jahrelang bei den Großeltern in Braunschweig. Später kehrte sie nach Straßburg zurück.

Bereits als junge Frau engagierte sie sich für die Aus- und Weiterbildung von Mädchen und Frauen. Nachdem 1899 bestandenen Lehrerinnenexamen lehrte sie an der »Fortbildungsschule für Mädchen« in Straßburg, zu deren Mitbegründerinnen sie gehörte. Später studierte sie Volkswirtschaft an den Universitäten Freiburg im Breisgau und Berlin. Parallel dazu hielt sie regelmäßig Vorträge über Heimarbeit, eine Arbeitsform und Möglichkeit des (Zu-)Verdienstes, die vor allem für Frauen interessant war, die aus familiären Gründen nicht außer Haus arbeiten konnten oder wollten.

Nach Ausbruch des Ersten Weltkriegs kümmerte sie sich um Frauen, deren Männer zum Kriegsdienst einberufen worden waren, und sorgte dafür, dass sie eine Arbeit fanden, um die Existenz ihrer Familien zu sichern. Auch nach Kriegsende widmete sie sich vor allem der Aus- und Fortbildung von Frauen, zum Beispiel durch ihr Engagement an der Sozialen Frauenschule in Berlin, wo sie seit 1918 unterrichtete. Außerdem amtierte sie als Schöffin an einem Jugendgericht und wirkte bei der städtischen Armenpflege mit. Parallel dazu nahm sie regen Anteil am religiösen Leben. Sie beteiligte sich in der evangelischen Kirche an religionspädagogischen Seminaren und in der Gemeindearbeit.

Auch politisch wollte die seit 1908 mit Theodor Heuss verheiratete Elly Heuss-Knapp in der Zeit der Weimarer Republik aktiv werden. Deshalb kandidierte sie – allerdings beide Male erfolglos – für die »Deutsche Demokratische Partei« (DDP) bei der Wahl zur Nationalversammlung am 19. Januar 1919 und bei der Reichstagswahl am 6. Juni 1920. Nach diesen beiden Niederlagen verzichtete sie auf jede weitere Bewerbung um ein politisches Amt. Stattdessen arbeitete sie seit Mitte der 1920er-Jahre unter anderem beim Berliner Rundfunk.

Nach der »Machtübernahme« durch die Nationalsozialisten im Januar 1933 durfte Elly Heuss-Knapp ihre Tätigkeit beim Berliner Rundfunk nicht weiterführen. Darüber hinaus musste sie im selben Jahr ihre Lehrtätigkeit (Sozialpolitik, Pädagogik, »Erzählen«) im evangelischen »Burckhardt-Haus« einstellen, nachdem sie von einer Schülerin denunziert worden war. Die daraufhin von der Geheimen Staatspolizei (Gestapo) gegen sie eingeleitete Untersuchung zog allerdings keine Konsequenzen nach sich.

In den folgenden Jahren war Elly Heuss-Knapp gezwungen, den Lebensunterhalt für die Familie zu verdienen, weil ihr Ehemann das Familieneinkommen aus politischen Gründen nicht mehr sichern konnte. Bis 1943 entwickelte sie daher Werbekampagnen, darunter (Rundfunk-)Texte, Broschüren und Filme. Unter anderem entwarf sie für den »Reichsausschuss für Volkswirtschaftliche Aufklärung« im Jahr 1940 die Broschüre »Schone Deine Wäsche! Die Kriegs-Waschfibel der deutschen Hausfrau«. Im Jahr 1943 verließ Elly Heuss-Knapp Berlin. Zunächst lebte sie in Oberbayern, dann in Heidelberg-Handschuhsheim. 1945 erfolgte der Umzug nach Stuttgart.

Ende 1946 wurde sie für die »Demokratische Volkspartei«, die Vorläuferin der FDP, in das Parlament des Landes Württemberg-Baden gewählt. Ihr Arbeitsschwerpunkt lag auch jetzt wieder auf der Sozialpolitik. Teil dieses sozialpolitischen Engagements, das sie nach ihrem Ausscheiden aus dem Landtag und in ihrer Funktion als Ehefrau des Bundespräsidenten fortsetzte, war unter anderem die »Übernahme des Präsidiums der Hooverschen Schulspeisung« und die Mitwirkung an der Gründung der »Elly-Heuss-Knapp-Stiftung, Deutsches Müttergenesungswerk«.

Elly Heuss-Knapp starb nach längerer schwerer Herzkrankheit im Juli 1952 in Bonn.

EVITA PERÓN, STAATSPRÄSIDENTENEHEFRAU

** 7. Mai 1919, Los Toldos (Argentinien)*
† 26. Juli 1952, Buenos Aires (Argentinien)

»Niemals werden wir uns vom Stiefel der Oligarchen und Vaterlandsverräter zertreten lassen«

Ende 1945 heiratete Eva Maria Ibarguren, die Mitte der 1930er-Jahre den Nachnamen ihres Vaters – Duarte – annahm, den argentinischen Arbeitsminister Juan Domingo Perón, der im Jahr 1946 zum Staatspräsidenten gewählt wurde. Sein Wahlsieg gründete auf seinem Versprechen, er werde Staat und Gesellschaft Argentiniens »sozial gerechter« gestalten. Ohne tiefgreifende Veränderungen war das nicht möglich.

Während Juan Perón dafür sorgte, dass seine Macht durch enge Verbindung mit den ihn unterstützenden Militärs sowie einer auf Nationalismus, Verstaatlichung und Autoritarismus basierenden Politik gefestigt wurde, begeisterte seine ihm in glühender Verehrung treu ergebene Ehefrau Eva die Massen. Sie engagierte sich vor allem für die sozial Benachteiligten, die sogenannten »Hemdlosen«, indem sie unter anderem dafür sorgte, dass ihnen verstärkt wirtschaftliche Hilfe zu Teil wurde. Aber auch die Frauen und ihre Rechte waren ihr ein wichtiges Anliegen. Dank »Evita«, wie sie liebevoll vom argentinischen Volk genannt wurde, war es Frauen ab 1947 gestattet, an Wahlen teilzunehmen.

Im Jahr 1950 wurde bei »Evita« eine Krebserkrankung diagnostiziert, die unaufhaltsam fortschritt. Im November 1951 hielt sie die hier abgedruckte, letzte öffentliche Rede. Ungeachtet ihrer schweren Krankheit kämpfte sie dafür, dass ihr Mann die anstehenden Präsidentschaftswahlen gewann. Mit Erfolg. Am 4. Mai 1952 begann Juan Peróns zweite Amtszeit als Staatspräsident Argentiniens. Auch »Evita« – vom Tode gezeichnet – war an diesem Tag zugegen. Sie wog damals nur noch 33 Kilogramm und konnte ohne ein speziell für sie gefertigtes Stützkorsett nicht mehr stehen.

Wenige Wochen später, am 26. Juli 1952, erlag »Evita« Perón ihrer schweren Erkrankung.

»Ich bitte Gott darum, nicht zu erlauben, dass diese Wahnsinnigen die Hand gegen Perón erheben. An dem Tag, an dem das passiert, werde ich mit den Arbeitern und den Frauen aus dem Volk, mit den Hemdlosen des Vaterlands dafür sorgen, dass kein Stein, der nicht peronistisch ist, auf dem anderen bleibt. Niemals werden wir uns vom Stiefel der Oligarchen und Vaterlandsverräter zertreten lassen, die die Arbeiterklasse ausgebeutet haben.«

Evita Perón

Eva »Evita« Ibarguren kam am 7. Mai 1919 im argentinischen Los Toldos als uneheliche Tochter von Juana Ibarguren und Juan Duarte, einem wohlhabenden Großgrundbesitzer, zur Welt. Drei Jahre später verließ Duarte Los Toldos und damit sowohl seine Geliebte Juana als auch die fünf unehelichen Kinder, die er mit Juana hatte.

Mitte der 1930er-Jahre kehrte Evita ihrem Heimatort und ihrer Familie den Rücken, um nach Buenos Aires zu gehen. Dort hoffte sie als Schauspielerin Karriere zu machen. Möglicherweise glaubte sie, dass der Nachname ihres Vaters, der etwas weniger kompliziert erschien als der Nachname ihrer Mutter, ihr bei der Erreichung dieses Ziels dienlich sein könnte. Auf jeden Fall nannte sie sich fortan Eva Duarte. Tatsächlich gelang es ihr, Engagements als Schauspielerin wie auch als Radiomoderatorin zu erhalten und somit einen gewissen Bekanntheitsgrad zu erlangen.

Im Jahr 1944 traf sie – im Rahmen einer Wohltätigkeitsveranstaltung – erstmals persönlich mit Juan Domingo Perón zusammen, einem hochrangigen Regierungsvertreter, der unter anderem für das Arbeitsressort verantwortlich war. Bereits ein Jahr später, Ende 1945, heirateten die beiden. Anfang 1946 wurde Juan Perón zum Präsidenten Argentiniens gewählt. Evita genügte es nicht, die Frau an der Seite des Präsidenten zu sein. Sie wollte ihn in jeder Hinsicht unterstützen und zu seiner Popularität und Beliebtheit beitragen. Rasch erkannte sie, welche Bevölkerungsschichten besonders umgarnt werden mussten, um die Macht ihres Mannes zu institutionalisieren und zu stabilisieren. Dazu gehörten vor allem die einfachen Menschen, also die Armen, und nicht zuletzt die Frauen.

Sie überließ es jedoch nicht Juan Perón allein, sich den Bedürfnissen dieser Personengruppen anzunehmen, sondern wurde selbst aktiv, brachte im Interesse der Gleichberechtigung der Frauen Gesetzesreformen ein und inszenierte sich als Wohltäterin. Vermittels einer nach ihr benannten Stiftung kümmerte sich die stets elegant und teuer gekleidete Evita um den Bau von Sozialstationen, Waisenhäusern oder Altenheimen. Zumindest bei den bedürftigen Bevölkerungsteilen und den Frauen war die als »Engel der Armen« gefeierte Evita daher sehr beliebt.

Nach ihrem Krebstod am 26. Juli 1952 wurde ihr Leichnam einbalsamiert. Perón plante, ein Mausoleum für seine Frau zu errichten. Dort sollte der konservierte Leichnam Evitas ausgestellt und besucht werden können. Dazu kam es jedoch nicht mehr. Nachdem Juan Perón gestürzt worden war und 1955 das Land verlassen musste, verschwand auch Evitas Leichnam.

Viele Jahre ruhten ihre sterblichen Überreste in einem mit falschem Namen bezeichneten Grab in Italien. Erst 1974 durften Evitas Gebeine nach Argentinien zurückgebracht und auf dem Friedhof in Buenos Aires, im Familiengrab der Peróns, beigesetzt werden.

LISE MEITNER, PHYSIKERIN

** 7. November 1878, Wien (Österreich-Ungarn)*
† 27. Oktober 1968, Cambridge (Großbritannien)

»Im Allgemeinen war aber damals die Einstellung in Deutschland zum Frauenstudium sehr ablehnend«

Den folgenden, hier auszugsweise abgedruckten Vortrag hielt die Physikerin Elise »Lise« Meitner im Jahr 1953 im »Rundfunk im amerikanischen Sektor« (RIAS) Berlin. Darin schildert sie, dass sie die Bedeutung des Engagements der Frauen, die jahrzehntelang für das Recht der Frau gekämpft hatten, an universitärer Ausbildung teilhaben zu dürfen, in jungen Jahren unterschätzt habe. Erst im Laufe der Zeit sei ihr bewusst geworden, was diese Frauen geleistet und erreicht hätten. Das sei nicht zuletzt darauf zurückzuführen, dass sie persönlich – unter anderem an der Universität Berlin, an der sie ab 1907 bei Max Planck Vorlesungen in »Radiophysik« besucht hatte – von ihren Kommilitonen sowie dem Lehrpersonal freundlich und kollegial aufgenommen worden sei.

Als Lise Meitner Wien verließ, um ihre Studien an der Universität Berlin fortzusetzen, hatten Frauen dort offiziell noch kein Anrecht auf die Aufnahme eines Universitätsstudiums. Erst nach dem Erlass des »Ministeriums der geistlichen, Unterrichts- und Medicinal-Angelegenheiten« vom 18. August 1908 war Frauen – ab dem Wintersemester 1908/1909 – der reguläre, nicht an Ausnahmegenehmigungen gebundene Zugang zu den preußischen Universitäten gestattet. Preußen war damit das vorletzte Land des Deutschen Reiches, das das reguläre Frauenstudium zuließ.

Allerdings gewährte Preußen den – nicht wenigen – erklärten Gegnern des Frauenstudiums eine Möglichkeit zur Intervention gegen weibliche Studierende. Wenn ein Lehrender Frauen »aus besonderen Gründen« von seinen Lehrveranstaltungen auszuschließend wünschte, konnte er dies tun – nach zuvor eingeholter Genehmigung des zuständigen Ministeriums.

Auch in der Zeit der Weimarer Republik gab es weiterhin Vorbehalte gegenüber Studentinnen – wie überhaupt Akademikerinnen –, obwohl in der Weimarer Reichsverfassung in Artikel 109 die Gleichheit aller Deutschen vor dem Gesetz garantiert wurde. Insbesondere in der Zeit der Weltwirtschaftskrise, also ab Ende der 1920er-Jahre, mehrten sich die Stimmen gegen Akademikerinnen. Die einen meinten, dass sich das Studium für Frauen schon deshalb nicht lohne, weil sie ohnehin eines Tages heiraten und Hausfrau und Mutter werden würden. Die anderen sahen in den Frauen Konkurrenten um Posten und Ämter, die normalerweise von Männern bekleidet wurden. Insbesondere in den frühen 1930er-Jahren, als die wirtschaftliche Krise zunehmend auch junge Akademiker erfasste, die zuvor von Arbeitslosigkeit weitgehend verschont geblieben waren, nahm die Kritik am Frauenstudium zu. Um Frauen von den Universitäten fernzuhalten, forderte zum Beispiel der »Verband Deutscher Mediziner« im Jahr 1932 die Einführung eines Numerus Clausus für Frauen, die Medizin studieren wollten.

»Als ich vor mehr als 50 Jahren an der Wiener Universität Mathematik und Physik zu studieren begann, war ich sehr stark beeindruckt von der neuen Gedankenwelt, die mir eröffnet wurde. Die Frage, wo ich als Mädchen später die Möglichkeit haben würde, wirklich wissenschaftlich zu arbeiten, hat mich damals nicht ernsthaft beschäftigt. Infolgedessen habe ich auch sehr wenig über die Entwicklung der Frauenbewegung gewusst. Vor allem war mir nicht klar geworden, was sie für die verschiedenartigsten Probleme bedeutet, die das individuelle Leben und das Gemeinschaftsleben in der menschlichen Gesellschaft in sich schließen. Natürlich hatte ich das eine oder andere über die Frauenfrage gelesen. Aber ich glaubte nicht, dass etwa ein Buch wie *Der physiologische Schwachsinn des*

Weibes von [Paul] Möbius, obwohl es von 1900 bis 1922 in 12 Auflagen herauskam, oder das 1910 erschienene Buch von Max Funke *Sind Weiber Menschen?* mit dem Untertitel ›mulieres homines sunt‹ ernstgenommen und widerlegt werden musste. Später habe ich begriffen, wie irrtümlich diese meine Auffassung war[,] und wie viel Dank jede speziell in einem geistigen Beruf tätige Frau den Frauen schuldig ist, die um die Gleichberechtigung gekämpft haben. Dass ich erst relativ spät zu dieser Einsicht gekommen bin, lag an einigen besonders glücklichen Umständen in meiner wissenschaftlichen Entwicklung. Nach meinem Doktorat an der Wiener Universität bin ich zur weiteren Ausbildung nach Berlin gegangen. Dort gab es damals einen Kreis ungewöhnlich reger junger Wissenschaftler, sie sind heute fast alle weltberühmt, und in diesen Kreis wurde ich nach kurzer Zeit als zugehörig aufgenommen. Das war sowohl menschlich als wissenschaftlich eine sehr große Hilfe für mich. Dazu kam ein zweiter Glücksfall. Ich erhielt nach einigen Jahren die Stelle eines Assistenten am Institut für theoretische Physik bei Max Planck. Im Allgemeinen war aber damals die Einstellung in Deutschland zum Frauenstudium sehr ablehnend. Es waren keineswegs nur Universitätslehrer, die Schwierigkeiten machten. Viele Mädchen mussten sich die Studienerlaubnis von ihren Eltern erkämpfen. Diese im Bürgertum vorherrschende Einstellung ist wohl auch der Grund gewesen, dass in Deutschland die Frauen erheblich später zum Universitätsstudium zugelassen wurden als in anderen europäischen Ländern. In Schweden konnten schon ab 1870 Frauen Medizin studieren und als Ärzte praktizieren. Seit 1873 waren Frauen allgemein zum Studium zugelassen. Das Gleiche galt in Österreich seit dem Jahr 1899. Nur die juridische Fakultät war zunächst für Frauen nicht freigegeben. In Deutschland wurde in der Reichstagssitzung vom 12. März 1891 eine diesbezügliche Petition abgewiesen. Und erst im August 1908 wurde durch ein besonderes Gesetz die allgemeine Zulassung der Frauen zur Universität geregelt. Trotzdem gab es bis Ende der 20er-Jahre einige Professoren, die Studentinnen den Zutritt zu ihren Vorlesungen verweigerten. Das klingt verwunderlich, aber was sollte das Ministerium gegenüber einem berühmten Wissenschaftler tun, der, wie der Germanist [Gustav]

Roethe, erklärte, sobald eine Studentin in seinem Hörsaal auftauche, werde er die Vorlesung nicht beginnen, ehe die Dame den Saal verlassen habe. Das waren indes Ausnahmefälle. Die meisten Professoren hatten sich allmählich an weibliche Studenten gewöhnt und mehrere, auch Frauen, als Assistenten angestellt. Aber die Habilitation wurde Frauen erst nach dem Ersten Weltkrieg zugestanden. Der berühmte Mathematiker David Hilbert in Göttingen wollte im Jahr 1917 für seine begabte Assistentin Emmy Noether die Habilitierung durchsetzen. Sein Vorschlag wurde von den Fakultätskollegen so energisch abgelehnt, dass er ihnen die später oft zitierten und belächelten Worte zurief: ›Aber meine Herren, eine Fakultät ist doch keine Badeanstalt!‹ Nach dem Ersten Weltkrieg waren sowohl in Deutschland als [auch] in Österreich Frauen als Assistenten und Dozenten auf den verschiedensten Gebieten tätig. Eine ordentliche Hochschulprofessur hat meines Wissens nur eine einzige Frau bekleidet, Margarete von Wrangell, spätere Fürstin Andronikow, die von 1922 bis 1932 das von ihr erbaute Institut für Pflanzenernährung in Hohenheim bei Stuttgart geleitet hat. Ihre Berufung veranlasste einige ihrer Kollegen zu sehr scharfen Angriffen auf ihre wissenschaftlichen Leistungen. Glücklicherweise gaben ihr die Anerkennung und Unterstützung seitens mehrerer hervorragender Fachwissenschaftler den nötigen Ausgleich. Es gibt heute eine ganze Reihe von Wissenschaftlerinnen, die auf naturwissenschaftlichen Gebieten erfolgreich arbeiten und Institutsabteilungen leiten. Gleichwohl hat in Österreich und Deutschland keine ein Ordinariat bekommen. Dabei sind unter ihnen Frauen, die sich auf ihrem Gebiet internationalen Ruf erworben haben.«

Lise Meitner

Elise »Lise« Meitner war die Tochter des in Wien ansässigen jüdischen Rechtsanwalts Philipp Meitner und dessen Ehefrau Hedwig. Lise wuchs in Wien auf und ging dort auch zur Schule. Da sie als Mädchen kein Gymnasium besuchen durfte, durchlief sie – nach Beendigung des Bürgerschulbesuchs – eine Ausbildung zur Lehrerin. Parallel dazu bereitete sie sich auf die Matura, die Abitur-Prüfung, vor, die sie als Externe am

»Akademischen Gymnasium Wien« im Jahr 1901 ablegte. Anschließend studierte sie an der Universität Wien, die seit 1897 Frauen als »ordentliche« Studierende akzeptierte, Mathematik, Physik und Philosophie. Im Jahr 1906 wurde sie mit einer Arbeit über die *Wärmeleitung in inhomogenen Körpern* im Fach Physik promoviert. Aufgrund ihres Interesses für »Radiophysik«, wie die Strahlenphysik damals genannt wurde, wechselte sie im Jahr 1907 an die Universität Berlin.

Dort lehrte und forschte seit Ende der 1880er-Jahre Max Planck, der sich ebenfalls für Strahlenphysik interessierte. Zwar durften sich Frauen in Preußen seit 1896 als Gasthörerinnen an der Universität einschreiben, hatten aber kein Anrecht auf ein regelrechtes, also »ordentliches« Studium. Die ablehnende Haltung der Preußen gegenüber (angehenden) Akademikerinnen bekam seinerzeit auch Lise Meitner zu spüren. Sie musste über einen längeren Zeitraum hinweg in einem »Kellerlabor« forschen, weil sie als Frau die gut ausgestatteten Laboratorien der Männer nicht betreten durfte. Das verboten die Verwaltungsvorschriften des Chemischen Instituts. Da Emil Fischer, der zuständige Laborleiter, trotz der Intervention Max Plancks nicht bereit war, für Lise Meitner eine Ausnahme zu machen, blieb ihr nichts anderes übrig, als das Angebot ihres Kollegen Otto Hahn anzunehmen, der ihr sein provisorisches Labor zur Verfügung stellte. Das war in der ehemaligen Holzwerkstatt des Chemischen Instituts untergebracht, die einen eigenen Eingang besaß, sodass die männlichen Forscher mit der jungen Forscherin nicht in Berührung kamen.

Mit Otto Hahn sollte sie in den folgenden Jahren eng zusammenarbeiten. Im Jahr 1912 machte Max Planck Lise Meitner zu seiner Assistentin. Damit war sie die erste Frau, die eine Assistentinnen-Stelle an einer preußischen Universität erhalten hatte. Während des Ersten Weltkriegs arbeitete Lise Meitner zeitweilig als Röntgenschwester im Lazarett. Im Jahr 1918 übernahm sie die »Radiophysikalische Abteilung« des Kaiser-Wilhelm-Instituts. Ihre enge Zusammenarbeit mit Otto Hahn setzte sie fort. Nachdem Preußen ab Anfang 1920 auch Frauen zur Habilitation zugelassen hatte, habilitierte Lise Meitner im Jahr 1922 und durfte sich fortan als »Privatdozentin« bezeichnen. Vier Jahre später, 1926, erhielt sie eine außerordentliche Professur.

Nach der »Machtübernahme« durch die Nationalsozialisten im Januar 1933 sowie dem darauffolgenden Erlass des »Gesetzes zur Wiederherstellung des Berufsbeamtentums« vom 7. April 1933 wurde ihr aufgrund ihrer jüdischen Herkunft die Lehrerlaubnis an der Universität entzogen. Dass sie seit 1908 getaufte Protestantin war, spielte in der NS-Zeit keine Rolle. Aufgrund einer Sondergenehmigung durfte sie jedoch – zumindest vorübergehend – weiter forschen.

Im Jahr 1938 emigrierte Lise Meitner nach Schweden. Dort erreichte sie im selben Jahr ein Brief Hahns, der eine wichtige Entdeckung im Bereich Kernspaltung getätigt hatte, diese aber nicht richtig zu deuten vermochte, weshalb er Lise Meitner um Hilfe bat. Ihre Auslegung der Untersuchungsergebnisse brachte Hahn auf den richtigen Weg. Trotzdem wurde der Nobelpreis für Chemie des Jahres 1944 allein Otto Hahn zugesprochen. Lise Meitner sollte bis zu ihrem Lebensende insgesamt 48 Mal für den Nobelpreis für Chemie und Physik vorgeschlagen werden, ihn aber nie erhalten.

Lise Meitner lebte und arbeitete bis 1960 in Schweden. Danach übersiedelte sie nach Cambridge, wo sie am 27. Oktober 1968 starb.

HERTA ILK, BUNDESTAGSABGEORDNETE

** 9. September 1902, Brieg b. Breslau*
† 29. August 1972, Augsburg

»Ehefragen sind ja nicht nur Haushaltsfragen«

ELISABETH SCHWARZHAUPT, BUNDESTAGS-ABGEORDNETE UND GESUNDHEITSMINISTERIN

** 7. Januar 1901, Frankfurt am Main*
† 30. Oktober 1986, ebenda

»Die Willensbildung in der Ehe
ist nicht eine Sache der äußeren Ordnung«

In dem im Folgenden auszugsweise abgedruckten Text bezogen die Bundestagsabgeordneten Dr. Herta Ilk (FDP) und Dr. Elisabeth Schwarzhaupt (CDU) in der Debatte des Deutschen Bundestags vom 3. Mai 1957 Stellung zu Paragraph 1354 des Bürgerlichen Gesetzbuchs (BGB). Beide forderten den Wegfall dieser auch als »Gehorsams-Paragraph« bezeichneten rechtlichen Regelung, der zufolge die Ehefrau dazu verpflichtet war, sich den Entscheidungen des Ehemanns in Bezug auf das »gemeinschaftliche eheliche Leben […], insbesondere Wohnort und Wohnung«, zu unterwerfen.

Der Paragraph war seit dem Inkrafttreten des Bürgerlichen Gesetzbuchs am 1. Januar 1900 gültig, verstieß aber nach Ansicht des Parlamentarischen Rats gegen das in Artikel 3 Absatz 2 des Grundgesetzes (GG) festgelegte Prinzip der Gleichheit von Mann und Frau. Um die geltenden Rechtsregeln den Forderungen des Grundgesetzes anzupassen, räumten die »Verfassungs-Mütter und -Väter«, also die Mitglieder des Parlamentarischen Rats, dem Gesetzgeber eine gewisse Zeitspanne ein. In Bezug auf die Umsetzung der rechtlichen Regelungen an die Bestimmungen des Artikels 3 Absatz 2 GG verlangte der Parlamentarische Rat, dass der Gesetzgeber spätestens zum 31. März 1953 tätig werden musste. In Artikel 117 Absatz 1 GG hieß es dazu: »Das dem Artikel 3 Absatz 2 entgegenstehende Recht bleibt bis zu seiner Anpassung an diese Bestimmungen des Grundgesetzes in Kraft, jedoch nicht länger als bis zum 31. März 1953.«

Diese vom Parlamentarischen Rat zugebilligte Frist ließ der Gesetzgeber jedoch verstreichen. Das bedeutete, dass die bis dahin gültigen Gesetze, wie zum Beispiel der »Gehorsams-Paragraph« 1354 BGB oder der »Haushaltsführungs-Paragraph« 1356 BGB, der die Ehefrau dazu berechtigte und zugleich verpflichtete, den ehelichen Haushalt zu führen, weiterhin Gültigkeit besaßen. Es sollte bis Mai 1957 dauern, ehe der Gesetzgeber die zwingend notwendigen Veränderungen in den familienrechtlichen Bestimmungen des Bürgerlichen Gesetzbuchs vornahm. Dazu gehörte beispielsweise der Wegfall des »Gehorsams-Paragraphen« zum 1. Juli 1958.

Vollständig gleichberechtigt im Sinne des Grundgesetzes waren Frauen und Männer trotz des veränderten Familienrechts jedoch immer noch nicht. Die »Hausfrauenehe« und damit einhergehend die geschlechtsspezifische Arbeitsaufteilung in Haushalt und Familie sowie das Recht des Vaters, in Erziehungsfragen das letzte Wort zu haben, blieb ebenso bestehen wie das Recht des Ehemanns, der Frau die Aufnahme einer Berufstätigkeit zu untersagen. Es sollte bis Ende der 1970er-Jahre dauern, ehe das Familienrecht im Sinne des Gleichheitsgrundsatzes für Frau und Mann, den das Grundgesetz verlangte, verändert wurde. Seit dem 1. Juli 1977 existieren keine gesetzlichen Regelungen mehr, die

die Arbeits- und Aufgabenteilung in der Ehe regeln oder dem Ehemann das Recht zur Regelung bestimmter Fragen in Bezug auf das Zusammenleben, die Berufstätigkeit oder die Kindererziehung zubilligen.

Ilk: »[...] [Wir] müssen darauf achten, daß nicht der eine [Ehepartner] vor dem andern [Ehepartner] einen Vorzug hat. Wir müssen als Gesetzgeber darauf achten, daß beiden gleiche Rechte zustehen. Weiterhin haben Sie [der Abgeordnete Dr. Karl Weber, CDU] darauf hingewiesen, auch der Frau sei ein gewisses Vorrecht dadurch eingeräumt, daß sie eine Berechtigung hat, den Haushalt selbständig zu führen und für diesen verantwortlich ist. [§ 1356 BGB] Das ist eine echte Funktionsteilung; [Zwischenruf Dr. Karl Weber, CDU: Richtig!] denn aus der weiblichen Eigenart ergibt es sich, [Zwischenruf Dr. Karl Weber, CDU: Richtig! Sehr wohl!] daß die Frau zur Haushaltsführung in der Regel besser geeignet ist als der Mann. Aber - nun kommt das Aber! - Ehefragen sind ja nicht nur Haushaltsfragen, sondern sind so vielfältiger Natur, daß ich nicht einzusehen vermag, warum die Funktion des Mannes so grundsätzlich anders ist, daß dieser in anderen Ehefragen wirklich nur aus der Funktion des Mannes heraus entscheiden kann und auch befähigt ist, besser als die Frau zu entscheiden. Diese Erklärung sind Sie uns schuldig geblieben. Die Haushaltsführung beinhaltet nicht nur ein Recht, sondern auch eine Pflicht der Frau. Dies geht ja so weit, Herr Kollege Weber, daß der Frau damit aus ihrer weiblichen Funktion heraus sogar noch eine Beschränkung auferlegt worden ist, daß sie nämlich nur berufstätig sein kann, wenn sie es mit ihren Pflichten als Hausfrau und Mutter vereinbaren kann. [§ 1357 BGB] Daran können Sie schon erkennen, daß das eine funktionsbedingte Aufgabenteilung ist, die sich auch aus der Mutterschaft, aus ihrer Verpflichtung gegenüber den Kindern ergibt. Aber ich kann absolut nicht einsehen, worin die besondere Funktion des Mannes liegt, wenn er in Ehefragen etwa eine andere Entscheidung trifft. Nehmen wir einmal an, Mann und Frau wollen ein Haus bauen [...] und können sich nicht darüber einigen, an welchem Platz das Haus erstehen soll. Warum soll dann unbedingt der Mann derjenige sein, der das besser versteht, und warum soll

es eine männliche Funktion sein, in einem solchen Fall zu entscheiden? [Zwischenruf Dr. Karl Weber, CDU: Äußerer Ehebereich!] Dann sollen sie das Haus eben nicht bauen, wenn sie sich nicht einigen können! […] Wenn es soweit ist, Herr Kollege, daß sich die Eheleute in einer solchen Frage nicht einigen können, dann sollen sie in Gottes Namen die Finger von einer solchen Maßnahme lassen. Dann sagen Sie: Die Ehe wird nicht geschützt. Auch darüber, meine Damen und Herren, haben wir oft genug und lange genug diskutiert, daß gerade die Erklärung eines Mannes: ›Ich habe unter allen Umständen recht‹, eventuell dazu führt, daß eine Ehe in ihrem inneren Wert und der gegenseitigen Verantwortung gestört wird. Und was Sie, Herr Kollege Weber, dazwischenschalten, daß die Frau gefragt und ihre Meinung berücksichtigt werden soll, das ist ja ein Wunschtraum. [Zwischenruf Dr. Karl Weber, CDU: Gesetzlich!] ›Gesetzlich‹! Wie wollen Sie denn das beweisen? Wie wollen Sie im Fall der Klage beweisen, daß im Gespräch zwischen Mann und Frau die Frau ihre Argumente dargelegt und der Mann bei seiner Entscheidung die Argumente berücksichtigt hat? […] Da steht doch Aussage gegen Aussage! [Zwischenruf ›von rechts‹: Es muß Protokoll geführt werden!] – Ja, dann muß das auf Tonband aufgenommen werden; das ist vielleicht noch besser. Aber, Herr Kollege Weber, dann sind wir doch schon vor dem Richter, und die Spannungen sind schon da. Durch den Letztentscheid des Mannes in Ehefragen kommt unter Umständen erst eine Ehe vor den Richter. Ich möchte also bitten, daß man aus diesen sachlichen Gründen heraus den § 1354 selbst in der abgeänderten Form wegläßt. Darüber hinaus weise ich noch einmal ganz ernst auf die verfassungsrechtliche Frage hin. Ob Sie es als formale oder materielle Ordnung ansehen, ist ganz gleich. In jedem Fall würde eine solche Bestimmung unserem Grundgesetz widerstreben. […] Die Fraktion der Freien Demokraten wird jedenfalls gegen den vom Herrn Kollegen Weber begründeten Antrag stimmen.« […] Bundestagsvizepräsident Dr. Ludwig Schneider: »Das Wort hat die Abgeordnete Frau Dr. Schwarzhaupt.«
Schwarzhaupt: »[…] Die arme Frau, die etwa auf die Idee kommen sollte, bei einem Familienkonflikt in das BGB zu schauen – ich hoffe,

nicht viele Frauen tun es –, würde jedenfalls bei diesem Paragraphen am Ende nicht klüger sein als am Anfang. Hinter der rechtlichen Unzulänglichkeit dieser Bestimmung steht nicht, daß etwa die Regierung oder der Rechtsausschuß oder wer weiß sich damit befaßt hat, das ungeschickt gemacht hat; sondern dahinter steht, daß man hier etwas rechtlich regeln will, was nicht nur nicht judiziabel ist [...], sondern was auch der rechtlichen Regelung durch den Gesetzgeber nicht zugänglich ist. Es ist eben rechtlich nicht zu fassen, wie sich in der einzelnen Ehe und wie sich in all den unendlich verschiedenartigen Ehen in unserem Volk die innere Willensbildung vollzieht. Die Willensbildung in der Ehe ist nicht eine Sache der äußeren Ordnung der Ehe, sondern scheint mir letzten Endes gerade das Entscheidendste und Innerste zu sein, in dem sich die Funktion dieser Gemeinschaft verwirklicht. Der staatliche Gesetzgeber kann nicht vom Gesetz her etwa eine ›gleichberechtigte Ehe‹ schaffen. [...] Ich glaube, der Gesetzgeber kann hier überhaupt nicht gestalten. Die Ehen in unserem Volk sind in ihrer inneren Struktur unendlich verschieden. Das hängt ab von den Persönlichkeiten, das hängt ab von der Schicht, in der der einzelne lebt, ob es sich um Bauern, Handwerker und Intellektuelle, um Städter, um Landbewohner handelt; es hängt ab von der Tradition der Familie, von den religiösen Bindungen, in denen der eine anders als der andere steht. Dies alles wollen wir nicht berühren[,] und können wir nicht berühren. Wenn ich gegen den Letztentscheid des Mannes in allen ehelichen Angelegenheiten bin, so keineswegs deshalb, weil ich etwa in diejenigen Familien, in denen ihr Verständnis christlicher Tradition diese Verordnungen bejaht, eingreifen wollte. Keineswegs! Dieses soll unangetastet bleiben, weil es aus einer Ordnung kommt, die dem staatlichen Recht vorgegeben ist, die aber nicht durch staatliches Recht gestaltet werden kann.«

Herta Ilk

Herta Ilse Käte Gerdessen kam am 9. September 1902 im schlesischen Brieg als Tochter eines Armeebeamten zur Welt. Im Jahr 1919 trat die junge Frau der liberaldemokratisch orientierten »Deutschen Demokratischen Partei« (DDP) bei, der sie bis 1933 – ab 1930 dann deren Nachfolgerin, der »Deutschen Staatspartei« (DStP), – angehören sollte. Nach dem in Beuthen abgelegten Abitur studierte sie an der Universität Breslau Rechts- und Staatswissenschaften. Im Jahr 1931 erfolgte dort ihre Promotion mit einer Arbeit über *Die zivilrechtliche Stellung des Zwischenmeisters*.

Nach Beendigung ihres Studiums war sie am Amts- und Landgericht Breslau beschäftigt. Nachdem ihr Ehemann, mit dem sie seit 1929 verheiratet war und daher fortan den Nachnamen Ilk führte, aus politischen Gründen zwangspensioniert worden war, verließ das Ehepaar im Jahr 1939 Breslau, um sich hernach in Augsburg niederzulassen. Hier arbeitete Herta Ilk bei einer Bank.

Nach 1945 war sie wahrscheinlich als Rechtsanwältin in Augsburg tätig. Im Jahr 1947 trat Herta Ilk der »Freien Demokratischen Partei« (FDP) bei. Von 1948 bis 1953 gehörte sie dem Landesvorstand der bayerischen FDP an, von 1950 bis 1964 war sie darüber hinaus Mitglied des FDP-Bundesvorstands. Des Weiteren amtierte sie zeitweilig als Frauenvertreterin im FDP-Hauptausschuss.

Als Nachfolgerin des im Oktober 1949 verstorbenen FDP-Bundestagsabgeordneten Fritz Linnert zog Herta Ilk in den ersten Deutschen Bundestag ein. Hier konzentrierte sich die Juristin in erster Linie auf Sozial- und Gleichstellungspolitik und soll einmal in Bezug auf das bis 1958 bestehende Recht des Ehemanns, der Ehefrau das Recht auf das Annehmen einer Arbeitsstelle zu verbieten, gesagt haben: »Ist es nicht grotesk, dass eine Frau hier im Bundestag durch ihre Stimme über das Geschick einer Nation entscheiden kann, und zu Hause könnte der Mann sagen: ›Du darfst nicht in den Bundestag‹?«

Nach ihrem Ausscheiden aus dem Parlament im Jahr 1957 amtierte sie von 1960 bis 1970 als Stadträtin in Augsburg. Herta Ilk zählte zu den Mitbegründerinnen der »Gesellschaft für die Freiheit – Freunde und Förderer der Friedrich-Naumann-Stiftung«. Des Weiteren gehörte sie verschiedenen Frauenverbänden an.

Herta Ilk, die 1968 mit dem Bundesverdienstkreuz ausgezeichnet worden war, starb am 29. August 1972 in Augsburg.

Elisabeth Schwarzhaupt

Elisabeth Schwarzhaupt wurde in Frankfurt am Main als Tochter des Mittelschullehrers Wilhelm Schwarzhaupt und seiner Ehefrau Frieda geboren. Nach dem Besuch der Mittelschule, an der ihr Vater lehrte, wechselte Elisabeth Schwarzhaupt auf das Schiller-Gymnasium, eine höhere Schule für Mädchen in Frankfurt-Sachsenhausen. Nach dem im Jahr 1920 abgelegten Abitur wollte Schwarzhaupt, die sich sehr für Kunst und Literatur interessierte, zunächst Kunstgeschichte, Philosophie und Theaterwissenschaft studieren. Dieses Ansinnen lehnte ihr Vater jedoch strikt ab und empfahl ihr mit den Worten: »Du kannst später studieren, was du willst, erst musst du Boden unter den Füßen haben«, den Besuch eines Lehrerinnenseminars. Schwarzhaupt beugte sich dem Wunsch ihres Vaters und absolvierte die einjährige Ausbildung. Die Übernahme eines Lehrerinnenpostens verweigerte sie jedoch. Stattdessen studierte sie ab 1921 an den Universitäten Frankfurt am Main und Berlin Rechtswissenschaften.

Nachdem sie 1930 das zweite juristische Staatsexamen bestanden hatte, übernahm sie das Amt einer Gerichtsassessorin in der »Städtischen Rechtsauskunftsstelle für Frauen« in Frankfurt am Main. In dieser Funktion beschäftigte sie sich mit Fragen des Familienrechts und machte die für sie wenig befriedigende Erfahrung, dass auf diesem Sektor die Wünsche und Entscheidungen des (Ehe-)Mannes dominierten. Ab 1932 war sie in Dortmund als Vertretungsrichterin für Zwangsversteigerungsangelegenheiten tätig. Nach der »Machtübernahme« durch die Nationalsozialisten im Jahr 1933 verlor sie ihre Stelle als Richterin, da Frauen nicht über Männer richten sollten. Daraufhin kehrte sie nach Frankfurt am Main zurück. Hier wurde sie im Jahr 1935 mit einer Arbeit über *Fremdwährungsklauseln im deutschen Schuldrecht* promoviert.

Anschließend verzog sie nach Berlin. Dort hatte sie eine Stelle als »juristische Hilfsarbeiterin« in der Kirchenkanzlei der Evangelischen Kirche gefunden. In der Kirchenkanzlei sollte sie in den folgenden Jahren eine beachtliche Karriere durchlaufen: Als erste Frau überhaupt wurde sie 1939 zur Konsistorial- und 1944 sogar zur Oberkonsistorialrätin ernannt. Nach Kriegsende kehrte sie, immer noch im Dienst der

Evangelischen Kirche stehend, nach Frankfurt am Main zurück. Hier begann sie mit dem Wiederaufbau der evangelischen Frauenverbände.

Im Jahr 1953 trat sie dann der CDU bei und zog für die Christdemokraten als Abgeordnete in den Deutschen Bundestag ein, dem sie bis 1969 angehören sollte. Im Deutschen Bundestag engagierte sie sich vor allem für die Gleichberechtigung der Frau. Ihr ist es mit zu verdanken, dass das Familien- und Eherecht nicht mehr die gleiche patriarchalische Orientierung aufwies wie in den Jahren zuvor. Zwischen 1961 und 1966 amtierte sie – als erste Frau überhaupt – als Ministerin. Ihr oblag die Führung des Gesundheitsministeriums. Nach ihrem Ausscheiden aus dem Bundestag blieb sie weiterhin politisch interessiert und engagierte sich vor allem für frauenspezifische Fragen.

Elisabeth Schwarzhaupt starb am 29. Oktober 1986 in ihrer Heimatstadt Frankfurt am Main.

MIRIAM MAKEBA, SÄNGERIN

** 4. März 1932, Prospect Township b. Johannesburg (Südafrika)*
† 9. November 2008, Castel Volturno (Italien)

»Würden Sie sich nicht widersetzen [...]?«

Am 16. Juli 1963 hielt die südafrikanische Sängerin Miriam Makeba in der 18. Sitzung des UN-Sonderausschusses gegen Apartheid die im Folgenden abgedruckte Rede, in der sie sich vehement für die Freilassung der in südafrikanischen Gefängnissen inhaftierten Führer der Anti-Apartheidsbewegung aussprach, zu denen auch Nelson Mandela gehörte. Der Begriff Apartheid stammt ursprünglich aus dem Afrikaans, der traditionellen Sprache der Buren, also der niederländischen Einwanderer, die sich ab dem 17. Jahrhundert in Südafrika niedergelassen haben. Apartheid bedeutet Trennung und bezeichnet die in Südafrika bis in die frühen 1990er-Jahre übliche Politik der Rassentrennung. Zwar gab es schon in der ersten Hälfte des 20. Jahrhunderts rassenpolitisch motivierte Gesetze und Entwicklungen, wozu die Einschätzung gehörte, dass es sich bei den Einheimischen um Menschen zweiter Klasse handelte, die abseits – in speziell für sie eingerichteten »Reservaten« leben sollten –, doch nachdem die burische Nationalpartei (NP) bei den Wahlen im Jahr 1948 die absolute Mehrheit errungen hatte, nahm die Diskriminierung der nicht-weißen Bevölkerung massiv zu. So gesehen »perfektionierte« die NP die Apartheid. Mit dem Inkrafttreten des »Population Registration Acts« von 1950 wurde jeder Einwohner Südafrikas einer bestimmten »Rasse« zugeordnet. Es gab zum Beispiel »Weiße«,

»Farbige« (»Mischlinge«), »Afrikaner« (Schwarze) oder »Asiaten«. Vermittels diverser Gesetze wurde dafür gesorgt, dass die »Rassen« strikt voneinander getrennt blieben. Dazu gehörte die Einrichtung von Wohngebieten, die der jeweiligen »Rasse« vorbehalten waren. Die schwarze Bevölkerung musste in den Städten in bestimmten Ghettos, den sogenannten Townships, leben, oder wurde in sogenannte Homelands umgesiedelt, die möglichst weit von den Lebensräumen der weißen Südafrikaner entfernt lagen. Landerwerb war den »Afrikanern« nur in den Homelands gestattet. Insgesamt gab es zehn Homelands. Vier davon entließ Südafrika im Laufe der Zeit in die Unabhängigkeit. Für die Menschen, die in diesen »Staaten« lebten, die politisch und wirtschaftlich aber vollkommen abhängig von Südafrika waren, bedeutete dies eine weitere Verschlechterung ihrer Lebensbedingungen, denn nun galten sie nicht einmal mehr als südafrikanische Staatsbürger und mussten damit rechnen, vom südafrikanischen Staat noch stärker in ihren Rechten beschränkt zu werden als bisher. Aber auch sonst verlief das Leben im von Apartheid bestimmten Südafrika strikt getrennt: Es gab Schulen nur für Schwarze oder Weiße, Busse, Krankenwagen, Kantinen, Toiletten und sogar Friedhöfe entweder für Schwarze oder für Weiße. Selbstverständlich entstanden schon bald Proteste gegen die Apartheids-Politik. Ihre Gegner sammelten sich zum Beispiel im »African National Congress« (ANC), der 1960 verboten wurde. Eines der Mitglieder des ANC, der Befehlshaber des militanten ANC-Flügels »Speer der Nation«, Nelson Mandela, wurde 1963 festgenommen und im darauffolgenden Jahr zu lebenslanger Haft verurteilt. Trotzdem ließ der Widerstand gegen die Apartheid in Südafrika nicht nach. Demonstrationen, Aufstände und gewaltsame Ausschreitungen erschütterten das Land und brachten es international zunehmend in Misskredit. Es sollte allerdings bis 1989 dauern, ehe die Apartheid, zumindest sukzessive, abgeschafft wurde. In jenem Jahr übernahm Frederik Willem de Klerk die Präsidentschaft in Südafrika. Vor dem Hintergrund der permanenten Unruhen im Land, der internationalen Sanktionen, dem damit verbundenen Niedergang der südafrikanischen Wirtschaft sowie weltpolitischen Veränderungen hielt er es für geboten, die Apartheids-Gesetze außer Kraft zu setzen. Somit wurde es 1994 erstmals möglich, in Südafrika allgemeine und freie Wahlen durchzuführen, bei denen es dem inzwischen nicht mehr verbotenen ANC gelang, über 62 Prozent der Stimmen zu erzielen. Daraufhin wurde Nelson Mandela, der 1990 auf Anweisung de Klerks aus der Haft entlassen worden war, zum neuen Staatspräsidenten ernannt.

»Ich frage Sie und alle Führer der Welt, würden Sie anders handeln, würden Sie schweigen und nichts tun, wenn Sie an unserer Stelle wären? Würden Sie sich nicht widersetzen, wenn Ihnen in Ihrem Land keine Rechte zugestanden würden, weil Ihre Hautfarbe anders ist als die der Herrschenden, und wenn Sie bestraft würden, wenn Sie Gleichheit verlangen? Ich appelliere an Sie und an alle Länder der Welt, tun Sie alles, um die sich anbahnende Tragödie zu stoppen. Ich bitte Sie, retten Sie die Leben unserer Anführer, sorgen Sie dafür, dass diejenigen aus den Gefängnissen befreit werden, die niemals hätten dort sein sollen.«

Miriam Makeba

Miriam Makeba, eigentlich Zenzile »Zenzi« Makeba Qgwashu Nguvama, kam am 4. März 1932 als Tochter von Christina Makeba im Prospect Township bei Johannesburg (Südafrika) zur Welt. Wenige Tage nach Miriams Geburt wurde die Mutter festgenommen, weil sie Bier gebraut hatte, was der schwarzen Bevölkerung verboten war. Sie durfte Alkohol weder konsumieren noch besitzen. Gemeinsam mit ihrer Mutter verbrachte Miriam insgesamt sechs Monate im Gefängnis, weil es ihrem Vater nicht möglich war, die von der Polizei verlangten 18 Pfund zu bezahlen, die nötig gewesen wären, um Mutter und Tochter auszulösen. Sechs Jahre später starb ihr Vater. Da die Mutter als Hausmädchen bei weißen Familien arbeiten musste, um ihren Lebensunterhalt zu verdienen, wuchs Miriam bei ihrer Großmutter auf. Schon als kleines Mädchen begeisterte sie sich für das Singen. Nach Beendigung der Schule arbeitete sie, wie ihre Mutter, als Haushaltshilfe bei weißen Familien. Im Jahr 1950 heiratete sie James Kubay. Aus der Verbindung ging eine Tochter hervor, die Miriam Makebas einziges Kind bleiben sollte. Doch die Ehe scheiterte bald. Miriam verließ ihren Mann, gab ihre Tochter in die Obhut ihrer Mutter Christina und machte sich auf die Suche nach einer Arbeit. Unabhängig davon bereitete ihr das Singen nach wie vor große Freude. Daraufhin stellte ihr Cousin sie den Mitgliedern einer Amateur-Band vor, in der er selbst sang. Die »Cuban Brothers« coverten US-amerikanische Songs, die sie in die Sprachen Südafrikas übersetzten. Im Zuge eines Auftritts der »Cuban Brothers« wurde ein Mann namens Nathan Mdledle auf Miriam aufmerksam, der es ihr schließlich ermöglichte, bei den »Manhattan Brothers«, einer damals sehr populären Sänger-Gruppe, einzusteigen. Mit den »Manhattan Brothers« tourte sie durch ganz Südafrika. Zu der Zeit änderte sie ihren Namen von Zenzile in Miriam. Mitte der 1950er-Jahre wurde die inzwischen landesweit bekannte Sängerin zum Star der neu gegründeten Band »Skylarks«. Später wurde sie Mitglied der ebenfalls sehr bekannten und – auch beim weißen Publikum – sehr beliebten »African Jazz and Variety Show«. Eines Tages wurde der Filmemacher Lionel Rogosin auf die »African Jazz and Variety Show« und Miriam Makeba aufmerksam. Er bot ihr die Mitwirkung in dem Film *Come Back Africa* an, einem Apartheid-kritischen Film, der heimlich gedreht werden musste. Einige Zeit später wirkte sie in der sehr erfolgreichen Jazz-Oper *King Kong* mit. Wenig später wurde sie gebeten, beim Internationalen Filmfestival in Venedig aufzutreten. Dieser Auftritt in Venedig im Sommer 1959 war der Beginn ihrer internationalen Karriere, die von ihrem Freund und Unterstützer Harry Belafonte, den sie in London kennengelernt hatte, erheblich befördert wurde. Gemeinsam mit Belafonte tourte sie durch die USA und musste feststellen, dass es auch in den Vereinigten Staaten Vorurteile gegenüber Schwarzen gab. So wurde ihnen zum Beispiel der Eintritt in ein Restaurant in Atlanta verwehrt, das sich weigerte, »farbige« Gäste zu bewirten. Belafonte organisierte daraufhin eine Pressekonferenz, in der er die den »farbigen« Menschen vorenthaltenen Rechte anprangerte. Dabei ging es auch um einen Vergleich zwischen der Entrechtung der schwarzen Menschen in den USA und in Südafrika. In der Folgezeit nutzte die auch »Mama Africa« genannte Miriam Makeba ihre Bekanntheit, um auf die schwierige Lage der nicht-weißen Bevölkerung in Südafrika aufmerksam zu machen. Als sie dann erfuhr, dass ihre Mutter in Südafrika verstorben war, beabsichtigte sie, nach Hause zu fliegen, um an Christinas Beerdigung teilzunehmen.

Das sollte ihr jedoch nicht möglich sein, denn Südafrika hatte sie zur unerwünschten Person erklärt, ihren Pass als ungültig deklariert und ihr somit die Einreise verweigert. Das führte dazu, dass Miriam Makeba ihr Engagement für die Rechte schwarzer Menschen, insbesondere in Südafrika, intensivierte. Dazu gehörte auch ihre 1963 erfolgte Ansprache bei den Vereinten Nationen. Mitte der 1960er-Jahre – eine weitere Ehe war gescheitert und die Freundschaft zu Harry Belafonte hatte sich abgekühlt – lernte sie den in den USA als radikalen Vertreter der Rechte schwarzer Menschen bekannten Stokely Carmichael kennen. Die Liaison mit ihm, die das »Federal Bureau of Investigation«, das FBI, kritisch verfolgte, sorgte dafür, dass Miriam Makeba immer weniger Auftritte in den USA absolvieren konnte. Daraufhin entschloss sie sich, die Vereinigten Staaten zu verlassen und nach Guinea zu gehen, wo Sékou Touré regierte, der einer ihrer Gönner und Bewunderer war. In Guinea setzte sie ihr Engagement für Menschenrechte fort. Im Jahr 1985, Sékou Touré war inzwischen verstorben, verließ Miriam Makeba Guinea. In den folgenden Jahren, in denen sie unter anderem in Belgien lebte, engagierte sie sich weiterhin für die Menschenrechte und vor allem die Rechte der Schwarzen in Südafrika. Nach dem Ende des Apartheid-Regimes kehrte sie in ihre Heimat zurück. Anfang November 2008 beteiligte sich Miriam Makeba an einem Solidaritätskonzert für den von der Camorra bedrohten italienischen Schriftsteller Roberto Saviano. Nach ihrem Auftritt erlitt sie hinter der Bühne einen Herzinfarkt, an dessen Folgen sie wenig später in einem Krankenhaus im italienischen Castel Volturno starb.

JOSEPHINE BAKER, TÄNZERIN UND SÄNGERIN

** 3. Juni 1906, St. Louis, Missouri (USA)*
† 12. April 1975, Paris (Frankreich)

»Der Stift ist wirklich mächtiger als das Schwert«

Josephine Baker war eine afroamerikanische Tänzerin, Sängerin und Schauspielerin, die ab Mitte der 1920er-Jahre in Paris lebte und arbeitete und dort zum Star avancierte. Sie präsentierte dem begeisterten Publikum den damals in Europa noch weitgehend unbekannten Charleston und trat in dem für sie legendären Bananenröckchen auf. Ab 1937 war sie französische Staatsbürgerin, und nach der Besetzung Frankreichs durch deutsche Truppen im Jahr 1940 für das französische »Rote Kreuz« tätig und darüber hinaus für die »Résistance«, den französischen Widerstand. Für ihre Verdienste erhielt sie im Jahr 1946 das »Croix de Guerre« sowie die »Medaille de la Résistance«.

Diese Auszeichnungen trug sie auch, als sie am Mittwoch, dem 28. August 1963 als Rednerin bei dem »Marsch auf Washington für Arbeit und Freiheit« auftrat. Dabei ging es den rund 250 000 Demonstrationsteilnehmern, die überwiegend afroamerikanischer Herkunft waren, in erster Linie um die Beendigung der Rassendiskriminierung, die auch Josephine Baker in ihrem Geburtsland hatte erleben müssen. Dass Josephine Baker an diesem 28. August 1963 reden würde, ist dem Veranstaltungsprogramm erstaunlicherweise nicht zu entnehmen. Es heißt, sie habe vor Martin Luther King gesprochen, der als letzter Redner vorgesehen war. Seine Ansprache, in der es um seinen Traum von Freiheit,

Gleichheit und Gerechtigkeit für alle Menschen ging, gehört heute zu den bekanntesten Reden, die jemals in den USA gehalten worden sind. »I have a dream« wurde deshalb im Jahr 2003 in die »National Recording Registry« der »Library of Congress« aufgenommen, in dem die »kulturell, historisch und ästhetisch« wichtigsten Tondokumente der Vereinigten Staaten archiviert sind. Obwohl Josephine Baker zum Zeitpunkt des »Marsches auf Washington« bereits seit Jahrzehnten in Frankreich lebte, behielt sie das Problem der anhaltenden Rassendiskriminierung in den USA doch stets im Blick und scheute nicht davor zurück, »rassisch« – oder rassistisch – motivierte Ungerechtigkeit zu entlarven und anzuprangern.

Persönlich bemühte sie sich, Schranken zwischen Menschen unterschiedlicher ethnischer und kultureller Herkunft aufzuheben, indem sie im Laufe der Jahre insgesamt zwölf Kinder adoptierte, die aus dem europäischen, asiatischen, afrikanischen oder arabischen Raum stammten. Mit Hilfe ihrer »Regenbogenfamilie« wollte sie zeigen, dass ein friedliches und harmonisches Miteinander auch dann möglich ist, wenn Menschen unterschiedliche Hautfarben und kulturelle Hintergründe haben.

»Freunde und Familie ... Ihr wisst, ich habe lange gelebt und einen weiten Weg zurückgelegt. Und Ihr müsst wissen, dass ich das, was ich gemacht habe, ausschließlich für mich getan habe. Später dann, als mir diese Dinge passierten, fragte ich mich, ob sie Euch auch passierten, und dann wusste ich, dass es so sein musste. Und ich wusste, dass Ihr nicht die Möglichkeit hattet, Euch so zu verteidigen, wie ich es konnte.

Und als ich mit den Dingen weitermachte, die ich immer gemacht hatte, und weiter die Dinge sagte, die ich immer sagte, fingen sie an, mich zu schlagen. Nicht mit einem Schlagstock, obwohl Ihr wissen müsst, dass ich gesehen habe, dass so etwas auch passiert ist, sondern sie schlugen mich mit ihren Stiften, mit ihren Schriften. Und, Freunde, das ist viel schlimmer.

Als ich ein Kind war, und sie mir mein Zuhause kaputtmachten, fürchtete ich mich und lief davon. Letztendlich rannte ich weit weg. Es war ein Ort namens Frankreich. Viele von Euch waren schon einmal dort, viele andere nicht. Ich muss Euch sagen, meine Damen und Herren, in diesem Land habe ich mich niemals gefürchtet. Es war wie ein Märchenland. Und ich muss Euch sagen, dass mir dort wunderbare Dinge widerfahren sind. Nun weiß ich, dass Ihr jungen Leute hier nicht wisst, wer Josephine Baker ist, aber fragt Eure Großmütter und Eure Großväter, und sie werden es Euch sagen. Ihr wisst, was sie Euch sagen werden. ›Nun, sie war ein Teufel.‹ Und wisst Ihr was … sie haben Recht. Ich war es. In anderen Ländern war ich ein Teufel, und in Amerika war ich auch ein kleiner Teufel. Aber ich muss Euch erzählen, dass mir in Paris, als ich jung war, seltsame Dinge passiert sind. Und diese Dinge sind mir vorher nie passiert. Als ich St. Louis vor langer Zeit verließ, führte mich der Schaffner zum letzten Wagen. Und Ihr alle wisst, was das bedeutet. Aber dann lief ich davon, ja, als ich mich in das andere Land geflüchtet hatte, musste ich das nicht mehr tun. Ich konnte in jedes Restaurant gehen, in das ich wollte, und ich konnte Wasser trinken, wo ich wollte, und musste keine Toilette für Schwarze benutzen, und ich kann Euch sagen, dass das schön war, und dass ich mich daran gewöhnt hatte, und dass ich es mochte, und dass ich keine Angst mehr davor hatte, dass mich jemand anschreien und sagen würde ›Hey, Nigger, stell dich ans Ende der Schlange.‹ Wie Ihr wisst, benutze ich dieses Wort nicht sehr oft. Aber Ihr wisst ebenso gut, dass es mir sehr oft hinterhergeschrien wurde. Da drüben, weit weg, war ich glücklich, und weil ich glücklich war, hatte ich ziemlichen Erfolg, und das wisst Ihr auch. Dann, nach langer Zeit, kam ich nach Amerika, um in der großartigen Show von Mr. Ziegfield mitzuwirken, und Ihr wisst, dass Josephine glücklich war. Das wisst Ihr. Ich wollte nämlich allen Menschen in meinem Land von mir erzählen. Ich wollte alle wissen lassen, dass ich es gut gemacht habe, und Ihr wisst auch alle, dass das nur natürlich ist. Aber auf diesem einen riesengroßen, wundervollen Schiff machte ich eine schlechte Erfahrung. Eine ganz wichtige Prominente saß mit mir zusammen beim Abendessen, und dann stellte ich fest, dass sie nicht mit einer farbigen Frau gemeinsam zu Abend essen wollte. Ich kann Euch sagen, das war ein harter Schlag. Und ich werde mir nicht die Mühe machen, ihren Namen zu nennen, denn er ist nicht

wichtig, und abgesehen davon ist sie jetzt tot. Und als ich dann nach New York kam, bekam ich weitere Schläge ab - zum Beispiel, wenn sie mir nicht erlaubten, in guten Hotels einzuchecken, weil ich farbig war, oder mir nicht erlaubten, in bestimmten Restaurants zu essen. Und dann ging ich nach Atlanta, und das war für mich der Horror. Und ich sagte zu mir, mein Gott, ich bin Josephine, wenn sie mir das antun, was tun sie dann anderen Menschen in Amerika an? Ihr wisst, Freunde, ich lüge Euch nicht an, wenn ich Euch erzähle, dass ich in Königshäusern und Präsidentenvillen ein- und ausgegangen bin. Und vieles mehr. Aber ich konnte nicht in ein Hotel irgendwo in Amerika gehen und eine Tasse Kaffee bekommen, und das machte mich verrückt. Und wenn mich etwas verrückt macht, das wisst Ihr, reiße ich meinen großen Mund auf. Und passt auf, denn wenn Josephine ihren großen Mund aufreißt, wird man es überall in der Welt hören.
Also riss ich meinen Mund auf, und wie Ihr wisst, habe ich geschrien, und als ich verlangte, was mir zustand, gaben sie es mir immer noch nicht. Dann dachten sie, sie könnten mich diffamieren, am besten, indem sie mich bezichtigten, Kommunistin zu sein. Und Ihr wisst auch, was das heißt. Das waren in jener Zeit gefürchtete Worte, und ich will Euch erzählen, dass ich von den amerikanischen Regierungsbehörden gejagt wurde, aber es konnte nie auch nur der geringste Beweis dafür gefunden werden, dass ich eine Kommunistin war. Aber sie waren wahnsinnig. Sie waren wahnsinnig, weil ich die Wahrheit gesagt hatte. Und die Wahrheit war, dass alles, was ich wollte, eine Tasse Kaffee war. Aber ich wollte diese Tasse Kaffee dort trinken, wo ich sie trinken wollte, zumal ich das Geld hatte, dafür zu bezahlen, also, wieso sollte ich sie nicht dort bekommen, wo ich wollte?
Freunde und Brüder und Schwestern, so ist es gelaufen. Und nachdem ich laut genug geschrien hatte, begannen sie, die Tür ein kleines bisschen zu öffnen, und daraufhin versuchten wir alle, uns durch den Spalt hindurch zu quetschen. Nicht nur die farbigen Menschen, auch die anderen, auch die anderen Minderheiten, die Orientalen und die Mexikaner und die Indianer, und zwar sowohl die aus den Vereinigten Staaten als auch die aus Indien. Nun kann ich heute nicht vor

Euch allen stehen und die Lorbeeren für das einheimsen, was heute geschieht. Das kann ich nicht machen. Aber ich betrachte es als mein Verdienst, Euch dazu aufzufordern, dasselbe zu tun, und wenn Ihr schreit, Freunde, weiß ich, dass Ihr gehört werdet. Und Ihr werdet jetzt gehört.

Aber Ihr jungen Leute müsst eines tun, und ich weiß, dass Ihr das schon tausend Mal von Euren Müttern und Vätern gehört habt, so wie ich von meiner Mama. Ich habe ihren Rat nicht befolgt. Aber ich habe dasselbe auf eine andere Art und Weise erreicht. Ihr braucht Bildung. Ihr müsst zur Schule gehen, und Ihr müsst lernen, Euch zu schützen. Und Ihr müsst lernen, Euch mit dem Stift zu beschützen, und nicht mit dem Gewehr. Dann könnt Ihr ihnen antworten, und ich kann Euch sagen – ohne kitschig klingen zu wollen –, Freunde, der Stift ist wirklich mächtiger als das Schwert. Ich bin keine junge Frau mehr, Freunde. Ich habe mein Leben hinter mir. In mir brennt nicht mehr allzu viel Feuer. Aber bevor es ganz verlischt, will ich es benutzen, um das Feuer in Euch zu entfachen. Damit Ihr weitermachen könnt, und damit Ihr die Dinge tun könnt, die ich getan habe. Dann, wenn das Feuer eines Tages in mir erlischt, und ich dahin gehen werde, wo wir alle eines Tages hingehen, kann ich glücklich sein.

Ihr wisst, ich habe immer den steinigen Weg genommen. Ich habe nie den leichten genommen, und als ich dann älter wurde und wusste, dass ich die Kraft und die Stärke habe, um den steinigen Weg zu nehmen, wollte ich ihn ein bisschen bequemer machen. Ich wollte es für Euch ein bisschen leichter machen. Ich wollte, dass Ihr dieselbe Chance habt, die ich hatte. Aber ich will nicht, dass Ihr davonlaufen müsst, um sie zu bekommen. Und, Mütter und Väter, falls es für Euch zu spät ist, denkt an Eure Kinder. Macht es hier so sicher wie möglich für Eure Kinder, damit sie nicht davonlaufen müssen, ich will für Euch und Eure Kinder, was ich hatte.

Meine Damen und Herrn, meine Freunde und Familie, ich habe eben eine kurze Nachricht bekommen [...]. Es ist eine Einladung zu einem Besuch beim Präsidenten der Vereinigten Staaten, und zwar in seinem Zuhause, dem Weißen Haus. Ich fühle mich sehr geehrt. Aber ich muss Euch sagen, dass eine farbige Frau – oder, wie Ihr hier in

Amerika sagt, eine schwarze Frau - nicht hingehen wird. Es ist eine Frau. Es ist Josephine Baker.
Das ist eine große Ehre für mich. Für Euch, Ihr Kinder da draußen, wünsche ich Euch diese Ehre eines Tages auch. Und wir wissen, dass diese Zeit nicht irgendwann sein wird. Wir wissen, dass diese Zeit jetzt ist. Ich danke Euch, und möge Gott Euch beschützen. Und möge er Euch auch dann noch beschützen, wenn ich längst nicht mehr bin.«

Josephine Baker

Josephine Baker, geboren als Freda Josephine McDonald, wurde in ärmlichen Verhältnissen in St. Louis/Missouri groß. Weil das Geld, das ihre Mutter verdiente, nicht ausreichte, um die Familie zu ernähren, musste Josephine im Jahr 1914 die Schule verlassen, um als Dienstmädchen etwas hinzuzuverdienen. Zwischen 1916 und 1918 konnte sie anscheinend wieder am Schulunterricht teilnehmen. Nach Beendigung der Schule heiratete Josephine einen Mann namens Willie Wells. Doch die Ehe hielt nicht lange. Josephine verließ kurz darauf ihren Heimatort, um in den folgenden Jahren mit verschiedenen Wandertruppen, darunter »The Jones Family Band« und »The Dixie Steppers«, in zweitklassigen Revuen aufzutreten. Anfang der 1920er-Jahre, Josephine hatte inzwischen einen Zugbegleiter namens Willie Baker geheiratet, dessen Nachnamen sie zwar Zeit ihres Lebens behalten sollte, ohne aber mit ihm verheiratet zu bleiben, trat sie am Broadway in dem Musical *Shuffle Along* auf.

Mit Hilfe einer einflussreichen Gönnerin gelang es Josephine Baker, ein Engagement in Paris zu erhalten. Dort trat sie in der *Revue Nègre* auf, wodurch sie mit einem Schlag berühmt wurde. Vor allem ihr Tanz- und Musikstil, die Mischung aus Nacktheit, Erotik, Exotik, Clownerie, Jazz und Charleston war es, der international für Furore sorgte. Ab Mitte der 1920er-Jahre trat sie in dem legendären Varieté-Theater »Folies Bergère« auf und präsentierte dort ihren später weltberühmten »Bananen-Tanz«, den sie – mehr oder weniger bekleidet mit ein paar um die Hüften hängenden Bananen – nicht nur in Frankreich, sondern ab

Ende der 1920er-Jahre auch in anderen europäischen Ländern, darunter Deutschland und Österreich, aufführte. Josephine Baker war jetzt eine sehr berühmte und sehr reiche Frau, die inzwischen nicht nur live auftrat, sondern auch in Filmen mitwirkte und Schallplatten aufnahm.

Mitte der 1930er-Jahre kehrte sie in die USA zurück, weil sie dort ein lukratives Angebot erhalten hatte. Doch in den Vereinigten Staaten wurde Josephine Baker, reich und berühmt hin oder her, aufgrund ihrer schwarzen Hautfarbe diskriminiert. Daraufhin kündigte sie ihre Verträge und kehrte nach Europa zurück. Dort heiratete sie 1937 den französischen Großindustriellen Jean Lion. Durch die Hochzeit erwarb sie die französische Staatsbürgerschaft.

Zwischen 1954 und 1965 adoptierte die kinderlose Josephine Baker insgesamt zwölf Kinder unterschiedlicher ethnischer Herkunft. Zeitweilig bewohnte die Familie ein Schloss in der Dordogne. Doch Josephine Baker gab mehr Geld aus als sie besaß, weshalb sie – trotz körperlicher Beschwerden – ab 1959 gezwungen war, wieder auf der Bühne zu stehen.

Josephine Baker starb 1975.

HANNAH ARENDT, PROFESSORIN UND AUTORIN

** 14. Oktober 1906, Linden, Hannover*
† 4. Dezember 1975, New York (USA)

»Das war die Dummheit, die so empörend war«

Hannah Arendt war zweifellos eine emanzipierte Frau. Sie wirkte als Professorin an verschiedenen US-amerikanischen Universitäten, war politische Theoretikerin, Philosophin und Autorin. Zu ihren Werken zählen so bekannte Titel wie *Elemente und Ursprünge totaler Herrschaft* oder *Eichmann in Jerusalem. Ein Bericht über die Banalität des Bösen.*

Hannah Arendt war ein ebenso kluger wie kritischer Geist, der Konflikte und Kontroversen nicht scheute. Als »Feministin« aber wollte sie keinesfalls verstanden werden. Hannah Arendt vertrat die Überzeugung, dass alle Menschen, unabhängig von ihrem Geschlecht, ihrer Hautfarbe oder ihrer Herkunft, gleichberechtigt waren, wenn sie denn die Möglichkeit hatten, frei zu denken, zu handeln und zu sprechen. Das waren die Voraussetzungen, um durch Nachdenken und Diskutieren zu Überzeugungen zu gelangen, die wiederum andere überzeugen konnten. Aus diesem Grund weigerte sie sich, sich für ein spezifisches Interesse oder eine spezifische Gruppierung einzusetzen. Sie wollte nicht »etikettiert« werden. Und niemand sollte ihren Leistungen Respekt zollen, weil sie eine Frau war. Deshalb ließ sie Feststellungen, wie jene, dass sie eine außergewöhnliche Frau sei, nie gelten.

Dabei hatte Hannah Arendt kein Problem damit, eine Frau zu sein. Sie war Ehefrau, Freundin, Geliebte und – wenngleich eher selten – auch

Hausfrau. Diese Seite(n) ihrer Persönlichkeit verleugnete sie nie. Aber das hatte – nach ihrer Überzeugung – nichts mit ihrer Profession zu tun. Die Frau Hannah Arendt – das war die Privatperson Hannah Arendt. Als solche wollte sie in der Öffentlichkeit jedoch nicht wahrgenommen werden. Wenn sie sich öffentlich äußerte, wollte sie als Professorin, politische Theoretikerin, Philosophin oder Autorin gesehen werden, nicht als Frau. Nicht die Frau Hannah Arendt schrieb die Berichte und später das Buch über Adolf Eichmann, sondern die Beobachterin, die Denkerin, die Wissenschaftlerin Hannah Arendt, die eben – zufällig – eine Frau war. In diesem Sinne sind ihre Ausführungen zum Thema Emanzipation zu verstehen, die im Folgenden wiedergegeben werden. Vorgetragen hat sie Hannah Arendt in einem Interview mit dem Journalisten Günter Gaus, das am 28. Oktober 1964 in der Fernseh-Sendereihe »Zur Person« ausgestrahlt wurde.

»Ja, also, das Problem [mit der Emanzipation] als solches gibt es natürlich immer, und ich [...] bin eigentlich altmodisch gewesen. Ich war immer der Meinung, es gibt bestimmte Beschäftigungen, die sich für Frauen nicht schicken. Die ihnen nicht stehen, wenn ich einmal so sagen darf. Es sieht nicht gut aus, wenn eine Frau Befehle erteilt. Sie soll versuchen, nicht in solche Positionen zu kommen, wenn ihr daran liegt, weibliche Qualitäten zu behalten. Ob ich damit Recht habe oder nicht, weiß ich nicht. Ich selber habe mich irgendwie, mehr oder minder unbewußt, auch - oder sagen wir besser mehr oder minder bewußt - danach gerichtet. Das Problem selber hat für mich persönlich keine Rolle gespielt. Sehen Sie, ich habe einfach gemacht, was ich gerne machen wollte, und ich habe mir nie überlegt, ob eine Frau das nun machen [kann], daß das gewöhnlich Männer machen, und jetzt macht's eine Frau, oder so. Das hat mich persönlich eigentlich nicht berührt.«

Bezüglich des umstrittenen, auf Adolf Eichmann gemünzten Begriffs »Banalität des Bösen« erklärte Hannah Arendt in einem Gespräch mit Joachim Fest am 9. November 1964 in der Hörfunksendung »Das Thema« im damaligen »Südwestfunk« (SWF):

»Nun, die Banalität war ein Phänomen, das sich gar nicht übersetzen ließ. Das Phänomen äußerte sich in diesen geradezu phantastischen Klischees und Redensarten, die uns ja dauernd entgegentönten. Ich will Ihnen sagen, was ich mit der Banalität meine, weil mir in Jerusalem eine Geschichte eingefallen ist, die Ernst Jünger einmal erzählt hat[,] und die ich vergessen hatte. Ernst Jünger ist während des Krieges zu pommerischen oder mecklenburgischen, na, ich glaube Pommern, Bauern gekommen, die Geschichte steht in den ›Strahlungen‹. Und der Bauer hatte russische Kriegsgefangene unmittelbar aus den Lägern bekommen, natürlich vollkommen verhungert. Sie wissen, wie russische Kriegsgefangene hier behandelt worden sind. Und sagt zu Jünger: Na, daß das Untermenschen sind, und [...] wie das Vieh, das kann man ja sehen, sie fressen den Schweinen das Futter weg. [...] Sehen Sie, diese Geschichte hat eine empörende Dummheit. Nicht wahr, die Geschichte ist sozusagen dumm. Der Mann sieht nicht, daß das Menschen tun, die eben verhungert sind, nicht wahr, und jeder es tut. Aber diese Dummheit hat etwas wirklich Empörendes [...]. Eichmann war ganz intelligent, aber diese Dummheit hatte er. Das war die Dummheit, die so empörend war. Und das habe ich eigentlich gemeint mit der Banalität. Da ist keine Tiefe. Das ist nicht dämonisch. Das ist einfach der Unwille, sich je vorzustellen, was eigentlich mit dem anderen ist [...].«

Hannah Arendt

Johanna »Hannah« Arendt kam am 14. Oktober 1906 als Tochter des Ingenieurs Paul Arendt und seiner Ehefrau Martha, geborene Cohn, in Linden bei Hannover zur Welt. Beide Eltern waren jüdischer Herkunft. Drei Jahre nach Hannahs Geburt verzog die Familie nach Königsberg/Ostpreußen, der Heimatstadt der Eltern, wo der Vater wenige Jahre später, 1913, sterben sollte.

Im jenem Jahr wurde Hannah Arendt in Königsberg eingeschult. Ihre Schulausbildung verlief jedoch alles andere als gradlinig. Nachdem sie die Schule in Königsberg abgebrochen hatte, ging sie nach Berlin, um an der dortigen Universität an Lehrveranstaltungen teilzunehmen. Da sie aufgrund eines fehlenden Schulabschlusses nicht berechtigt war, ein reguläres Studium aufzunehmen, kehrte sie schließlich nach Königsberg zurück. Im Jahr 1924 legte sie dort das Abitur ab.

Zwischen 1924 und 1928 studierte sie an den Universitäten Marburg, Freiburg im Breisgau und Heidelberg Philosophie, evangelische Theologie und klassische Philologie. In Marburg traf sie auf den an der dortigen Universität lehrenden, verheirateten Martin Heidegger, mit dem sie über mehrere Jahre hinweg eine Liebesbeziehung unterhalten sollte. Im Jahr 1928 wurde sie mit einer Arbeit über den *Liebesbegriff bei Augustin* von Professor Karl Jaspers in Heidelberg promoviert.

Im Jahr 1929 verzog Hannah Arendt nach Berlin. Dort traf sie den Schriftsteller und Philosophen Günther Stern – später Günther Anders – wieder, den sie in Marburg kennengelernt hatte. Die beiden heirateten im September 1929 in Nowawes. Bis 1933 lebte das Ehepaar in verschiedenen Orten Deutschlands, unter anderem in Frankfurt am Main und Berlin. Hannah Arendt beschäftigte sich in dieser Zeit mit einer Forschungsarbeit zu Rahel Varnhagen und dem Problem der deutsch-jüdischen Assimilation. Außerdem arbeitete sie als freie Publizistin.

Nach der »Machtübernahme« der Nationalsozialisten verließ Hannahs Ehemann Günther im März 1933 Deutschland, um fortan in Paris zu leben. Nachdem Hannah als Gegnerin des NS-Staats, und darüber hinaus Jüdin, im Sommer 1933 kurzzeitig inhaftiert gewesen war, entschloss auch sie sich, Deutschland zu verlassen. Von 1933 bis 1940 lebte sie in Paris, anfangs gemeinsam mit ihrem Ehemann, doch da das Paar sich im Laufe der Jahre auseinandergelebt hatte, erfolgte im Jahr 1937 – dem Jahr, in dem Hannah Arendt die deutsche Staatsbürgerschaft aberkannt wurde, – die Scheidung.

Ein Jahr zuvor hatte sie den Philosophen Heinrich Blücher kennengelernt, den sie im Januar 1940 heiraten sollte. Im selben Jahr wurde Hannah, gemeinsam mit vielen anderen deutschen Flüchtlingen, von den französischen Behörden aufgrund ihrer deutschen Herkunft zu »feindlichen Ausländern« erklärt, die abgeschoben werden sollten. Tatsächlich wurden sie, wie auch Hannah Arendt, in einem Internierungslager eingesperrt. Hannah gelang die Flucht. Über Spanien und Portugal erreichten sie und ihr zweiter Ehemann schließlich die USA.

In den folgenden Jahren arbeitete sie in unterschiedlichen Berufen. Unter anderem war sie für die »Conference on Jewish Relations« tätig, übernahm einen Posten als Lektorin bei einem New Yorker Verlag und arbeitete daneben sowohl wissenschaftlich als auch publizistisch. Im Jahr 1951 wurde Hannah Arendt amerikanische Staatsbürgerin. Im selben Jahr erschien eines ihrer Hauptwerke *Elemente und Ursprünge totaler Herrschaft*. Ab 1953 wirkte Hannah Arendt als (Gast-)Professorin an verschiedenen Universitäten. Später war sie beispielsweise Professorin am Brooklyn College in New York sowie an der Universität Chicago.

Im Jahr 1961 beobachtete Hannah Arendt als Reporterin für die Zeitschrift *New Yorker* den Prozess gegen Adolf Eichmann in Jerusalem. Aus ihren Berichten und Beobachtungen entstand 1963 das Buch *Eichmann in Jerusalem. Ein Bericht über die Banalität des Bösen*. An dem Begriff »Banalität des Bösen« schieden sich die Geister. Es kam zu heftigen Kontroversen um Hannah Arendts Verständnis von Banalität und Bösem.

Bis zu ihrem Lebensende war Hannah Arendt politisch und wissenschaftlich aktiv und viel auf Reisen. Am 4. Dezember 1975 starb Hannah Arendt in ihrer New Yorker Wohnung an den Folgen eines Herzinfarkts.

NELLY SACHS, SCHRIFTSTELLERIN

** 10. Dezember 1891, Schöneberg/Berlin*
† 12. Mai 1970, Stockholm (Schweden)

»Viele Begegnungen mit einzelnen deutschen Menschen sind mir unvergesslich geworden«

Die im Folgenden auszugsweise abgedruckte Rede hielt die Lyrikerin Nelly Sachs am 17. Oktober 1965 anlässlich der Verleihung des »Friedenspreises des Deutschen Buchhandels« in der Paulskirche zu Frankfurt am Main. Nelly Sachs war die erste Frau, der der Preis verliehen wurde. Im darauffolgenden Jahr – 1966 – erhielt sie, zusammen mit dem israelischen Dichter Samuel Agnon, den Nobelpreis für Literatur. Für Nelly Sachs bedeutete das, definitiv der literarischen Vergessenheit entrissen zu sein, mit der sie vor allem in der unmittelbaren Nachkriegszeit in Deutschland konfrontiert war.

Aufgrund ihrer jüdischen Herkunft hatte sie im Mai 1940 emigrieren müssen. Durch einen glücklichen Zufall und mit Hilfe ihr zugeneigter Personen fand sie in Schweden eine neue Heimat. Hier übersetzte sie schwedische Lyrik ins Deutsche. Für ihre Verdienste und Leistungen um die schwedische Poesie wurde sie im Jahr 1958 mit dem Lyrikpreis des schwedischen Schriftstellerverbands ausgezeichnet.

In der Folgezeit fand sie dann schließlich auch in Deutschland wieder Beachtung. Im Jahr 1961 erschien im Suhrkamp-Verlag in Frankfurt am Main das Buch *Fahrt ins Staublose* das unter anderem sämtliche bisher erschienene Gedichte Nelly Sachs' enthielt. Dieses Werk stellte den

Durchbruch für sie dar. Fortan erhielt sie verschiedene deutsche Preise, darunter den Literaturpreis des Kulturkreises im Bundesverband der Deutschen Industrie im Jahr 1959 sowie den Droste-Preis der Stadt Meersburg im Jahr 1960. Kurz darauf erlitt Nelly Sachs einen Nervenzusammenbruch, woraufhin sie in eine Nervenklinik eingewiesen werden musste.

In ihrer 1965 in der Paulskirche gehaltenen Rede deutet sie an, dass sie Scheu gehabt habe, nach ihrer langen Krankheit noch einmal nach Deutschland zu reisen. Unklar ist, ob der Zusammenbruch, den Nelly Sachs erlitten hatte, darauf zurückzuführen war, dass sie sich zuvor in Deutschland aufgehalten hatte, wo sie während der NS-Zeit verfolgt worden war, oder ob es hierfür andere Gründe gab.

Wie auch immer: In Nelly Sachs' Werk, so stellt die Schriftstellerin und Malerin Simone Frieling in ihrem im Mai 2020 publizierten Text über die Lyrikerin fest, findet sich »kein einziges Wort des Hasses« auf die Deutschen oder Deutschland. Von daher ist dem US-amerikanischen Germanisten Theodore Ziolkowski vielleicht zuzustimmen, wenn er erklärt, Nelly Sachs hätte besser den Friedens- als den Literaturnobelpreis bekommen sollen.

»Meine Zuhörer, wenn ich heute, nach langer Krankheit meine Scheu überwunden habe, um nach Deutschland zu kommen, so nicht nur, um dem Deutschen Buchhandel zu danken, der mir die Ehre erwiesen hat, mir den Friedenspreis zu verleihen, sondern auch den neuen deutschen Generationen zu sagen, daß ich an sie glaube, über alles Entsetzliche hinweg, was geschah, glaube ich an sie. Viele Begegnungen mit einzelnen deutschen Menschen sind mir unvergesslich geworden und zeigten mir – wie auf einer Sternenkarte – das Entstehen eines neuen Zeichens, daraus Hoffnung und Frieden sich wieder entwickeln können. Und wir alle, was sollen wir tun mit dem Wort, das uns geschenkt wurde, als es an seinen Wurzeln zu packen, und es beschwörend den Erdball überziehen zu lassen, auf daß es seine geheime einigende Kraft hingibt, an eine Eroberung, die einzigste Eroberung auf der Welt, die nicht Weinen, sondern Lächeln, gebiert: die Eroberung des Friedens. Lassen Sie uns gemeinsam der Opfer in Schmerz gedenken und hinausgehen aufs Neue, um wieder und wieder zu suchen, von Ängsten und Zweifeln geplagt zu suchen, wo vielleicht weit entfernt, aber doch vorhanden, eine neue Aussicht schimmert, ein guter Traum, der seine Verwirklichung in unserem Herzen finden wird.«

Nelly Sachs

Leonie »Nelly« Sachs kam am 10. Dezember 1891 in Schöneberg bei Berlin als Tochter des jüdischen Gummiwarenfabrikanten Georg William Sachs und seiner Ehefrau Margarete, geborene Karger, zur Welt. Zunächst besuchte sie die Dorotheenschule in Berlin-Moabit, im Jahr 1903 wechselte sie dann auf die von Frau Professor Aubert geführte »Höhere-Töchter-Schule« in der Berliner Brückenallee 6, die sie im Jahr 1908 verließ.

Eine Berufsausbildung absolvierte sie nicht. Als Tochter wohlhabender Eltern war sie zur künftigen Ehefrau und Mutter erzogen worden. Sehr gerne wäre sie Tänzerin geworden, doch ein solcher Beruf galt in den Kreisen, in denen die Familie Sachs verkehrte, als unschicklich. Nicht zuletzt aus diesem Grund konzentrierte sich das Mädchen schließlich auf ein Hobby, das nicht als anstößig empfunden wurde, nämlich auf das Schreiben »romantischer Verse«.

Im Alter von 17 Jahren lernte sie – im Zuge eines Kuraufenthalts, den sie gemeinsam mit den Eltern verlebte, – einen Mann kennen, in den sie sich unsterblich verliebte. Um wen es sich dabei handelte, gab Nelly Sachs nie preis. Sie berichtete später lediglich, dass es sich um einen Mann aus einer nicht-jüdischen Familie gehandelt habe, der als Gegner der Nationalsozialisten von diesen ermordet worden sei. Ganz offensichtlich war es Nelly Sachs nicht möglich, mit dem geheimnisvollen Mann zusammenzuleben. Die unerfüllte Liebe führte schließlich zu einem seelischen Zusammenbruch. Daraufhin wurde Nelly in ein Sanatorium eingewiesen und dort über einen längeren Zeitraum hinweg behandelt. Zu den Therapien, zu denen man ihr riet, gehörte auch das Schreiben. Fortan schrieb sie Gedichte und Geschichten, mit deren Hilfe sie versuchte, ihre Sorgen, Nöte, Hoffnungen sowie ihre Fragen an die Gegenwart und an die Zukunft zu verarbeiten.

Im Jahr 1921 erschien in einem Berliner Verlag ihr erstes Buch *Legenden und Erzählungen*. Ab Ende der 1920er-Jahre etablierte sich Nelly Sachs als Dichterin. In dieser Zeit erschienen in der »Vossischen Zeitung« mehrere Gedichte von ihr. Etwa um diese Zeit starb Nellys Vater. Dadurch geriet die Familie zunehmend in wirtschaftliche Schwierigkeiten, die sich nach der »Machtübernahme« durch die Nationalsozialisten im Jahr 1933 merklich verstärkten. Nelly hatte – außer in jüdischen Publikationsorganen – bald keine Möglichkeit mehr, ihre Texte und Gedichte zu veröffentlichen. Trotz der wachsenden Bedrohung, der die jüdische Familie Sachs während des »Dritten Reiches« ausgesetzt war, blieben Mutter und Tochter zunächst in Deutschland. Nach der »Reichskristallnacht« 1938 entschlossen sie sich, das Reich zu verlassen. Doch erst im Mai 1940 gelang den beiden schließlich, mit Hilfe der damals bereits todkranken schwedischen Dichterin Selma Lagerlöf, mit der Nelly seit vielen Jahren in Kontakt stand, die Flucht nach Schweden. Hier lebten die beiden Frauen zunächst von der Hand in den Mund. Da Nellys Mutter krank und deshalb arbeitsunfähig war, musste sich die Tochter sowohl um die Mutter als auch um den Broterwerb kümmern. Um überhaupt etwas Geld zu verdienen, arbeitete Nelly Sachs als Wäscherin und Näherin. Daneben lernte sie Schwedisch. Innerhalb relativ kurzer Zeit war Nelly mit der schwedischen Sprache soweit vertraut, dass sie als Übersetzerin tätig werden konnte. Auch ihre eigenen Werke verfasste sie jetzt auf Schwedisch. Nach dem Tod ihrer Mutter, die sie bis zum Schluss gepflegt hatte, litt Nelly geraume Zeit unter einer schweren Depression. Nach und nach gelang es ihr jedoch, in das »normale« Leben zurückzufinden und weiterzuschreiben.

Gegen Ende der 1950er-Jahre wurden (west-)deutsche Lektoren, Verleger und Leser wieder auf Nelly Sachs, die sogenannte »Dichterin der Shoah«, aufmerksam. Im Suhrkamp-Verlag erschienen damals zwei Bände mit »Gedichten und szenischen Dichtungen«, die dazu beitrugen, dass die Dichterin, die seit 1953 die schwedische Staatsbürgerschaft besaß, in Deutschland (wieder) zunehmend bekannt und anerkannt wurde. Im Jahr 1960 erhielt sie den »Droste-Preis« der Stadt Meersburg, den sie persönlich entgegennahm. Es war das erste Mal seit zwanzig Jahren, dass Nelly Sachs deutschen Boden betrat. Nach ihrer Rückkehr brach sie erneut zusammen. In den folgenden Jahren sollte sie immer wieder längere Zeit in einer Nervenheilanstalt zubringen. Trotzdem gab sie das Schreiben nicht auf. Die Arbeit an ihren Texten sorgte dafür, dass sie nicht in Depression und Krankheit verharrte. Im Jahr 1966 wurde Nelly Sachs der Literaturnobelpreis verliehen.

Vier Jahre später, am 12. Mai 1970, starb die Dichterin an den Folgen einer Krebserkrankung.

MARLENE DIETRICH, SCHAUSPIELERIN

** 27. Dezember 1901, Schöneberg, Berlin*
† 6. Mai 1992, Paris (Frankreich)

»Aber natürlich waren wir Anti-Nazi«

Maximilian Schell und Marlene Dietrich hatten sich bei den Dreharbeiten zu dem 1961 entstandenen Film *Das Urteil von Nürnberg* kennengelernt. Etwas über 20 Jahre später, Anfang der 1980er-Jahre, erhielt Maximilian Schell von dem Filmproduzenten Karel Dirka den Auftrag, einen Dokumentarfilm mit und über Marlene Dietrich zu drehen. Die damals 80-Jährige sei einverstanden, erklärte der Produzent. Allerdings gebe es ein Problem: In dem Vertrag, den er mit ihr ausgehandelt habe, existiere eine Klausel, der zufolge die Dietrich nicht gefilmt werden dürfe.

Schell nahm den Auftrag trotzdem an. Wie von Dirka angekündigt, beharrte Marlene Dietrich darauf, weder gefilmt noch fotografiert zu werden. Gleiches galt für ihre Wohnung. Des Weiteren durfte niemand außer Maximilian Schell bei dem Interview mit Marlene Dietrich zugegen sein. Sie wollte nicht, dass sich Mitarbeiter des Teams mit ihr im selben Zimmer befanden, vor allem deshalb, weil sie befürchtete, dass womöglich heimlich gedreht würde. Insofern blieb Maximilian Schell nichts anderes übrig, als das Interview mit Marlene Dietrich alleine zu führen, während das Team – durch einen Vorhang von den beiden getrennt – die Tonaufnahmen machte.

Das abwechselnd in deutscher und englischer Sprache geführte Gespräch erstreckte sich über sechs Tage. Für Schell war es eine anstrengende Zeit, zumal Marlene Dietrich nicht bereit war, viel über ihr Leben, ihre Vergangenheit, ihre Arbeit oder ihre Familie preiszugeben.

Zum Beispiel behauptete sie, keine Geschwister zu haben, was definitiv nicht stimmte. Tatsächlich hatte Marlene Dietrich eine ältere Schwester, mit der sie auch nach wie vor in Verbindung stand. Doch Elisabeth, genannt »Liesel«, war Marlene insofern peinlich, als sie – gemeinsam mit ihrem Ehemann – in der Nähe des Konzentrationslagers Bergen-Belsen ein Truppenkino betrieben hatte. Das Kino wurde sowohl von Wehrmachtsangehörigen besucht, die in dem Kasernenkomplex untergebracht waren, der zu dem 1935 eingerichteten Truppenübungsplatz Bergen gehörte, als auch vom Wachpersonal des benachbarten Konzentrationslagers. Marlene Dietrich wollte verhindern, dass ihre Reputation als engagierte Kämpferin gegen den Nationalsozialismus durch die »Kollaboration« ihrer Schwester mit dem NS-Staat beschädigt wurde.

Deshalb, und weil Marlene Dietrich viele Fragen Schells als »Quatsch« abtat und sich auch sonst wenig kooperativ zeigte, brach Maximilian Schell das Interview nach sechs Tagen schließlich ab. Einen Film über Marlene Dietrich drehte er trotzdem. Dafür ließ er eigens ihr Wohnzimmer nachbauen, um den Zuschauern eine Ahnung davon zu geben, wie die einstige Schauspiellegende gegenwärtig lebte. Im Februar 1984 wurde der Dokumentarfilm *Marlene* uraufgeführt.

Der im Folgenden abgedruckte Auszug aus dem Interview mit Marlene Dietrich entstand im Zuge des sechstägigen Gesprächs zwischen ihr und Maximilian Schell. Marlene Dietrich geht darin auf ihre Abneigung gegen die Nationalsozialisten ein, die sie, die seit 1930 in den USA lebte und ab 1939 amerikanische Staatsbürgerin war, nach Kräften bekämpft hatte. Ihr Einsatz gegen den NS-Staat veranlasste sie nach dem Ausbruch des Zweiten Weltkriegs, sich für die US-Armee als Truppenbetreuerin zu betätigen. Im Gegensatz zu anderen prominenten Künstlern, die nur hin und wieder vor den Soldaten sangen, tanzten oder spielten, widmete sie sich dieser Aufgabe mit großer Hingabe und Aufopferung. Oft trug sie bei ihren Auftritten Uniform, um deutlich zu machen, dass sie ein Teil der gegen den NS-Staat und seine Verbündeten kämpfenden Truppe war. Die Nationalsozialisten denunzierten sie daraufhin als »Judenfreundin« und »Ami-Hure«.

Ihr Einsatz für die US-Armee, zu dem Shows, Lazarettbesuche und Radiosendungen gehörten, außerdem Aufrufe an die deutschen Soldaten, die Waffen niederzulegen, wurde ihr nach 1945 in Deutschland übelgenommen. Manchem Deutschen galt sie deswegen als »Vaterlands-Verräterin«. Sogar im Jahr 1960 war der Zorn bei einigen ihrer früheren Landsleute nicht verraucht. Als sie in jenem Frühjahr zu einer mehrwöchigen Tournee in ihre alte Heimat reiste, wurde sie bedroht, bespuckt und einmal sogar auf offener Bühne mit einem Ei beworfen. Auch hatte man ihr gedroht, in den Theatern, in denen sie auftrat, Bomben im Zuschauerraum detonieren zu lassen. Dazu war es zwar nicht gekommen, hatte aber teilweise zur Folge, dass die Vorstellungen nicht durchgehend ausverkauft waren.

Interviewer: »Sie sind später dann wieder nach Berlin zurückgekommen, mit einer Show.«
Dietrich: »War ja scheußlich. Die haben mir da Bomben reingetan ins Theater, die wollten ja nichts von mir, die waren mir doch beese. Das ist Haßliebe, ja? Die haben gesagt, die ist von uns weggegangen, die wollte uns nicht. Die liebten mich und haßten mich. Alles zur selben Zeit. Und da waren sehr nette Menschen auch. Da war der Willy Brandt, wir haben miteinander gesprochen, und da war eine richtige Frau, einer Berlinerin, und die sagte zu mir: ›Na, wollen wir uns mal wieder vertragen?‹, und so waren manche Berliner, nicht wahr? Aber da waren natürlich viele andere, die wollten mir das nicht verzeihen, und das ist ja wie alle Liebesverhältnisse, ja? Wenn der eine weggeht, ist der andere beese, nicht?«
Interviewer: »Das Weggehen war ein mutiger Entschluß.«
Dietrich: »Nee, mein Herz, die Sache war, den Krieg so schnell zu Ende zu führen wie möglich. Wir verstanden doch von Politik nichts, aber natürlich waren wir Anti-Nazi. Also, das natürlich, ja. Wir wußten doch von den Konzentrationslagern, von den vergasten Kindern und allem. Und da ist es ja sehr leicht, sich zu entscheiden. Wenn jemand Ihnen sagt, da, da töten die da die Kinder, Hunderttausende von Menschen: Braucht das einen großen Mut, sich zu entscheiden, welche Seite man nimmt? Nein. Daß das Deutschland war, da konnte

ich ja nun nichts helfen, ich wußte ja auch nicht, wieviel die Deutschen wußten. Aber auf alle Fälle haben die mit Hitler mitgemacht, das ist alles, was ich weiß. Und da ich doch die Deutschen kenn', da ich doch selber Deutsche bin: Die wollten a Führer, und die haben a Führer bekommen, ja, nicht? Denn wir alle Deutschen sind doch so. Wir wollen a Führer, ja, doch, jajajaja. Wir wollen jemand, der uns sagt, was wir machen sollen, nicht wahr? Und wie da dieser gräßliche Hitler gekommen ist[,] da haben die doch gesagt: ›Ah, wie wunderbar, das ist 'n Führer‹, nicht? Daß jemand mir sagt, mach so und mach das. Koche, mach die Türe auf, tu dies, tu das, tu das. So bin ich erzogen. Aber mit Hitler nun nicht. Da ging's nicht mehr mit mir.«

Über ihr Verhältnis zu den Deutschen während der NS-Zeit und nach 1945 hatte sich Marlene Dietrich bereits 1966 geäußert. Gegenüber dem Journalisten Paul Giannoli von *Le Nouveau Candide* erklärte sie damals:

Interviewer: »Glauben Sie nicht, dass es besser wäre, einen Strich unter das Nazi-System zu ziehen, zu vergessen und nur noch an das neue Deutschland zu denken?«
Dietrich: »Nein, alle diese Schrecken sind noch zu nah. Wie kann man diese Verbrechen vergessen, solange sie in der Erinnerung der Täter und Opfer weiterleben ...«
Interviewer: »Es könnte doch sein, dass das deutsche Volk getäuscht und verführt worden ist. Nicht alle Deutschen waren Nazis.«
Dietrich: »Aber fast alle wussten, was vor sich ging. Wie konnte man denn übersehen, dass es Konzentrationslager gab? Jeden Tag wurden in jeder Stadt von der SS und der Gestapo Männer und Frauen verhaftet, die schrien, die weinten, die man über das Pflaster schleifte. Haben die Deutschen das nicht gesehen? Haben sie keine Fragen gestellt? Was geschah mit den Menschen, die die Polizei abführte[,] und die man nie wiedersah?«
Interviewer: »Wo waren Sie denn zu jener Zeit?«
Dietrich: »In den Vereinigten Staaten.«

Interviewer: »Wie können Sie Ereignisse beurteilen, die Sie gar nicht selbst miterlebt haben?«
Dietrich: »Wir erfuhren es von den Deutschen, die vor dem Hitler-Regime geflohen waren – über die Schweiz, als Mönche oder Frauen verkleidet. Ich habe jemandem in der Schweiz Geld geschickt, der Menschen bei der Flucht aus Deutschland half.«
Interviewer: »Wann kam dieser Hass gegen die Nazis über Sie?«
Dietrich: »1933, an Bord der ›Europa‹. Ich kam gerade von Filmaufnahmen aus den USA. Wir saßen bei Tisch, als einer der Kapitäne uns aufforderte aufzustehen, weil im Radio eine Rede von Hitler übertragen wurde. Ich habe mich als letzte vom Tisch erhoben. Ich hatte Hitlers Stimme nie zuvor gehört, sie machte mir Angst. Ich sah die Fahne mit dem Hakenkreuz im Wind flattern und etwas zerbrach in mir. Ich bat darum, in Cherbourg von Bord gehen zu können. Ich wollte nicht nach Deutschland zurückkehren.«
Interviewer: »Ihre Reaktion war demnach rein gefühlsmäßig?«
Dietrich: »Ich war jung, ohne politische Erfahrung, ich wusste nicht, ob es gut oder schlecht war, wenn Hitler an die Macht käme. Die Stimme machte mir Angst, was er sagte, war mir zuwider, und ich wusste, dass er die Juden umbringen ließ, bloß weil sie Juden waren. Das reicht, um Hitler zu hassen und Deutschland abzulehnen.«
Interviewer: »Ist Deutschland für Sie gestorben?«
Dietrich: »Nein, das wäre unmöglich. Ich bin jetzt amerikanische Staatsbürgerin. Aber ich kam in Deutschland zur Welt. Das lässt sich nicht leugnen.«
Interviewer: »War es nicht eine Provokation, 1960 nach Berlin zurückzukommen?«
Dietrich: »Nein, das war ein Vertrag. Auf der Straße waren Leute mit Plakaten. Darauf stand ›Marlene go home‹. Und Männer riefen in die Menge, dass ich dabeigewesen sei, als Franzosen deutsche Soldaten ermordet hätten. Sie seien keine Hitler-Banditen gewesen, sondern Frontsoldaten.«
Interviewer: »Trugen Sie den Orden der französischen Ehrenlegion?«
Dietrich: »In Berlin hätte ich am liebsten zwei getragen.«

Interviewer: »Wie lange haben Sie in der amerikanischen Armee gedient?«
Dietrich: »Drei Jahre. Ich habe an allen Feldzügen teilgenommen, in Italien, Belgien, Deutschland. Als Freiwillige.«
Interviewer: »Sie hätten damals bedenkenlos und ohne Gewissensbisse Deutsche töten können?«
Dietrich: »Je mehr man damals tötete, desto schneller kam das Ende.«
Interviewer: »Hatten Sie niemals das Gefühl, dass Ihnen die deutschen Toten näher standen als die amerikanischen Toten?«
Dietrich: »Ich bin dabeigewesen, als unschuldige Soldaten für eine Sache starben, die nicht die ihre war, die ein Land verteidigten, das nicht ihr Heimatland war. Die Deutschen kämpften für Hitler. Aber die jungen Amerikaner kämpften für die Freiheit anderer. Amerika hatte überhaupt keinen Grund, in den Krieg einzutreten. Dennoch hat es seine Soldaten geschickt. Deshalb bewunderte, liebte und beweinte ich sie.«
Interviewer: »Und als die Bomben der Fliegenden Festungen auf Berlin, Hamburg und Köln fielen und Tausende von Zivilisten töteten - war Ihnen das auch gleichgültig?«
Dietrich: »Wir waren im Krieg. Ich war für alles, was dazu diente, diesen Krieg schnell und zu unseren Gunsten zu entscheiden. Wie sollte mein Herz zerreißen, als Hamburg bombardiert wurde, wenn es doch schon zerrissen war, als die Bomben auf London fielen. Ich war auf der Seite der Unschuldigen, sie mussten gewinnen.«
Interviewer: »Es wird aber eines Tages doch notwendig sein, Deutschland zu verzeihen.«
Dietrich: »Deutschland zu verzeihen sollte denen vorbehalten sein, die unter Deutschland gelitten haben.«

Marlene Dietrich

Anders als von Marie – oder Maria – Magdalene »Marlene« Dietrich immer behauptet, wurde sie nicht erst 1904, sondern bereits 1901 als Tochter von Louis und Wilhelmine Dietrich geboren. Schon als Kind erhielt Marlene Musikunterricht, lernte Geige und Klavier spielen. Ihre Schulzeit verbrachte sie in verschiedenen Instituten. Als sie zu Ostern 1918 abging, hatte sie keinen Abschluss vorzuweisen. Trotzdem wurde sie an der Staatlichen Musikschule in Weimar angenommen. Marlene strebte eine Ausbildung als Konzertgeigerin an. Um 1921 wechselte sie nach Berlin. Hier brach sie ihre Ausbildung im Jahr 1922 jedoch aus gesundheitlichen Gründen ab.

Um diese Zeit – Marie nannte sich jetzt offiziell Marlene – sprach sie an der Schauspielschule des »Deutschen Theaters« vor und bekam tatsächlich gleich eine Rolle in dem Stück *Der Widerspenstigen Zähmung*. In der Folgezeit erhielt Marlene Dietrich immer mal wieder kleinere Filmrollen. Am 17. Mai 1923 heiratete sie den Regieassistenten Rudolf Sieber. Aus dieser Ehe, die schließlich auseinanderging, ohne dass sich die Eheleute je hätten scheiden lassen, ging die Tochter Maria hervor. Der Durchbruch als Schauspielerin gelang Marlene Dietrich im Jahr 1930 mit der Rolle der Lola in dem Film *Der blaue Engel*. Kurz darauf ging sie in die USA, wo sie bei Paramount unter Vertrag stand und diverse erfolgreiche Filme drehte.

Mitte der 1930er-Jahre versuchte Reichspropropagandaminister Joseph Goebbels mehrfach, Marlene Dietrich dazu zu bewegen, nach Deutschland zurückzukehren und dort Filme zu drehen. Er bot ihr eine hohe Gage an und sicherte ihr diverse Rechte und Freiheiten zu, unter anderem in Bezug auf die Wahl des Sujets. Doch Marlene Dietrich lehnte ab. Während des Krieges unterbrach sie ihre Schauspiel-Karriere, um sich der Truppenbetreuung zu widmen. Für ihre Verdienste erhielt sie nach dem Krieg die »Medal of Freedom«.

Nach dem Zweiten Weltkrieg war sie sowohl als Schauspielerin als auch als Sängerin erfolgreich. Ab den 1970er-Jahren zog sie sich mehr und mehr ins Privatleben zurück. Sie litt unter gesundheitlichen, aber auch finanziellen Problemen und wurde mit der Zeit immer wunderlicher. Am Ende verließ sie ihre Pariser Wohnung überhaupt nicht mehr. Kontakt zu anderen Menschen hielt sie, wenn überhaupt, zumeist über das Telefon.

Marlene Dietrich starb im Mai 1992 in ihrer Wahlheimat Paris.

GERTRUD KURZ, FLÜCHTLINGSHELFERIN

** 15. März 1890, Lutzenberg, Kanton Appenzell (Schweiz)*
† 26. Juni 1972, Bern (Schweiz)

»Warum haben wir nicht noch mehr Lärm gemacht«

Um Deutsche und Franzosen miteinander zu versöhnen, gründete der nach dem Ersten Weltkrieg als französischer Besatzungsoffizier in Deutschland dienende Elsässer Etienne Bach im Jahr 1925 die »Chevaliers de la Paix«, die im deutschen Sprachraum unter der Bezeichnung »Kreuzritter-Bewegung« bekannt wurden. Abgesehen von der politisch-menschlichen Zielsetzung, die die Bewegung verfolgte, mussten sich diejenigen, die den »Chevaliers« Christi beitreten wollten, sowohl zum Christentum als auch zu einem Leben für den Welt-Frieden bekennen.

Im Jahr 1930 traf Bach in der Schweiz auf die seit vielen Jahren sozial engagierte Haus- und Ehefrau Gertrud Kurz, die – tief beeindruckt von den Zielen und Idealen der »Kreuzritter« – der Gemeinschaft beitrat. Im Jahr 1937 übernahm sie die Präsidentschaft der schweizerischen Sektion. Im darauffolgenden Jahr, also 1938, erhielt sie von Bach den Auftrag, ein »internationales Sekretariat« der »Kreuzritter« einzurichten und zu leiten. Kurz nutzte ihre Funktion, um den »Chevaliers« eine neue Ausrichtung zu geben: Fortan sollte es nicht primär um den Weltfrieden und die deutsch-französische Verständigung gehen, sondern – in Anbetracht der Vertreibungs- und Diskriminierungspolitik des NS-Staates – insbesondere um Hilfe für Flüchtlinge.

Da im Laufe der Zeit immer mehr politisch und »rassisch« verfolgte Menschen Deutschland verlassen wollten und mussten, versuchten zahlreiche Betroffene, in die Schweiz zu emigrieren. Die aber ließ nur vergleichsweise wenige Menschen einreisen. Insgesamt, so hieß es in einem 1950 entstandenen Bericht über das »Flüchtlingswesen in der Schweiz«, hätten sich 295 381 »schutzsuchende Ausländer« über einen kürzeren oder längeren Zeitraum hinweg in der Schweiz aufgehalten, darunter 28 512 Juden.

Gertrud Kurz bemühte sich damals, der restriktiven Flüchtlingspolitik der schweizerischen Regierung entgegenzutreten. Zu diesem Zweck suchte sie immer wieder den persönlichen Kontakt zu einflussreichen Politikern, in der Hoffnung, dass diese die vor allem für Juden in Deutschland bedrohliche Lage anerkannten und ihnen daher den Grenzübertritt ermöglichten. Des Weiteren kümmerte sie sich persönlich um Menschen, denen die Flucht in die Schweiz gelungen war. Sie unterstützte sie, wo immer es ihr möglich war: finanziell, menschlich oder beruflich.

Trotz ihres unermüdlichen Einsatzes für Flüchtlinge und Hilfsbedürftige agierte Gertrud Kurz nie wie eine Rebellin. In einem hier auszugsweise abgedruckten Interview, das sie einem Journalisten des »Schweizer Radio und Fernsehens« (SRF) am 12. Dezember 1966 gab, stellte sie fest, dass sie mit etwas rebellischerem Auftreten womöglich (noch) mehr hätte erreichen können.

»Immer wieder komme ich darauf zurück. Wenn wir denn einiger gewesen wären, im Wollen, die Leute einzulassen, wenn wir [...] das Bundeshaus gestürmt hätten. Ich habe mir manchmal noch gesagt, warum haben wir nicht noch mehr Lärm gemacht, warum bin ich selber zum Beispiel auch mit der Zeit [...] leiser geworden, man wird irgendwie müde. Alles das kommt mir heute wie mein eigener Fehler vor. [...] Und jetzt geht es buchstäblich – gut, man hat jetzt auch so geschrieben über das, und man möchte die Wahrheit wissen und muß sie wissen, aber jetzt drückts mich, voran zu schauen, das so etwas nicht mehr kommt, aus dieser furchtbaren Zeit eine Lehre zu ziehen.«

Gertrud Kurz

Gertrud Kurz, geborene Hohl, war die Tochter eines in Lutzenberg in der Schweiz ansässigen Textilfabrikanten. Das Mädchen wuchs in Lutzenberg auf und ging dort auch zur Schule. Anschließend besuchte sie die Handelsschule Neuenburg, um sich auf den Eintritt in den elterlichen Betrieb vorzubereiten. Nachdem sie aber ihren späteren Ehemann, Albert Kurz, kennengelernt hatte, den sie 1912 heiratete, verzichtete sie auf ihre berufliche Karriere.

Das Ehepaar lebte nach der Hochzeit in Bern. Während Albert Kurz arbeitete, kümmerte sich seine Frau um den Haushalt und die drei Kinder, die aus der Ehe hervorgegangen waren. Doch wie zuvor schon ihre Mutter engagierte sich Gertrud Kurz für Menschen, für die es in der Gesellschaft wenig Platz gab, darunter ehemalige Häftlinge, Landstreicher und Bettler. Dazu gehörte, dass sie sie in ihr Haus einlud und dort verköstigte. In den 1930er-Jahren arbeitete sie für die »Kreuzritter-Bewegung«, eine in vielen Ländern tätige Vereinigung von Menschen, denen die Bewahrung des Friedens in der Welt am Herzen lag.

Doch gegen Ende der 1930er-Jahre, spätestens nach der »Reichskristallnacht« im November 1938, die viele jüdische Deutsche veranlasste, das nationalsozialistische Deutschland so schnell wie möglich zu verlassen, um in der Schweiz Schutz zu suchen, war Gertrud Kurz klar, dass mit Friedensarbeit allein den Bedrohten und Bedrängten nicht geholfen werden konnte. Jetzt war konkrete Hilfe und Unterstützung gefragt, so, wie sie es in der Vergangenheit mit den »Brüdern der Landstraße« gehalten hatte.

Da es damals auf Weihnachten zuging, beschloss Gertrud Kurz, zunächst eine Weihnachtsfeier für alle Flüchtlinge zu organisieren, die sich zu diesem Zeitpunkt in Bern aufhielten. Aufgrund des Zuspruchs, den diese Aktion erfuhr, stand für Gertrud Kurz fest, dass sie die Hilfe für die Geflüchteten unbedingt fortsetzen musste. Aus Gertruds »Friedensarbeit« wurde nun »Flüchtlingsarbeit«. Um diese bewerkstelligen zu können, gründete sie ihr eigenes Hilfswerk, die »Flüchtlingshilfe der Kreuzritter«. Mit Hilfe von Spenden versuchte sie, den Flüchtlingen, die sich in der Schweiz aufhielten, so gut es ging zu helfen. Parallel dazu setzte sie sich bei der Fremdenpolizei persönlich dafür ein, dass bestimmte Flüchtlinge, vor allem jüdische, entweder nicht ausgewiesen wurden oder überhaupt einreisen durften. Sie schrieb Dutzende Briefe an Politiker oder traf sich mit ihnen, darunter den Bundesrat und Vorsteher des eidgenössischen Justiz- und Polizeidepartements Eduard von Steiger. Nicht immer gelang es ihr, im notwendigen Maße Hilfe zu leisten, aber sie versuchte es immer wieder.

Nach Ende des Zweiten Weltkriegs engagierte sich Gertrud Kurz weiterhin für Flüchtlinge und für den Frieden in der Welt. Auch ihre Hilfsorganisation bestand weiter, jetzt allerdings unter dem Namen »Christlicher Friedensdienst« (cfd). Im Jahr 1958 wurde ihr die Ehrendoktorwürde der Theologischen Fakultät der Universität Zürich verliehen. Auch für den Friedensnobelpreis wurde sie in den 1960er-Jahren zwei Mal – allerdings vergeblich – vorgeschlagen. 20 Jahre nach ihrem Tod, im Jahr 1992, wurde Gertrud Kurz als erste Frau mit einer eidgenössischen Gedenkmünze geehrt.

ALICE SEELEY HARRIS, MENSCHENRECHTLERIN

** 24. Mai 1870, Malmesbury (Großbritannien)*
† 24. November 1970, Guildford (Großbritannien)

»Da lagen sie, diese kleine Hand und der Fuß«

Im Jahr 1970 berichtete die damals 100 Jahre alte Alice Seeley Harris in der von BBC 4 ausgestrahlten Sendung *Women in our time* über die Gräueltaten, die um die Jahrhundertwende in dem damals unter belgischer Herrschaft stehenden Kongo geschehen waren. Harris hatte sie seinerzeit im Bild festgehalten und dafür gesorgt, dass diese Fotos an die Öffentlichkeit gelangten.

Zu einer ihrer ersten und sehr bekannten Aufnahmen gehört »Nsala of Wala in the Nsongo District«. Das Bild wurde in der 1904 erschienenen Publikation *King Leopold's Rule in Africa* des Leopold-kritischen Journalisten Edmund Dene Morel veröffentlicht. Es zeigt einen auf einer Veranda sitzenden Mann, der auf die abgeschlagenen Extremitäten seiner kleinen Tochter schaut. Der Tod des Kindes war die Strafe dafür, dass Nsala, der Vater, nicht die von dem belgischen König Leopold geforderte Menge an Kautschuk-Lianen zusammengetragen hatte. Wem das nicht gelang, oder wer sich dem Zwang widersetzte, musste mit den schlimmsten Strafen rechnen. Dazu gehörte der eigene Tod, aber ebenso die grausame Hinrichtung von Familienmitgliedern.

Die Missionarin, Menschenrechtlerin und Fotografin Alice Seeley Harris trug mit dieser Aufnahme dazu bei, dass die grausame Herrschaft des belgischen Königs über den Kongo in der Folgezeit beendet wurde.

»Mein Mann und ich kamen 1896 [richtig: 1898] im Kongo an. Sieben Jahre lang waren wir dort Missionare. Ich wurde Schuldirektorin, da die vorhergehenden Direktoren gegangen waren. Zu dieser Zeit begannen die Spannungen zwischen uns und den belgischen Kautschukhändlern. [...] Die Kautschuk-Lianen sollten zweimal im Jahr geschnitten werden. Die Belgier erhöhten diesen Rhythmus auf zweimal im Monat. Die Eingeborenen wurden zu Gefangenen des Dschungels. Ernteten die Männer nicht genug Kautschuk, wurden die Frauen und Kinder eingesperrt, bis der Mann genug Kautschuk brachte. [...] An einem Sonntagmorgen kam mein Boy zu mir und sagte, ein Eingeborener würde hinter dem Haus auf mich warten. In ein Bananenblatt eingewickelt brachte er mir eine Hand und einen Fuß seiner Tochter. Ich bat ihn, sich auf die Veranda zu setzen und das Bananenblatt aufzuwickeln, und machte ein Foto. Da lagen sie, diese kleine Hand und der Fuß.«

Alice Seeley Harris

Alice Seeley, später Alice Seeley Harris, war eines von zwei Kindern des Ehepaars Aldred und Caroline Seeley. Um 1889 ging die junge Frau nach London. Dort arbeitete sie als Buchhalterin in der Zentrale der staatlichen Postbehörde »General Post Office« (GPO) in London. In ihrer Freizeit engagierte sie sich für »Frederick Brotherton Meyer's Mission Work« in London.

Einige Zeit später gab sie ihre Stelle bei der GPO auf, um sich voll und ganz der Missionsarbeit zu widmen. Sie meldete sich bei der »Congo Balolo Mission«, einer britisch-baptistischen Missionsgemeinschaft, um dort eine mehrjährige Ausbildung zur Missionarin zu durchlaufen. Im Jahr 1894 lernte sie ihren späteren Ehemann, John Harris, kennen. Wie Alice hatte auch John seinen ursprünglichen Beruf – er war bei einem Londoner Herrenausstatter beschäftigt gewesen – aufgegeben, um sich zum Missionar ausbilden zu lassen.

Im Jahr 1897 war es endlich so weit: Alice durfte im Auftrag der »Congo Balolo Mission« in das damals als »Kongo Freistaat« bezeichnete afrikanische Land reisen, um dort als Missionarin tätig zu werden.

Auch John sollte und wollte in den Kongo. Um gemeinsam entsandt werden zu können, heirateten sie am 6. Mai 1898. Wenige Tage später, am 10. Mai 1898, machten sie sich auf den Weg in den »Kongo Freistaat«. Die Überfahrt von Europa nach Afrika nahm insgesamt drei Monate in Anspruch.

Nach ihrer Ankunft im Kongo am 4. August 1898 reisten die beiden zunächst nach Ikau. Dort war das Ehepaar zwischen 1898 und 1901 auf der Missionsstation tätig. Alice fiel dabei die Aufgabe zu, die Kinder – vor allem in Englisch – zu unterrichten. Im Jahr 1901 verließen die Harris' Ikau, um nach Baringa zu gehen, wo sie bis 1905 bleiben sollten.

Die Willkür, die Ungerechtigkeit, die Brutalität und die gnadenlose Ausnutzung der Arbeitskraft der einheimischen Menschen sowie der vor Ort vorhandenen Ressourcen durch den belgischen König Leopold II., dessen persönliches Eigentum der »Freistaat Kongo« damals war, empörte Alice – und auch ihren Ehemann John – zutiefst. Um das Unrecht, das den Menschen im Kongo widerfuhr, der internationalen Öffentlichkeit bekannt zu machen, fotografierte Alice, wann und wo immer es ihr möglich war. Im Zuge eines vorübergehenden Aufenthalts in Großbritannien prangerten die Harris' 1902 die unhaltbaren Zustände im Kongo öffentlich an und sorgten dafür, dass die erschreckenden Aufnahmen, die Alice gemacht hatte, publiziert wurden.

Ab 1906 arbeitete das Ehepaar für die von Edmund Dene Morel gegründete »Morel's Congo Reform Association« (C.R.A.), die es sich zur Aufgabe gemacht hatte, die Verbrechen des belgischen Königs an der kongolesischen Bevölkerung zu dokumentieren und letztlich dafür zu sorgen, dass das Unrecht ein Ende hatte. Die C.R.A., in deren Auftrag Alice wahrscheinlich 1906 in die USA reiste, um auch hier gegen das Verhalten des belgischen Monarchen im Kongo zu protestieren, gilt im Übrigen als eine der ersten Menschenrechtsorganisationen. Im Jahr 1908 nahm der internationale Druck auf Leopold II. immer mehr zu. Schließlich sah sich der Monarch gezwungen, den »Kongo Freistaat« an den belgischen Staat zu verkaufen. Das bedeutete, dass der nun unter »Belgisch Kongo« firmierende Staat zu einer »normalen« Kolonie Belgiens wurde, über deren Geschicke fortan der belgische Staat und nicht mehr König Leopold II. persönlich zu entscheiden hatte.

Um 1910 zog sich die vierfache Mutter Alice aus der Arbeit für die C.R.A. und andere Organisationen, die sich gegen Sklaverei und Unterdrückung aussprachen, zurück. Ihren Kampf für Menschenrechte und Gerechtigkeit gab sie deshalb aber nicht auf. Bis ins hohe Alter reiste sie durch die Welt, hielt Vorträge und gab Interviews, um Unterdrückung und Ausbeutung öffentlich und international anzuprangern. Im Jahr 1933 wurde John Harris zum Ritter geschlagen. Fortan hätte seine Ehefrau Alice sich »Lady« nennen dürfen, was sie aber strikt ablehnte. Vielleicht auch deshalb, weil die Ehre tatsächlich nicht nur ihrem Ehemann gebührt hätte, sondern ebenso gut ihr selbst, und da ihr diese versagt worden war, verzichtete sie darauf, eine Lady von »Johns Gnaden« zu sein.

Alice Seeley Harris starb im November 1970 im englischen Guildford.

ANAÏS NIN, SCHRIFTSTELLERIN

** 21. Februar 1903, Neuilly-sur-Seine (Frankreich)*
† 14. Januar 1977, Los Angeles (USA)

»Suche der Frau nach einer eigenen Identität«

Die im Folgenden auszugsweise abgedruckte Rede der amerikanischen Schriftstellerin Anaïs Nin stammt vermutlich aus dem Jahr 1973. Ort und Anlass der Ansprache werden in dem von Evelyn Hinz zusammengestellten und 1975 im Fischer-Verlag in Frankfurt am Main erschienenen Buch *Sanftmut des Zorns. Was es heißt, Frau zu sein* nicht explizit erwähnt. Hinz verweist die deutsche Leserschaft auf die amerikanische Originalausgabe *A Woman speaks*. Wer sich also genauer mit den vorgelegten Texten Nins beschäftigen möchte, muss demnach im Original nachschlagen. Aus welchem Grund Evelyn Hinz (1938–2002), die offizielle Biografin Nins, im Hauptberuf Professorin für Englisch an den kanadischen Universitäten Sasketchewan und Manitoba, auf die konkreten Angaben von Zeit und Ort verzichtete, ist nicht bekannt.

Dass die Rede um 1973 gehalten worden ist, ergibt sich daraus, dass Anaïs Nin in ihrem Vortrag auf die 1887 geborene legendäre Buchhändlerin und Verlegerin Frances »Fanny« Steloff eingeht, die zum Zeitpunkt der Ansprache 86 Jahre alt war. Steloff betrieb seit 1920 den »Gotham Book Mart« in New York. Dort waren sowohl druckfrische als auch antiquarische Bücher erhältlich. Darüber hinaus unterhielt sie eine Art literarischen Salon, in dem viele bekannte Künstler verkehrten, darunter D. H. Lawrence und T. S. Eliot. Außerdem verkaufte oder verwahrte sie

Bücher und Manuskripte von Autoren, deren Texte zu bestimmten Zeiten aus bestimmten Gründen verfemt waren, wie zum Beispiel Henry Millers *Wendekreis des Krebses*. Auch verlegerisch war Steloff tätig. Zu den von ihr besonders geförderten Autoren gehörte Edward Gorey.

Als Verlegerin hatte sich in der Vergangenheit auch Anaïs Nin betätigt. Als sie feststellen musste, dass es recht schwierig war, einen Verleger für ihre esoterisch-erotischen Werke zu finden, entschloss sie sich, die Sache selbst in die Hand zu nehmen. Daraufhin erwarb sie eine Druckerpresse, machte sich mit deren Funktion sowie dem Setzen vertraut und begann, selbst zu drucken. Dabei ging es ihr nicht nur darum, ihre eigenen Texte zu veröffentlichen, sondern auch die ihrer Freunde und Bekannten. Im Jahr 1941 gründete sie – mit finanzieller Unterstützung ihres Ehemanns Hugh Guiler – in New York den nach ihrem langjährigen Liebhaber Gonzalo Moré benannten Verlag »Gemor Press«, der bis 1947 existierte. Dort publizierten, außer Anaïs Nin selbst, die syrische Dichterin Berthie Zilkha, der spanische Poet Bernardo Clariana sowie Gonzalo Moré.

»Nun glaube ich allerdings, daß die Selbstbefreiung nie nur von einer Gruppe von Menschen erreicht werden kann; sie muß gleichzeitig geschehen und für alle von uns gelten. Ich meine aber auch, daß die Männer von der Suche der Frau nach einer eigenen Identität gelernt haben. Sie haben gelernt, daß wir loskommen müssen von der Verplanung, Konditionierung, Erziehung, den Tabus und Dogmen, die uns allen eingeimpft worden sind. Nur waren die Beschränkungen für die Frau härter, denn ihre gesellschaftliche Rolle war sehr starr und abgegrenzt, und sie war in ihrer persönlichen Sphäre eingesperrt. Einige Frauen wuchsen darüber hinaus, und gerade die Frauen, von denen ich mit Vorliebe las [...], waren jene Frauen, die die Fähigkeit hatten, sich selbst zu befreien, die ihre Freiheit nicht forderten, sondern die fähig waren, sie sich zu schaffen. Ich werde später noch auf eine Frau zu sprechen kommen, die ihre Wünsche trotz erstaunlicher Hindernisse verwirklichte. [...] Wir [die Frauen] haben es immer hingenommen, wenn uns erklärt wurde, wir wären nicht imstande, etwas Bestimmtes zu tun. Jahrelang wurde mir gesagt, ich sei unfähig, klar über Politik zu denken, und ich habe es geglaubt. Warum habe ich es geglaubt? Plötzlich entdeckte ich nämlich, daß ich nicht unfähig war. Ich konnte mein Scheckbuch richtig führen, und ich konnte alle möglichen Kleinigkeiten erledigen, wozu ich angeblich nicht imstande war. Drucken zum Beispiel. Jeder lachte, als ich die Druckerpresse kaufte, und man sagte: ›Du bist natürlich nicht sehr begabt für Technik oder Mechanik.‹ Aber ich erlernte das Drucken, und ich lernte, daran Freude zu haben, obschon es sehr schwierig war. Eine Druckerin, das war natürlich etwas Ungewöhnliches, und man pflegte zu sagen, die Platte sei zu schwer und das Setzen zu kompliziert. Solche Ansichten zu überwinden, braucht seine Zeit. Abgesehen vom Schuldgefühl, hat die Frau heute noch ein anderes Problem. Falls sie nämlich die Tabus durchbricht und sich darüber hinwegsetzt, gilt sie als eine besondere Gattung Frau. Die letzten Jahre habe ich Frauenleben studiert; Biographien habe ich schon immer gelesen. Ich habe mich immer für das Leben anderer Frauen interessiert. Die Frauen, welche die Tabus durchbrachen, waren in Wirklichkeit gar keine außergewöhnlichen Frauen. Sie waren eigensinnig. Und ich kann das bezeugen, weil ich selbst mit allen Frustrationen, mit Ungeschicklichkeit und mit Hilflosigkeit meinen Weg begann. Ich habe nicht versucht, meinen Lebensunterhalt zu verdienen, ich hatte Angst vor der Welt. Ich sprach nicht, bis ich zwanzig war. Ich brachte mir das Sprechen selbst bei – ich weiß, Sie glauben mir nicht –, ich brachte es mir bei, indem ich schrieb. Ich lernte, mit anderen Menschen Kontakt herzustellen, und durch das Erscheinen der ›Tagebücher‹ wurde es mir möglich, mit Ihnen in Kontakt zu treten. Jetzt möchte ich die Geschichte einer Frau erzählen, die ihre Unabhängigkeit trotz unglaublicher Hindernisse durchsetzte. Es ist Frances Steloff, die den Gotham Book Mart in New York besitzt. Erst kürzlich bei ihrem 86. Geburtstag wurde ich mit ihrer Geschichte bekannt. Sie kam von einem Bauernhof mit zu vielen Kindern. Sie konnte nicht zur Schule gehen und hatte keine Möglichkeit zu lernen. So kam sie nach New York[,] so wie andere junge Frauen[,] und fand eine Stellung in Brentanos Buchladen – die unangenehmste Stellung, denn sie mußte nahe der Drehtür stehen, wo sich jedermann erkältete. [...] Als sie hundert Dollar gespart hatte, wollte sie gern einen eigenen Buchladen haben. Der Inhaber von Brentano, der ihr mittlerweile freundschaftlich zugetan war, warnte sie: ›Aber Sie sind völlig verrückt. Sie werden keinen Sommer in New York überleben. Was wollen Sie mit hundert Dollar anfangen?‹ Sie sagte: ›Ich will meinen eigenen Buchladen.‹ Aber es steckte mehr dahinter; sie wollte sich selbst unterrichten, den Büchern nahe sein, die Bücher finden, die ihr vorenthalten worden waren[,] und die sie liebte, selbst ohne ihren Inhalt zu kennen. Mit ihren hundert Dollars eröffnete sie ihren Buchladen nahe dem Theaterviertel in einem kleinen Kellerraum, zu dem man drei Stufen hinunterstieg. Und die Verleger waren von ihrem Wagemut beeindruckt und gaben ihr Kredit und gaben ihr Bücher. Aber sie führte nun ihren Buchladen so engagiert, sie war freundlich, so stets bereit zuzuhören, so einladend und so gastfreundlich, daß er immer besser ging. Und mehr als ein Buchladen wurde er zu einer Stätte der Begegnung. Schriftsteller trafen da andere Schriftsteller, Kritiker trafen Schriftsteller und Maler. Jeder kam in den Buchladen. Man durfte dort herumstöbern und lesen. Es herrschte immer große Unordnung, man konnte die Bücher nicht finden, aber es war ein großes Abenteuer. Dann öffnete sie ihren Hinterhof und stellte Bücherstände aus Metall auf, wie man sie auf den Seinequais in Paris findet. Sie war voller Einfälle. Die Gestelle wurden mit Büchern gefüllt, und die Zusammenkünfte fanden dann gewöhnlich im Hinterhof statt. Und da sie schon immer an gesunde Ernährung geglaubt hatte, servierte sie nur Tee und Gebäck. Jedermann kam. Dieser Buchladen wurde das Herz des literarischen Lebens von New York. […] Dies ist der Instinkt, die Intuition und die Initiative, über die wir uns jetzt Gedanken machen und denen Frauen gern entfliehen möchten. Aber diese Frau hat damit etwas erreicht und sich gleichzeitig gebildet. […] Wurden bestimmte Bücher verlangt, dann las sie sie. Sie bildete sich so weit, daß das von ihr gewählte College von Skidmore (wo ich neulich einen Vortrag hielt) ihr ehrenhalber einen akademischen Grad verlieh. […] Sie besaß einen besonderen Spürsinn, einen In-stinkt, eine Intuition für menschliche Werte. Sie sagte, sie beurteile ein Buch danach, ob sie den Autor mochte oder nicht. Sie machte ihren Buchladen zu einem wirklichen literarischen Mittelpunkt – und das nenne ich eine kreative Frau.«

Anaïs Nin

Anaïs Nin wurde am 21. Februar 1903 im französischen Neuilly-sur-Seine als Tochter des kubanisch-spanischen Konzertpianisten Joaquím Nin y Castellanos sowie der dänischen Opernsängerin Rosa Culmell y Vigaraud geboren. Mit vollem Namen hieß das Mädchen Angela Anaïs Juana Antolina Rosa Edelmira Nin y Culmell.

Nachdem der Vater seine Familie 1914 verlassen hatte, übersiedelte Mutter Rosa mit ihren Kindern in die USA. Für die Tochter stellte die Trennung vom Vater und der Wechsel des Wohnorts ein einschneidendes Erlebnis dar. Insbesondere den Verlust des Vaters verkraftete Anaïs nur schlecht. Sie versuchte, das für sie traumatische Erlebnis durch regelmäßiges Tagebuchschreiben zu bewältigen. Dem Tagebuchschreiben sollte sie bis ans Ende ihres Lebens treu bleiben. Am Schluss umfassten ihre Tagebücher rund 15 000 maschinengeschriebene Seiten. Sie stellen, wie häufig erwähnt wird, das Haupt- und eigentliche Werk der Schriftstellerin Anaïs Nin dar. Ihre diversen Romane und Geschichten, in denen meist Sexualität und Erotik im Mittelpunkt stehen, seien qualitativ und inhaltlich nicht annähernd so gut wie ihre Tagebuch-Texte.

Nach der Übersiedlung von Anaïs' Familie in die USA hatte das Mädchen die Schule abgebrochen. Fortan verdiente sie ihr Geld unter anderem durch Modeln. Anfang der 1920er-Jahre lernte sie den damaligen Bankkaufmann und späteren Filmemacher Hugh Parker Guiler kennen, später bekannt unter seinem Künstlernamen Ian Hugo. Im März 1923 heirateten die beiden. Im darauffolgenden Jahr übersiedelte das Ehepaar nach Paris. Dort lebten sie bis 1940. Anschließend kehrten sie in die USA zurück. Die zeitweilig rauschgiftsüchtige Anaïs Nin hatte während ihrer Ehe mit Hugh Parker Guiler diverse Affären und Liebhaber. Zu ihnen gehörte der Schriftsteller Henry Miller, dessen Roman *Der Wendekreis des Krebses* sie zum einen mitfinanzierte und zum anderen ein Vorwort verfasste.

Im Jahr 1947 lernte sie den Musiker und später studierten Forstwirt

Rupert Pole kennen. Am 17. März 1955 heirateten die beiden. Pole wusste angeblich nicht, dass seine Frau bereits verheiratet war. Im Jahr 1966 wurde die Ehe der beiden annulliert, doch Rupert und Anaïs blieben ein Paar, ebenso wie Anaïs und Hugh, und das bis zu Anaïs Tod im Jahr 1977.

Anaïs Nin starb am 14. Januar 1977 im Cedars-Sinai Medical Center in Los Angeles.

MARION DONOVAN, ERFINDERIN

** 15. Oktober 1917, Fort Wayne, Indiana (USA)*
† 4. November 1998, Manhattan, New York (USA)

»Wir brauchen diese Windel nicht«

Als Marion Donovan an einem Abend im Jahr 1946 wieder einmal ihre schreiende Tochter aus dem Kinderbettchen holen musste, weil die Windel ausgelaufen war, befand sie, dass es so nicht weitergehen konnte. Es musste doch möglich sein, eine Windel herzustellen, die die Ausscheidungen des Babys tatsächlich auffing. Abgesehen davon war die mangelnde Dichtigkeit der Windeln keineswegs das einzige Problem. Hinzu kam der unpraktische Verschluss in Form von Sicherheitsnadeln und der Umstand, dass über die eigentliche Windel häufig eine Gummihose gezogen werden musste, um wenigstens ein bisschen Dichtigkeit zu erzeugen. Da das Gummi aber alles andere als atmungsaktiv war, litten die Babys häufig unter sogenanntem Windelausschlag.

Daraufhin entwickelte Marion Donovan eine Windel, die den Säugling vor allem im Beinbereich nicht einschnürte, dort aber dennoch eng genug anlag, um keine Flüssigkeit austreten zu lassen. Weil sie außerdem Windelausschlag verhindern wollte, umhüllte sie den Saugkörper, also das Vlies, das die Ausscheidungen aufnahm, mit einem atmungsaktiven Stoff, und die Sicherheitsnadeln, die bis dahin die Windel zusammengehalten hatte, ersetzte sie durch Druckknöpfe. Damit war die Gefahr, dass die Säuglinge durch einen unabsichtlichen Stich mit der Sicherheitsnadel verletzt wurden, vollständig beseitigt.

Weil Marion Donovan keinen Hersteller fand, der die von ihr entwickelte Windel produzieren wollte, entschied sie sich, die »Boater« [Bootfahrer/Kahnfahrer] selbst herzustellen und zu vermarkten. Die Windeln wurden ein voller Erfolg. Drei Jahre nach der Herstellung des ersten Prototyps konnte Marion Donovan ihre Windelfabrik für eine Million Dollar an einen anderen Hersteller verkaufen.

In der US-Fernsehsendung »Daytime Talk and Invention« erklärte Marion Donovan der Moderatorin Barbara Walkers im April 1975 die Funktion der von ihr entwickelten Windel:

Donovan: »Nun, das Baby hat regelmäßig ins Bett gemacht, weshalb sowohl die Windel als auch das Bettzeug gewechselt werden musste – um elf Uhr.«
Interviewerin: »Haben Sie denn keine Gummihose benutzt?«
Donovan: »Gummihosen [...] – die drücken an den Beinen und am Bauch und deshalb erfand ich dies. [Zeigt die Windel.] Es nennt sich ›Boater‹, weil es wie ein Boot aussieht; das fand ich jedenfalls vor 25 Jahren. [...] Die Windel ist wie ein Fensterbriefumschlag [...]. [Donovan zeigt, wie das Windelprinzip funktioniert.] Die Beine waren umschlossen, aber nicht eingeengt, und das verhinderte, dass die Babys Windelausschlag bekamen, weshalb die Windel von vielen Ärzten empfohlen wurde.«
Interviewerin: »Nun, was geschah, nachdem Sie die Windel soweit entwickelt hatten, dass Sie sie einem Hersteller anbieten konnten?«
Donovan: »[...] Ich setzte mich mit allen bekannten Firmen in Verbindung, die Sie sich vorstellen können, und sie alle sagten: Wir brauchen diese Windel nicht. Nie hat uns eine Frau nach so etwas gefragt. Wir brauchen es schlicht und ergreifend nicht. Erfreulicherweise verkaufen sich alle unsere Gummihosen sehr gut. Daraufhin entschloss ich mich, die Windeln selbst herzustellen.«

Marion Donovan

Marion O'Brien wurde 1917 als Tochter eines Werkstattbesitzers geboren, der nicht nur Fahrzeuge reparierte, sondern auch sonst technisch und mechanisch kreativ war. Ihre Mutter verlor das Mädchen früh. Es wuchs daher bei seinem Vater auf und verbrachte viel Zeit mit ihm, in seiner Werkstatt und seinen Tüfteleien.

Nach Beendigung der Schule studierte sie Englische Literatur. Das Studium schloss sie 1939 mit einem Bachelor of Arts ab. Anschließend arbeitete sie als Redakteurin bei der Modezeitschrift *Vogue*. Nachdem sie den Geschäftsmann James Donovan geheiratet hatte, gab sie ihre Stelle auf und zog mit ihrem Mann nach Westport, Connecticut. Als sie Mutter geworden war, stellte sie fest, wie unzureichend die gängigen Windeln in Bezug auf Babyhaut und Schutz vor Nässe waren. So kam sie auf die Idee, eine praktischere und effektivere Windel zu entwickeln.

Das sollte allerdings nicht die einzige Erfindung bleiben, die Marion Donovan, wie sie nach ihrer Hochzeit hieß, machte. Immer wieder entwickelte sie Alltagsgegenstände weiter, meldete ihre Erfindungen zum Patent an und verstand es, ihre Produkte auch zu vermarkten. Später entschloss sie sich, ein zweites Studium aufzunehmen. Dieses Mal sollte es Architektur sein. Als Studienort wählte sie Yale. Einige Zeit später, im Jahr 1980, entwarf sie schließlich ein Haus für sich und ihre Familie in Greenwich, Connecticut.

Marion Donovan starb am 4. November 1998 in Manhattan, New York.

BETTY FORD, PRÄSIDENTENEHEFRAU UND KREBSPATIENTIN

** 8. April 1918, Chicago (USA)*
† 8. Juli 2011, Rancho Mirage, Kalifornien (USA)

»Ein bösartiger Tumor«

Die Ehefrau des damals amtierenden US-Präsidenten Gerald Ford hielt die im Folgenden auszugsweise abgedruckte Rede am 7. November 1975 vor der »Cancer Society« in New York. Darin berichtete sie über ihre Krebsoperation und rief die amerikanischen Frauen dazu auf, regelmäßig Vorsorgeangebote wahrzunehmen, weil dies – wie bei ihr geschehen – Leben retten kann.

Ein Jahr zuvor, am 26. September 1974, hatten die Ärzte im Zuge einer Routineuntersuchung bei Betty Ford einen Tumor in der Brust entdeckt. Zwei Tage später, am 28. September 1974, musste ihr eine Brust entfernt werden. In der Folgezeit entschloss sich Betty Ford, ihre Krankheit öffentlich zu thematisieren. Über Brustkrebs zu sprechen – erst recht als Präsidentengattin, von der man eigentlich erwartete, dass sie überhaupt nicht über ihr Befinden oder ihre Krankheiten sprach –, war damals in den USA absolut nicht üblich. Betty Ford wollte dieses Tabu brechen. Es lag ihr am Herzen, dass so viele Frauen wie möglich an Vorsorgeuntersuchungen teilnahmen, damit der Brustkrebs so früh wie möglich erkannt und geheilt werden konnte. Zuerst kam der Selbstbefund, also das Abtasten der Brust durch die Frau selbst, und dann folgte, falls nötig, eine Mammografie.

Aufgrund von Betty Fords Aufruf an die Frauen stieg die Anzahl derjenigen, die sich an Vorsorgeuntersuchungen beteiligten, um 15 Prozent. Das offene Umgehen der Präsidentengattin mit ihrer Krankheit hatte also dazu beigetragen, das Thema Brustkrebs zumindest in gewissem Maße zu enttabuisieren und die Bereitschaft, sich Vorsorgeuntersuchungen zu unterziehen, erhöht. Eines Tages erhielt Betty Ford einen Brief von einer gewissen Mrs. Stoud. Die Dame berichtete ihr, dass sie – auf Betty Fords Aufruf hin – eine Selbstuntersuchung ihrer Brust durchgeführt habe. Dabei sei ihr ein Knötchen aufgefallen, weshalb sie unverzüglich einen Arzt konsultiert habe, der einen bösartigen Tumor in ihrer Brust entdeckt und entfernt habe. Betty Ford, so meinte Mrs. Stoud, sei ihre Lebensretterin gewesen.

Für ihr Engagement gegen den Brustkrebs erhielt Betty Ford im Jahr 1976 den »Communicator of Hope«-Award der »Cancer Society«. Betty Ford hatte übrigens Glück: Der Krebs kehrte nicht mehr zurück. Dank der 1974 durchgeführten Operation war sie vollständig geheilt.

»Ich freue mich, heute Abend hier zu sein […]. Ich fühle mich absolut wundervoll. Ich hatte gerade meine jährliche Nachsorgeuntersuchung, und die ergab, dass alles in Ordnung ist. Es gibt im Moment keine Anzeichen für ein Wiederauftreten des Krebses. Ich bin davon überzeugt, dass ich vollständig geheilt bin. Dank der Nachsorgeuntersuchung letzten September, guten Ärzten, der liebevollen Unterstützung durch meinen Ehemann und meine verständnisvollen Kinder - kann ich wirklich sagen, dass das vergangene Jahr eines der erfülltesten und glücklichsten meines Lebens war.

An dem Morgen, an dem ich in den OP gefahren wurde, ahnte ich, dass es sich als etwas Bösartiges herausstellen würde, und dass meine Brust amputiert werden müsste. Aber als die Operation dann vorüber war, fühlte ich mich sehr erleichtert. Ich hatte das Gefühl, dass ich Glück gehabt hatte und keine Probleme haben würde, weil die Ärzte den Tumor in einem so frühen Stadium entfernt hatten. Das Schwierigste in dieser Phase war meine Familie […]. Ich musste […] versuchen, sie aufzumuntern, denn sie war so betrübt und traurig.

Ein bösartiger Tumor - das war etwas, womit mein Mann nie gerechnet hatte, er konnte nicht glauben, dass mir so etwas zustoßen könnte.
Die ganze Familie konnte das nicht glauben. Ich denke, ihre Überraschung war berechtigt, denn an einem Tag war ich noch munter und gesund, und am nächsten Tag lag ich im Krankenhaus, um mir die Brust entfernen zu lassen. In dem Moment wurde mir klar, dass wahrscheinlich viele Frauen in den USA in derselben Situation waren.
Diese Erkenntnis veranlasste mich dazu, offen und öffentlich über meine Krebsoperation zu sprechen, weil ich an all die Leben dachte, die möglicherweise in Gefahr waren. Meine Erlebnisse und das schonungslose Ansprechen des Themas Brustkrebs ermutigte viele Frauen, sich selbst zu untersuchen, regelmäßig zu Vorsorgeuntersuchungen zu gehen und Diagnosemöglichkeiten wie die Mammographie in Anspruch zu nehmen. Das ist alles sehr wichtig. Ich kann gar nicht oft genug betonen, wie wichtig es für Frauen ist, sich aktiv um ihre Gesundheit und ihren Körper zu kümmern. Viele Frauen haben so viel Angst vor der Diagnose Brustkrebs, dass sie ihr Leben in Gefahr bringen. Die Angst, keine ›richtige‹ Frau mehr zu sein, ist ganz real, und es ist sehr wichtig, auch über die emotionale Belastung offen zu sprechen. Diese Belastungen müssen angesprochen werden.
Für mich war es insofern einfacher, die Operation anzunehmen und zu überstehen, als ich seit 26 Jahren verheiratet bin und vier Kinder habe. Für mich gab es daher kein Problem mit einem Mangel an Liebe, Zuneigung und Aufmerksamkeit. Aber viele Frauen können auf diese emotionalen Ressourcen nicht zurückgreifen. Deshalb ist es so wichtig, ganz realistisch mit der Angst vor dem Brustkrebs umzugehen. [...] Sobald die Narbe verheilt war, habe ich wieder tief dekolletierte Kleider getragen, und meine Sorgen um mein Aussehen entsprechen denen normaler Leute. Ich will schlank bleiben, gepflegtes Haar haben und ein ordentliches Make-up tragen. Darüber hinaus habe ich mir überlegt, ob ich lieber den rechten Arm verlieren möchte oder eine Brust. Ich habe mich für die Brust entschieden.
Das Wichtigste im Leben ist gute Gesundheit, und die habe ich.

Das ist die medizinische Seite. Krebs macht aber auch Angst - ein Großteil der Angst resultiert aus der Unwissenheit über den Fortschritt, den die Medizin inzwischen gemacht hat, und das Unwissen über die Bedeutung präventivmedizinischer Maßnahmen für Männer und Frauen. Wo immer der Krebs den Körper erwischt, erwischt er auch den Geist, und den Geist können selbst die besten Ärzte der Welt nicht heilen. Nur Liebe und Verständnis können diese wichtige Funktion übernehmen. Jeder von uns kann seinen Freunden, die an Krebs leiden, Liebe geben und sie unterstützen. Wir können unsere Herzen und unseren Verstand öffnen, um auf die Ängste einzugehen, unter denen die Betroffenen leiden, und auf die Ängste, die viele von uns vor der Krankheit haben.
Ich glaube, wir sind alle hier, um uns gegenseitig zu helfen und dafür zu sorgen, dass unser jeweiliges Leben Struktur und Ziel hat. Meine Krankheit förderte ein ganz besonderes Ziel zutage: dazu beizutragen, Leben zu retten. Und ich bin dankbar für das, was ich tun kann.«

Betty Ford

Elizabeth »Betty« Ann Bloomer kam 1918 als drittes Kind des Ehepaars Hortense und William Bloomer in Chicago zur Welt. Im Jahr 1920 verzog die Familie nach Grand Rapids, Michigan. Dort wuchs Betty auf.

Schon als Schülerin begeisterte sich das Mädchen für Tanz. Ab 1926 besuchte sie das »Calla Travis Dance Studio« in Grand Rapids. Nach ihrem Highschool-Abschluss im Jahr 1936 wollte sie sich zur Tänzerin ausbilden lassen. Die Berufswahl der Tochter sagte der inzwischen verwitweten Mutter nicht zu, doch am Ende setzte sich Betty durch. Von 1937 bis 1938 studierte sie Tanz an der »Bennington School of Dance«, 1939 setzte sie ihre Ausbildung in New York fort. Dort hatte sie unter anderem Auftritte in der »Carnegie Hall«. Im Jahr 1941 kehrte Betty nach Grand Rapids zurück und nahm eine Stelle als Modedesignerin in einem Kaufhaus an. Parallel dazu gründete sie eine eigene Tanzgruppe, unterrichtete Tanzschüler und kümmerte sich um behinderte Kinder.

Im Jahr 1942 heiratete sie ihren Jugendfreund William Warren. Doch die Ehe ging 1947 in die Brüche. Betty, die ihrem Ehemann stets an dessen nächsten Arbeitsplatz gefolgt war, kehrte nunmehr nach Grand Rapids zurück. Dort lernte sie Gerald Ford kennen, den sie am 15. Oktober 1948 heiratete. Aus der Ehe gingen vier Kinder hervor.

Kurz nach der Hochzeit wurde Gerald Ford Mitglied des US-Repräsentantenhauses. Daraufhin verzog das Ehepaar nach Washington D.C. Im Jahr 1955 verlegte die Familie ihren Wohnort nach Alexandria, Virginia. In der folgenden Zeit kümmerte sich Betty in erster Linie um die Familie. Nachdem ihr Mann 1973 zum 38. Präsidenten der Vereinigten Staaten von Amerika gewählt worden war, stellte sich Betty Ford den Aufgaben, die einer First Lady zufielen.

Doch in den Interviews, die sie regelmäßig gab, bewies sie, dass sie nicht einfach nur die Frau an der Seite eines wichtigen Mannes war, sondern eigene Ziele und Ideen verfolgte, für die sie die Menschen interessieren und sensibilisieren wollte. Dazu gehörte ihre ab Mitte der 1970er-Jahre öffentlich gemachte Forderung nach mehr Gleichberechtigung für Mann und Frau, das Recht der Frau auf Abtreibung, vorehelichen Sex und einen lockereren Umgang mit Drogen, wie zum Beispiel Marihuana. Dann kam ihr dem Aufklärungsgedanken geschuldeter Umgang mit ihrer Brustkrebserkrankung hinzu und 1978 ihr Bekenntnis zu ihrem jahrelangen Alkohol- und Drogenmissbrauch, der dazu geführt hatte, dass sie sich im April 1978 in einer Entzugsklinik einfinden musste. Um auch anderen von Sucht Betroffenen und ihren Angehörigen in einer solchen Situation Hilfe anbieten zu können, kam es 1982 zur Gründung des »Betty Ford Centers« für Alkohol- und Drogenentzug.

Für ihre Verdienste und Leistungen erhielt Betty Ford im Laufe der Jahre verschiedene Auszeichnungen, darunter 1991 die »Presidential Medal of Freedom«.

Betty Ford starb am 8. Juli 2011 im Eisenhower Medical Center, einem Krankenhaus in Rancho Mirage, Kalifornien.

HILDEGARD KNEF, SCHAUSPIELERIN, SÄNGERIN UND AUTORIN

** 28. Dezember 1925, Ulm*
† 1. Februar 2002, Berlin

»Daß ich Häßlichkeit schwer ertrage«

In dem hier auszugsweise wiedergegebenen Interview, das der Journalist André Müller im Jahr 1980 mit der Schauspielerin, Sängerin und Autorin Hildegard Knef führte, ging es unter anderem um Schönheit und Ästhetik sowie die Angst, durch Alter oder Krankheit hässlich und unansehnlich zu werden. Um dem körperlichen Verfall entgegenzutreten, unterzog sich Hildegard Knef verschiedenen Schönheitsoperationen. Doch auch Krankheiten forderten ihren Tribut. Immer wieder musste Hildegard Knef operiert werden, unter anderem wegen eines Krebsleidens.

Bis 1980 hatte sie 56 Operationen überstanden. In den folgenden Jahren sollten noch diverse weitere Eingriffe folgen. Doch ihren Beruf aufzugeben und sich ins Privatleben zurückzuziehen, kam für Hildegard Knef nicht in Frage. Sich »zur Ruhe setzen«, so erklärte sie in einem Interview mit Peter Hossli im Jahr 1995, könne sie nicht. Dann verfalle doch wirklich alles, »inklusive der paar grauen Zellen«, die ihr noch geblieben seien. Ihr Motto lautete demnach: Leben und Arbeiten. Bis zum Schluss.

Knef: »Ich hab' Angst davor, krank zu werden und kraftlos, also das fände ich gräßlich. Ich finde diesen Verfall des Menschen eine

Zumutung der Natur. Wenn ich zum Beispiel an Carlo Schmid denke, den ich sehr geliebt habe, und dann sah ich plötzlich diesen unsäglichen, unsagbaren Verfall, da packte mich solcher Zorn, da dachte ich, mein Gott, ein solcher Kopf, ein solcher Mensch, eine solche Kraft, und das muß nun plötzlich so verkrümeln, das läßt die Natur einfach zu, daß man da so wieder in die Erde reinrutscht. Ich hatte schon früh dieses Erlebnis des verfallenden Körpers, weil ich ein Stipendium an der Zeichenschule der Ufa hatte, wo man uns, da die jungen Männer alle an der Front waren, nur uralte Greise als Aktmodelle vorsetzen konnte. Da dachte ich, du großer Gott, wenn das dein Schicksal ist, das ist ja entsetzlich. Messen Sie mal mit einem Zirkel den Penis eines 70-jährigen, frierenden alten Herrn aus, ich meine, das war grauenhaft, dieser Schrumpelkram, zum Verrücktwerden. Da hatte ich zum ersten Mal diesen Horror vor dem Altsein, wie das alles so welkt und vertrocknet, das fand ich eine Infamie der Natur. Was hat sich der liebe Gott dabei bloß gedacht, daß er den Menschen das antut, daß er sie so schrumpeln läßt und dabei ja auch gar nicht etwa vergeistigt, denn man wird ja auch noch dämlich, das ist ja das Fürchterlichste. Wenn man nun sagen könnte, gut, der Körper schrumpelt, aber dafür kommen da jetzt die größten Geistessprünge heraus. Aber Käse! Da geht es dann wirklich nur noch um die Verdauung und darum, was es zu essen gibt. Schrecklich!«

Interviewer: »Ein Glück, daß Sie reich sind und sich mit Geld Ihre Schönheit erhalten konnten.«

Knef: »[...] Ich bin eben so erzogen, daß ich Häßlichkeit schwer ertrage, das hat mit meinem Großvater zu tun, der ein Superästhet war, der hat mir das eingehämmert, der haßte das, wenn Leute so herumludern mit ihrem Aussehen. Mit einundachtzig Jahren hat er sich das Leben genommen, also er hatte Tabletten gesammelt, hat sie geschluckt, aber bevor er starb, hat er sich ein Tuch um den Kiefer gebunden, damit der nicht herunterfällt, wenn er tot ist. So ist das, wenn einer als Ästhet stirbt. Ich bin ein großer Liebhaber der Schönheit. Ich finde Schönheit etwas sehr Wichtiges [...]. [...] Ich bin meinem Körper sehr dankbar, daß er so gut gebaut ist, weder zu hoch noch zu breit, mit langen Beinen, sehr guten Schultern, guten Armen, und meine Hände haben auch nie gezittert, wie die Zeitungen schrieben. Ich war mir der Schönheit meines Körpers immer bewußt, denn ich hatte einen sehr schönen Körper, einen Körper, den ich nicht pflegen mußte, der immer fabelhaft aussah, mit dem man also ungeniert nackt rumlatschen konnte, der nicht aufdringlich war, sondern einfach ästhetisch.«

Interviewer: »Deshalb war die Zerstörung Ihres Körpers durch die Krankheit so schlimm für Sie.«

Knef: »Ja, das war furchtbar. Als die Chirurgen da mit ihren Bäckerkitteln ankamen und sagten, Frau Knef, wir müssen Ihnen leider mitteilen, Sie haben ein Karzinom, da hab' ich wörtlich gesagt: Nu wird es albern. Da kriegte ich also wirklich eine Sauwut, und als ich dann aus der Narkose erwachte, hab' ich meine Puderdose und alles, was ich fand, an die Wand geknallt.«

Interviewer: »Was war Ihr erster Gedanke, als Sie spürten, daß Ihre linke Brust nicht mehr da war?«

Knef: »Meine erste Reaktion war: Du mußt das nächste Jahr überleben. Es war weniger der Gedanke an den Verlust als das Wissen, ich muß überleben. Wenn ich das erste Jahr überlebe, habe ich noch eine Chance. Das hatten mir die Ärzte auch ganz klar gesagt.«

Interviewer: »Da war es Ihnen also völlig gleichgültig, wie Sie aussahen.«

Knef: »Ja. Da war nur der Gedanke: Ich will nicht sterben.«

Hildegard Knef

Hildegard Frieda Albertine Knef kam am 28. Dezember 1925 als Tochter des Kaufmanns Hans Theodor Knef und seiner Ehefrau Frida Auguste, geborene Gröhn, in Ulm zur Welt.

Nach dem Tod des Vaters im Juni 1926 übersiedelten Mutter und Tochter nach Berlin. Dort wurde das Mädchen 1931 eingeschult. Im Jahr 1941 beendete sie die Schule. Zum 1. April 1942 begann Hildegard Knef, die schon als kleines Mädchen gerne gezeichnet hatte, bei den Ufa-Filmstudios in Berlin eine Ausbildung als Zeichnerin.

Im Juli 1943 stand sie für Probe-Aufnahmen bei der Ufa-Schauspielabteilung erstmals vor der Kamera. Da sie ihre Sache offenbar sehr gut gemacht hatte, erhielt sie im August 1943 ein Stipendium für eine Schauspielausbildung an der Staatlichen Filmschule in Potsdam-Babelsberg. Ab 1944 spielte sie kleinere und größere Rollen in Filmen und am Deutschen Theater in Berlin. Im Februar 1945 versucht sie, sich vor den vorrückenden sowjetischen Truppen in Sicherheit zu bringen. Gemeinsam mit ihrem damaligen Liebhaber, dem 18 Jahre älteren und darüber hinaus verheirateten Produktionschef der Filmgesellschaft Tobis, Ewald von Demandowsky, verließ sie Berlin, kehrte aber wenige Monate nach Kriegsende – ohne Demandowsky – nach Berlin zurück.

Es gelang ihr, an ihre Vorkriegskarriere als Schauspielerin anzuknüpfen. Im Jahr 1946 erhielt sie die Hauptrolle in dem Film *Die Mörder sind unter uns*. Im Jahr 1947 heiratete sie Kurt Hirsch. Mit ihm übersiedelte sie kurz darauf in die USA. Im Laufe des Jahres 1950 kehrte das Ehepaar, das sich kurz darauf trennte, nach Deutschland zurück. Hier übernahm Hildegard die Hauptrolle in dem Film *Die Sünderin.* Aufgrund einer Szene, in der Hildegard Knef nackt zu sehen ist, galt der Film als skandalös. Ihrer Schauspielkarriere und ihrem internationalen Erfolg schadete das jedoch nicht. Ab Ende der 1950er-Jahre konzentrierte sich Hildegard Knef, die in ihren Filmen immer mal wieder gesungen hatte, auf eine neue – »zweite« – Karriere, nämlich jene als (Chanson-)Sängerin. Auch als solche hatte sie international und national Erfolg. Im Jahr 1962 heiratete sie ihren zweiten Ehemann, den Schauspieler David Cameron. Aus der Verbindung ging eine Tochter hervor. Die Ehe scheiterte Mitte der 1970er-Jahre. Kurz darauf heiratete sie ihren dritten Mann, Paul von Schell.

Ab den 1970er-Jahren machte Hildegard Knef dann auch als Buchautorin von sich reden. Sie schrieb ihre Autobiografie, die sie – sehr erfolgreich – unter dem Titel *Der geschenkte Gaul* veröffentlichte. Es folgte *Das Urteil*, in dem sie sich mit ihrer Krebserkrankung auseinandersetzte. Auch dieses Buch verkaufte sich ausgesprochen gut. Ab Ende der 1970er-Jahre wurde es – künstlerisch – still um Hildegard Knef. Zwar gelang ihr in den späten 1980er- und frühen 1990er-Jahren noch ein Comeback, aber an die großen Erfolge der Vergangenheit konnte sie nicht mehr anknüpfen. Bis zu ihrem Tod im Jahr 2002 waren es vielfach ihre schweren Erkrankungen, die sie in die Schlagzeilen und in die Medien brachten.

Hildegard Knef, die am 17. Januar 2002 in ihrem letzten öffentlichen Fernsehauftritt in der Show von Johannes B. Kerner gesagt hatte, dass sie »gar keine Lust zu kämpfen, dauernd zu kämpfen« mehr habe, starb in den frühen Morgenstunden des 1. Februar 2002 in einem Berliner Krankenhaus.

VERONICA CARSTENS, ÄRZTIN

** 18. Juni 1923, Bielefeld*
† 25. Januar 2012, Bonn

»Wir brauchen auch die ganze Palette der sanften Medizin«

Viele Jahre hindurch warb die Internistin Dr. Veronica Carstens, die seit 1944 mit dem späteren Bundespräsidenten Dr. Karl Carstens verheiratet war, für eine größere Akzeptanz komplementärer Behandlungsmethoden durch die »Schulmedizin«, darunter die Homöopathie und die Naturheilkunde. Doch die »klassische« Medizin zeigte sich jahrzehntelang skeptisch, weil wissenschaftliche Beweise in Bezug auf die Wirksamkeit der – damals oft noch als »alternativ« und gerade nicht als komplementär angesehenen – Behandlungsmethoden fehlten. Daraufhin rief das Ehepaar Carstens im Jahr 1981 die »Karl und Veronica Carstens-Stiftung« ins Leben, die die Aufgabe hatte und noch immer hat, »Naturheilkunde und Komplementärmedizin in Wissenschaft und Forschung zu integrieren«.

Tatsächlich gelang es im Laufe der Zeit, das Interesse von Medizinern, Wissenschaftlern und Universitäten für Naturheilkunde und Komplementärmedizin zu wecken. Daraufhin wurden an verschiedenen Universitäten Lehrstühle und Forschungszentren eingerichtet, die sich sowohl wissenschaftlich als auch praktisch mit komplementären Behandlungsmethoden beschäftigen. Entsprechende Einrichtungen finden sich beispielsweise in Berlin, Rostock, Freiburg, Bochum oder München. Auch in der Ausbildung des medizinischen Nachwuchses spielen Naturheilkunde und Komplementärmedizin inzwischen eine wichtige Rolle.

Infolge der zum 1. Oktober 2003 erfolgten Änderung der »Approbationsordnung für Ärzte« gehören Lehrveranstaltungen zu den Themen Rehabilitation, Naturheilverfahren und Physikalische Medizin zum Curriculum, also dem Ausbildungsplan. Folglich ist der Studierende verpflichtet, an einer Lehrveranstaltung zu diesem Themengebiet teilzunehmen. Seine dort erbrachte Leistung wird bewertet und fließt anschließend in das Prüfungsergebnis ein. Das Wissen um naturheilkundliche und komplementärmedizinische Verfahren ist demnach seit 2003 prüfungsrelevant.

Abgesehen davon besteht für praktizierende Ärzte die Möglichkeit, an Fortbildungsveranstaltungen in diesen Bereichen teilzunehmen. Sowohl niedergelassene Mediziner als auch in Krankenhäusern tätige Ärzte sind – gemäß Sozialgesetzbuch V – dazu verpflichtet, sich regelmäßig fortzubilden. Zu den anerkannten Fortbildungsbereichen gehören unter anderem Naturheilverfahren, Homöopathie, Akupunktur oder Traditionelle Chinesische Medizin.

Daran, dass diese komplementären Heilmethoden inzwischen nicht mehr verspottet oder ignoriert, sondern anerkannt und angewandt werden, hat Veronica Carstens zweifellos einen nicht unerheblichen Anteil. Das im Folgenden auszugsweise wiedergegebene Interview wurde am 30. Dezember 1985 in der »Neuen Ärztlichen« Nr. 71 publiziert. Veronica Carstens' Gesprächspartner war der Wissenschaftsjournalist Dr. Rolf-Günther Sommer.

Interviewer: »Es gibt einen alten Grundsatz ›Wer heilt hat recht[,] und was heilt, ist richtig‹. Wie ist aus Ihrer Sicht diese These zu beurteilen?«

Carstens: »Grundsätzlich stimmt es, dass eine Heilung der überzeugendste Beweis für die Wirksamkeit einer Therapie ist. Nur spielen manchmal bei Heilungen auch andere Faktoren mit, die man auf den ersten Blick nicht immer erkennen kann, zum Beispiel psychische Einflüsse, Witterung und Klimawechsel, Ernährungsumstellung, um nur einige zu nennen. Deshalb sollten die Anhänger jeder

Therapieeinrichtung bereit sein, sich prüfen zu lassen – auch um dadurch einer weiteren Verbreitung der betreffenden Therapie den Weg zu ebnen.«
Interviewer: »Kann es in der Heilkunde ein absolutes Primat einer bestimmten therapeutischen Lehre oder Methode geben?«
Carstens: »Ein absolutes Primat einer bestimmten Lehre sollte es nicht geben, denn alles ist dem Wechsel unterzogen. Was wir heute als richtig ansehen, erweist sich morgen als falsch oder zumindest nur als Teilwahrheit. Gerade die Medizingeschichte ist auch eine Geschichte der Irrtümer. So kann man zum Beispiel den Magenschmerz mit Antacida, Kamillentee, Psychotherapie oder Homöopathie behandeln. Warum sollte man darauf bestehen, dass nur eine dieser Möglichkeiten die allein richtige ist?«
Interviewer: »Eine Allensbacher Meinungsumfrage stellte fest, dass die meisten Menschen zu Naturheilmitteln aufgrund persönlicher Empfehlungen und weniger durch den Arzt gelangen. Glauben Sie, dass die Gründe hierfür in einer Inkompetenz der Ärzte zu suchen sind?«
Carstens: »Leider werden die Naturheilverfahren bis heute nicht in den Universitäten gelehrt – obwohl die Phytotherapie seit Menschengedenken angewandt wurde, die Akupunktur sich seit fast 3000 Jahren bewährt hat und die Homöopathie fast 200 Jahre lang erstaunliche Erfolge aufweisen konnte. Wenn diese und andere Heilweisen während des Studiums nicht oder – noch schlimmer – nur mit geringschätzigen Kommentaren erwähnt werden, auch in der praktischen Weiterbildung nicht vorkommen, so nimmt es nicht wunder, wenn der niedergelassene Arzt keine Kenntnisse darüber besitzt. Es sei denn, er bildet sich durch die angebotenen Fortbildungstagungen weiter aus. Voraussichtlich wird sich in naher Zukunft einiges ändern. Denn wie man hört, soll bei der Novellierung der Approbationsordnung die Einbeziehung der Naturheilkunde und der Homöopathie in den Prüfungsstoff des Staatsexamens vorgesehen sein.«
Interviewer: »Gibt es Gründe, warum in der medizinischen Ausbildung an den Hochschulen die Methoden der Alternativmedizin heute kaum eine Rolle spielen?«

Carstens: »In den letzten 150 Jahren hat die Medizin durch die Entwicklung der Bakteriologie und Hygiene, durch immer bessere Operationsverfahren, durch die Einbeziehung von Physik, Chemie und Technik solche Erfolge errungen, dass man glaubte, alle bisherigen alten, durch Tradition überlieferten Heilverfahren über Bord werfen zu können. Es entstand eine Wissenschaftsgläubigkeit, die nur das gelten ließ, was mit Maß und Zahl festgehalten werden konnte. Das konnte die Naturheilkunde nicht aufweisen, denn wer sollte solche Forderungen auch in ihrem Bereich durchgeführt haben, da sie ja an den Universitäten und Forschungsinstituten nicht mehr ernst genommen worden war. Ein weiterer Grund ist, dass die derzeitigen Hochschullehrer selbst keine Erfahrungen mit biologischen Heilweisen haben und sich deshalb außerstande sehen, diese zu lehren. Menschlich verständlich auch, dass man nicht gern das in seiner Fakultät gelehrt sehen möchte, was einem selbst ganz fremd ist und sich vielleicht zur Rivalität entwickeln könnte.«
Interviewer: »Wie ist zu erklären, dass besonders jüngere Kollegen ein vermehrtes Interesse an naturheilkundlichen Verfahren zeigen?«
Carstens: »In der Jugend wächst ganz schnell die Zahl derer, die sich mit der Natur verbunden fühlen und folglich auch Naturheilweisen bevorzugen. Zum anderen erkennen die frisch niedergelassenen Kollegen bald, dass immer mehr Patienten die Einbeziehung der Naturheilkunde in ihre Behandlung wünschen. Wer hiervon nichts versteht, ist heute nicht mehr konkurrenzfähig.«
Interviewer: »Oft wird die Kontroverse Schulmedizin – Alternativmedizin auf die Formel gebracht ›Baldrian statt Valium‹. Wird man auf dieser Basis künftig diskutieren müssen?«
Carstens: »Diesem konkreten Beispiel möchte ich zustimmen. Allerdings wird Baldrian nicht in allen Fällen helfen, aber man sollte doch immer versuchen, zunächst milde, nebenwirkungsfreie Medikamente einzusetzen. Im Übrigen geht diese Kurzformel aber am Wesentlichen vorbei. Denn die großen Therapieformen der Naturheilkunde, wie die Homöopathie, die Kneipp-Therapie oder Akupunktur, haben immer einen ganzheitsmedizinischen Ansatz. Wenn ein Patient zum Beispiel wegen Migräne den Arzt aufsucht[,] und dieser ein

homöopathisches Mittel einsetzen will, so wird er nicht nur nach der Häufigkeit, den auslösenden Ereignissen und den Modalitäten des Schmerzes fragen, sondern auch nach den Essensgewohnheiten, der Verdauung, dem Schlafrhythmus und dem psychischen Verhalten, um nur einiges zu nennen. Erst dann steht der ganze Mensch vor seinem geistigen Auge[,] und nur durch Einbeziehung aller Faktoren sind die Fehlregulationen, zu denen auch die Migräne gehört, zu beseitigen. Also nicht einfach Schmerzbekämpfung, sondern Wiederherstellung des funktionellen Gleichgewichts - das ist echte Naturheilkunde.«

Interviewer: »Naturheilkundlichen Verfahren wird eine mangelnde, wissenschaftliche Überprüfbarkeit vorgeworfen, aber schließt diese Methode per se nicht eine Überprüfbarkeit im naturwissenschaftlichen Sinne aus?«

Carstens: »Das stimmt meines Erachtens nicht. Auch Naturheilverfahren lassen sich prüfen. Bei manchen allerdings wird man sich bemühen müssen, spezielle Prüfmethoden zu finden, die dem betreffenden Heilverfahren angemessen sind. So zum Beispiel bei der Homöopathie, die ja sehr individuell und ganzheitsmedizinisch angewandt wird und sich deshalb schwer in randomisierte Doppelblindstudien pressen lässt. Wir sind derzeit von NATUR und MEDIZIN aus bemüht, solche wissenschaftlichen Wirksamkeitsprüfungen in Zusammenarbeit mit den Universitäten zu erarbeiten. Im Übrigen sollte nicht vergessen werden, dass die alten Naturheilverfahren eine sehr lange Tradition haben und durch Empirie vieler Ärztegenerationen sehr wohl einen wissenschaftlichen Wirksamkeitsbeweis erbracht hat. Es ist doch ein Unterschied, ob man bei einer völlig unbekannten chemischen Substanz Wirkung und Nebenwirkung sehr sorgfältig prüfen muss[,] oder ob eine jahrhundertelang benutzte Heilpflanze ihre therapeutische Wirkung immer wieder unter Beweis gestellt hat, wie zum Beispiel die Kamille, die Arnika, der Sonnenhut, Calendula oder Augentrotz.«

Interviewer: »Der Therapietrend der klassischen Medizin führt weg von Kombi- zu Monopräparaten, zum Teil auch, um die Kontraindikationen besser in den Griff zu bekommen. Gerade Naturheilmittel

enthalten eine Fülle von Wirksubstanzen. Wie schätzen Sie hier die Gefahren von Nebenwirkungen ein?«
Carstens: »Die Naturheilmittel - ich denke hier besonders an die Heilpflanzen - haben sich als Ganzes bewährt. Es scheint so zu sein, dass das Bouquet der Inhaltsstoffe im Zusammenklang die gewünschte Wirkung hervorruft und als solches eine Monosubstanz ist. So glaubte man jahrelang, dass Azulen, eine Teilsubstanz der Kamille, besonders wirkungsvoll sei. Durch neueste Forschungen konnte aber nachgewiesen werden, dass die ganze Kamille - also alle ihre Inhaltsstoffe - weit bessere Erfolge brachten als Einzelextrakte. Von dieser Regel gibt es - wie immer - Ausnahmen. Bei den Digitalispflanzen zum Beispiel bewährte sich die Isolierung der Reinsubstanzen Digitoxin und Dogoxin, die man dadurch sehr genau in Milligramm dosieren kann. Das ist gerade bei der Therapie der Herzinsuffizienz von großer Bedeutung.«
Interviewer: »40 Prozent aller Bundesdeutschen - so stellte eine Allensbacher Studie fest - würden sich lieber in einem Krankenhaus mit homöopathischen Heilmethoden behandeln lassen. Kann das als Misstrauensantrag an die Schulmedizin verstanden werden?«
Carstens: »Heute befällt viele Menschen ein Unbehagen, wenn sie an Krankenhäuser denken. Ich erinnere mich noch gut an die Anfangszeit meiner Praxis in den 60er-Jahren. Damals hörte ich oft den Wunsch ›Ich würde gerne mal ins Krankenhaus gehen‹ - auch dort, wo es nicht besonders sinnvoll schien. Wenn ich heute einen Patienten wegen einer dringend notwendigen Maßnahme ins Krankenhaus einweisen möchte, heißt es oft ›Bitte nicht‹. Die Patienten haben Angst vor der am Fließband vollzogenen Diagnostik, den furchterregenden Apparaten, dem unpersönlichen Betrieb. Sie vermissen das erklärende, beruhigende Gespräch mit dem Arzt. In den homöopathisch-anthroposophischen Krankenhäusern ist im Allgemeinen die Atmosphäre persönlicher und freundlicher. Wahrscheinlich bringt die besondere Form von Diagnostik und Therapie bereits einen engeren Kontakt zwischen Patient und Therapeut zustande.«
Interviewer: »Häufig werden Naturheil-Verwender als Träumer abqualifiziert. Professor Noelle-Neumann [Institut für Demoskopie Allens-

bach] konnte nachweisen, dass gerade Menschen mit einer überdurchschnittlichen Persönlichkeit stärker zu naturheilkundlichen Verfahren greifen. Wie passt das zusammen: Meinungsbildner und Alternativmedizin?«

Carstens: »Nach meiner Beobachtung neigen ganz allgemein naturverbundene Menschen mehr der Naturheilkunde zu. Darüber hinaus sind es die kritischen, selbstständig denkenden und gut informierten Patienten, die biologische Heilverfahren bevorzugen. Dazu gehören ebenso Wissenschaftler aus dem Bereich der Naturwissenschaften wie Politiker oder führende Persönlichkeiten aus der Wirtschaft – alle keine Träumer. Sie beobachten die Entwicklung der Medizin sehr nüchtern und zeigen zunehmend Sympathien für die biologischen Heilweisen – betonen aber immer wieder, dass sie eine Kombination aus Schulmedizin und Naturheilkunde für optimal ansehen.«

Interviewer: »Kritiker behaupten, der Boom der Naturheilkunde ist mit dem unausrottbaren Hang der Patienten zum Ungewöhnlichen zu erklären. Wie erklären Sie die Ursache dafür, dass – trotz unbestrittener Erfolge der klassischen Medizin – die Erfahrungsheilkunde stark an Boden gewonnen hat?«

Carstens: »Weil wir die Grenzen der klassischen Medizin erkannt haben und zwangsläufig neue Wege der Heilung suchen bzw. alte wiederfinden müssen. Es kommt hinzu, dass die Naturheilverfahren den Patienten die Möglichkeit geben, aktiv an der Gesundheit mitzuarbeiten – sei es durch Kneipp-Anwendungen, Ernährungsumstellung, Sammeln von Heilpflanzen oder durch Umschläge, Wickel, Reflexzonenmassage oder Atemtherapie. Insgesamt wird der Patient zum Partner des Arztes – es entsteht ein Wir-Verhältnis. Wie oft hört man dann den Satz ›Herr Doktor, ich glaube, das kriegen wir wieder hin‹. Dadurch entsteht eine Zuversicht, die für den Heilungsvorgang enorm wichtig ist.«

Interviewer: »Frau Dr. Carstens, Sie sind von Haus aus Internistin, also Schulmedizinern. Hat bei Ihnen die Hightech-Medizin ausgespielt, sind Naturheilmittel die besseren Pillen?«

Carstens: »Wir brauchen unbedingt beides. Die Hightech-Medizin hat ihre großartigen Seiten. Denken Sie nur an die Nierensteinzertrümmerung, die Augenoperationen mit Laserstrahlen, die hochdifferenzierten Ohroperationen, die heute möglich und meist sehr erfolgreich sind. Aber wir brauchen auch die ganze Palette der sanften Medizin: Die Heilpflanzen, die Homöopathie, die Kneipp-Therapie, die Diätetik, die Atemtherapie, um nur einige zu nennen. Mal wird die eine, mal die andere Therapie - mal auch beide notwendig sein. Nicht im Gegeneinander, sondern im Miteinander nur können wir die Probleme der Zukunft lösen.«

Veronica Carstens

Veronica Carstens war die Tochter des Unternehmers Wilhelm Prior, der gemeinsam mit seinem Kompagnon Heinrich Göthe die 1926 gegründete und noch heute bestehende Firma »Neotechnik« in Bielefeld betrieb. Veronica war eines von fünf Kindern des Ehepaars Prior. Nach dem Abitur, das Veronica im Jahr 1941 ablegte, absolvierte sie zunächst den obligatorischen Reichsarbeitsdienst in der westfälischen Gemeinde Westrup. Danach nahm sie ein Medizinstudium in Freiburg im Breisgau auf. Nach der kriegsbedingten Schließung der Universität wurde die Studentin Veronica Prior, die zuvor das Physikum abgelegt und bestanden hatte, als Krankenschwester in einem Lazarett eingesetzt. Bei Kriegsende war sie in Heide beschäftigt.

Zu diesem Zeitpunkt war sie bereits mit dem – im Zivilberuf – Juristen Karl Carstens verheiratet. Ihn hatte sie anlässlich der Hochzeit ihrer Schwester Annette im Jahr 1943 kennengelernt und im Dezember 1944 geheiratet. Nach dem Krieg trafen sich die beiden in Hamburg wieder. Da sich der Kinderwunsch des Ehepaars Carstens nicht erfüllte, nahm Veronica im Jahr 1956 ihr bis dahin nicht abgeschlossenes Medizinstudium wieder auf. Bis 1960 war sie als Studentin an der Universität Bonn eingeschrieben. Nach bestandenem Examen und Promotion arbeitete sie als Ärztin in einem Bonner Krankenhaus. Außerdem absolvierte sie eine Ausbildung zur Fachärztin für Innere Medizin. Im Jahr 1968 eröffnete sie in Meckenheim bei Bonn eine eigene Praxis. Den Praxisbetrieb gab sie auch dann nicht auf, als ihr Mann zwischen 1979 und 1984 als Bundespräsident amtierte. Neben ihrer Tätigkeit als Ärztin engagierte sie sich – außer für Naturheilkunde und Homöopathie – für die »Deutsche Gesellschaft für Multiple Sklerose«, UNICEF Deutschland, das Müttergenesungswerk und die »Deutsche Altershilfe«.

Bis in das erste Jahrzehnt des 21. Jahrhunderts hinein war die inzwischen verwitwete Veronica Carstens weiterhin in ihrer Praxis tätig. Doch nach einem schweren Sturz im Frühjahr 2009 entschloss sie sich, Meckenheim zu verlassen und in eine Essener Seniorenresidenz umzuziehen. Einige Zeit später stellte sie fest, dass sie unter einer beginnenden Demenz litt. Das veranlasste sie zu einem erneuten Umzug. Sie verließ die Essener Seniorenresidenz, um sich in einem Sanatorium in Bonn niederzulassen. Dass sie mit Demenz zu kämpfen hatte, machte sie schon deshalb öffentlich, weil sie Betroffene und Angehörige ermutigen wollte, die Krankheit nicht zu verschweigen, sondern offen mit ihr umzugehen.

INGE AICHER-SCHOLL, AUTORIN

** 11. August 1917, Ingersheim an der Jagst*
† 4. September 1998, Leutkirch im Allgäu

»Mein Motiv ist in jedem Fall Menschlichkeit«

Inge Scholl war die ältere Schwester des Geschwisterpaars Hans und Sophie Scholl, die als Mitglieder der Widerstandsgruppe »Weiße Rose« am 22. Februar 1943 vom Volksgerichtshof »wegen landesverräterischer Feindbegünstigung, Vorbereitung zum Hochverrat und Wehrkraftzersetzung« zum Tode verurteilt und noch am selben Tag durch Enthaupten hingerichtet worden waren.

Inge Scholl gehörte der Widerstandsgruppe zwar nicht an, aber das Schicksal der Mitglieder der »Weißen Rose« sollte sie bis zum Ende ihres Lebens beschäftigen. Immer wieder bezog sie mündlich und schriftlich Stellung zu den Handlungsmotiven ihrer Geschwister sowie deren Freunden und analysierte und interpretierte deren politische, persönliche oder religiöse Einstellung.

Darüber hinaus engagierte sich Inge Aicher-Scholl, wie sie nach ihrer Eheschließung mit dem Grafikdesigner Otto »Otl« Aicher im Juni 1952 hieß, ab Mitte der 1960er-Jahre für die Friedensbewegung, die Abrüstung und die Ächtung von Nuklearwaffen. Sie organisierte Protestmärsche und beteiligte sich an Blockaden, um zu verhindern, dass – wie im »NATO-Doppelbeschluss« vom Dezember 1979 festgelegt – mit Atomsprengköpfen ausgestattete Raketen und Marschflugkörper in der Bundesrepublik stationiert wurden. Vergebens.

Nachdem die Bundesregierung im Dezember 1983 die Genehmigung zur Stationierung von Pershing-II-Raketen erteilt hatte, wurden die Waffen auf schweren, eigens für diesen Anlass im Auftrag des Pentagons entwickelten Lastwagen zum Raketen-Depot auf dem US-Stützpunkt Mutlangen gefahren. Die deutsche Polizei sicherte den Konvoi ab, damit die Lastwagen möglichst ohne Unterbrechung an ihr Ziel gelangen konnten. Bemerkenswert ist in diesem Zusammenhang, dass die Pershing-II-Raketen, wie es in einem Bericht des Magazins *Der Spiegel* aus dem Jahr 1984 hieß, während der Fahrt »nur mit einer beschichteten Plane bedeckt« waren, also über keine spezielle Transportsicherung verfügten.

Inge Aicher-Scholl gehörte zu denjenigen, die versuchten, die Transporte und die Stationierung der Waffen zu verhindern. Aus diesem Grund beteiligte sie sich am 24. September 1985 an der Blockade des Atomraketen-Depots in Mutlangen. Anfang 1986 musste sie sich deswegen vor dem Amtsgericht Schwäbisch Gmünd verantworten. Am 10. Februar 1986 erging das Urteil: Wegen Nötigung wurde sie zu 20 Tagessätzen à 40 DM verurteilt. Vor der Urteilsverkündung hielt sie die hier auszugsweise abgedruckte Verteidigungsrede.

»Nachdem ich bereits in den sechziger Jahren in Briefen, Petitionen, Demonstrationen und auch in Gesprächen mit Politikern versucht habe, vor der zunehmenden Militarisierung und schließlich vor den Atomwaffen zu warnen, ohne ein nennenswertes Echo bei den zuständigen Personen und Stellen zu vernehmen, habe ich mich vor die Depots in Mutlangen und auch in Neu-Ulm gesetzt, um die Konvois vom Transport der verwerflichen Zerstörungsinstrumente abzuhalten. Es war, daran zweifelt niemand, eine symbolische Geste, mit der wir uns mit letzter Entschiedenheit dagegen wehren wollten, daß die Erde unserer Heimat mit tödlichen Raketen vollgestopft wird. Unser Ziel war, damit eine möglichst große Öffentlichkeit zu erreichen. Es war uns klar, daß die Vorstellungskraft der großen Mehrheit unserer Landsleute nicht entwickelt war für den unvorstellbaren Wahnsinn des gemeinsamen Selbstmords. Deshalb entschloß man sich in der Friedensbewegung zu spektakulären Formen, wie der Menschenkette oder der Blockade an den Depots solcher Waffen.

Plötzlich stieg mir die Erinnerung an ein Flugblatt meiner Geschwister und ihrer Freunde hoch, für das sie im Februar 1943 ihr Leben auf dem Schafott lassen mußten, die Worte: ›Zerreißt den Mantel der Gleichgültigkeit, den ihr um Euer Herz gelegt! Entscheidet Euch, ehe es zu spät ist!‹ Ehe es zu spät ist. Welche Aktualität bekamen diese Worte. Es ist uns allen, die wir hier auf der Anklagebank sitzen, klar geworden, daß dieses ›zu spät‹ endgültig wäre, wenn wir uns nicht rechtzeitig zu einer Politik der Abrüstung entschließen. Es wird nicht mehr, wie nach früheren Kriegen, selbst noch nach dem schrecklichen Zweiten Weltkrieg, einen Neuanfang geben. Der Tod wäre unwiderruflich, das Massensterben der Menschen, der Tiere, der liebenswerten Bäume und Pflanzen, das Sterben der verseuchten Erde. Der Sinn unserer Demonstration war und wird es weiterhin sein, ein Aufschrei zur Umkehr. [...] Gehe ich nun von der Praxis dieses Gerichtes aus, wie es bisher verfahren hat, so muß ich annehmen, daß ich verurteilt werde. Dann nehme ich zur Kenntnis, daß von Rechts wegen dokumentiert wird, Friedensarbeit sei etwas Verwerfliches. Notwehr, im wahrsten Sinne des Wortes, sei Nötigung. Weiter nehme ich zur Kenntnis, daß ich, wie der Paragraph sagt – ohne unsere Situation und ohne unsere Motive zu berücksichtigen – mit einem empfindlichen Übel gedroht habe. [...] In Wirklichkeit habe ich nicht mit einem empfindlichen Übel gedroht, ich habe genau das Gegenteil versucht: ich habe versucht, mit meiner armseligen Sitzdemonstration ein unüberbietbares Übel aufzuhalten, nämlich den Selbstmord der Menschheit. [...] Trotzdem – daß man es für selbstverständlich hinnimmt, Friedensarbeit als verwerflich zu bezeichnen und Menschen dafür auf die Anklagebank zitiert, das hätten wir uns nach dem Ende des Zweiten Weltkrieges, nach dem Ende der Nazi-Diktatur nicht träumen lassen. Wir hatten gehofft, daß das deutsche Volk aus seinen fürchterlichen Erfahrungen Konsequenzen ziehen würde; wir hatten gehofft, daß in Bescheidenheit und Einsicht ein Staat entstehen würde, der mit dem Verzicht auf Macht und Militär eine humanere Zukunft aufbaut. Wir hatten gehofft, daß wir die Geißel des Nationalismus hinter uns lassen würden. In diesen Hoffnungen sind wir enttäuscht worden. [...] Sie werden sagen, daß doch jeder in diesem Land seine Meinung frei sagen kann. Dem ist nicht zu widersprechen. Aber es ist in gewisser Hinsicht ein formaljuristischer Standpunkt. Er zieht sich auf den Buchstaben zurück angesichts der Tatsache, daß mit formal intaktem Recht in gewissen Fällen auch Politik gemacht wird. [...] Die deutsche Justiz, das wissen wir, hat sich immer schwer getan, sich aus dem politischen Auftragsdienst herauszuhalten. Denken Sie an die Sozialistengesetze, denken Sie an Weimar, wo man nach links nicht selten anders urteilte als nach rechts. Denken Sie an die Tatsache, daß es nach 1945 40 Jahre gedauert hat, um den Volksgerichtshof als Ungericht, seine Richter als Handlanger eines Verbrecher-Regimes zu deklarieren. Eine Verurteilung, die ich zu erwarten habe, kann mir, wie immer sie ausfallen mag, nicht eigentlich weh tun. Was mich zutiefst beunruhigt, ist, daß wir so weit gekommen sind, ein existentielles Engagement für den Frieden als verwerflich anzusehen. Jeder in diesem Land, der mit dem Gesetz nicht in Konflikt kommt, ist glücklich, daß wir in einem Rechtsstaat leben. Aber sobald man erleben muß, daß eine nicht angemeldete Demonstration als Nötigung kriminalisiert wird, was selbstverständlich auch dazu führt, daß man in den Karteien als Aussätziger geführt wird, der möchte den Geist der Väter beschwören, die unser Grundgesetz geschaffen haben. Sie hatten einen anderen Rechtsstaat im Auge. Ich bin im Dritten Reich im Gefängnis gesessen. Ich habe das nie als Schmach empfunden. Ich werde es auch nicht als Schmach empfinden, wenn Sie mich verurteilen werden. Mein Motiv ist in jedem Fall Menschlichkeit, die Rettung des Menschen vor dem Atomkrieg. Wenn der Friede gefährdet ist, und er ist es, gibt es eine Art gesellschaftlicher Notwehr. [...] Ich möchte an dieser Stelle kurz auf einen schwierigen Punkt zu sprechen kommen. Ich glaube, man erwartet dazu eine Stellungnahme von mir. Es ist die Frage des Rechts auf Widerstand. Ich werde, vor allem von Jugendlichen, immer wieder gefragt, ob das Verhalten meiner Geschwister im Dritten Reich nicht moralisch dazu führen müsse, auch heute das Recht auf Widerstand in Anspruch zu nehmen. Niemand weiß, wo die Grenze liegt, die Widerstand rechtfertigt, sie ist nicht objektivierbar. [...] Ich sage diesen jungen Leuten, die mich danach fragen, daß ich selbst heute nicht in erster Linie handle aus einer Erinnerung an meine Geschwister. Ein Vergleich mit damals wäre abwegig und würde das Nazi-Regime nur verharmlosen. Wir leben in einer Demokratie, nicht in einer Diktatur. Wir leben in einem Staat, in dem man leben kann. Das empfinde ich jedesmal mit einer tiefen inneren Geborgenheit, wenn ich in Mutlangen demonstriere. Aber jede Demokratie hat Zeichen einer machtpolitischen Rückfälligkeit, und jede Demokratie bietet genügend Anlässe, vieles besser zu machen. Professor Huber sagte in seiner Verteidigungsrede vor dem Volksgerichtshof am 19. April 1943: ›Es gibt für alle äußere Legalität eine letzte Grenze, wo sie unwahrhaftig und unsittlich wird. Dann nämlich, wenn sie zum Deckmantel einer Feigheit wird, die sich nicht getraut, gegen offenkundige Rechtsverletzungen vorzugehen. Ein Staat, der jegliche freie Meinungsäußerung unterbindet und jede, aber auch jede sittlich berechtigte Kritik, jeden Verbesserungsvorschlag als ›Vorbereitung zum Hochverrat‹ unter die furchtbarsten Strafen stellt, bricht ein ungeschriebenes Recht, das im ›gesunden Volksempfinden‹ noch immer lebendig war und lebendig bleiben muß.‹ Allein diese Äußerung von Professor Huber zeigt, daß eine Vergleichbarkeit nicht zulässig ist. Professor Huber wurde zum Tod verurteilt. Allerdings in einem Punkt sehe ich Parallelen zu damals. Das ist die Tendenz, einen schweigsamen Untertan zu erziehen, den Mitläufer, der sich möglichst tief ins Privatleben zurückzieht, um keine Auseinandersetzung, keine Stellungnahme zu riskieren. Wir sind es unserer Demokratie, die uns vergleichsweise viel Freiheit erlaubt, wir sind es ihr schuldig, in dieser äußersten Gefahr nicht zu schweigen.«

Inge Aicher-Scholl

Inge Scholl kam am 11. August 1917 in Ingersheim an der Jagst zur Welt. Sie war das erste Kind des Ehepaars Robert und Magdalena Scholl. Insgesamt hatten die Scholls sechs Kinder, darunter den 1918 geborenen Sohn Hans sowie die 1921 zur Welt gekommene Tochter Sophie, die beide der studentischen Widerstandsgruppe »Weiße Rose« angehört hatten und deswegen von den Nationalsozialisten im Jahr 1943 wegen

Hochverrats hingerichtet worden waren. In die Widerstands-Aktivitäten von Bruder und Schwester sowie deren Freundeskreis war Inge Scholl, die nach Beendigung der (Mittel-)Schule im Jahr 1934 eine Ausbildung zur Sekretärin und Prüfungsassistentin im Steuerbüro ihres Vaters Robert Scholl absolviert hatte und anschließend seine Mitarbeiterin wurde, nicht involviert. Obwohl sie offenkundig nicht wusste, was Sophie und Hans planten und taten, wurde sie – gemeinsam mit ihren Eltern – nach der Hinrichtung der Geschwister im Februar 1943 für mehrere Monate in Sippenhaft genommen. Anschließend verließ die Familie Scholl Ulm, um bis 1945 auf einem Hof in Ewatingen im Südschwarzwald zu leben.

Nach dem Krieg kehrten die Scholls nach Ulm zurück. Dort gehörte Inge zu den Mitbegründern der Volkshochschule Ulm, die sie 28 Jahre lang, von 1946 bis 1974, leiten sollte.

Ab 1964 engagierte sie sich für den Frieden, unter anderem durch die Organisation der »Ostermärsche« in Ulm. Im Zusammenhang mit ihrem Einsatz für den Frieden und gegen militärische Aufrüstung beteiligte sie sich am 24. September 1985 an der Blockade des Militär-Depots in Mutlangen, wofür sie später mit einer Geldstrafe belegt wurde. Im darauffolgenden Jahr, nach der 1986 erfolgten Katastrophe im Atomreaktor in Tschernobyl, begann ihr Engagement gegen die Nutzung der Atomkraft. Ab 1987 war sie in der Friedensinitiative in Leutkirch, ihrem neuen Wohnsitz, aktiv.

Doch neben diesen Aktivitäten für Frieden und Abrüstung lag ihr in erster Linie das Erbe ihrer hingerichteten Geschwister am Herzen, an deren politische und ethische Ziele sie sowohl die Kriegs- als auch die Nachkriegs- sowie alle folgenden Generationen erinnern wollte. Aus diesem Grund verfasste sie das 1952 erstmals erschienene Buch *Die Weiße Rose*.

Inge Aicher-Scholl, die sich bis an ihr Lebensende immer wieder mit der »Weißen Rose«, ihren Mitgliedern und Zielen auseinandergesetzt hat, starb am 4. September 1998 in ihrem Haus in Rotis, einem Ortsteil der Gemeinde Leutkirch.

CLÄRENORE STINNES-SÖDERSTRÖM, AUTORENNFAHRERIN UND ABENTEURERIN

** 21. Januar 1901, Mülheim an der Ruhr*
† 7. September 1990, Björnlunda (Schweden)

»In mir bin ich immer gleichberechtigt gewesen«

Clärenore Stinnes behauptete, dass sie nie eine Feministin gewesen sei. In der Tat kämpfte die Frau, die in der zweiten Hälfte der 1920er-Jahre die Welt mit dem Automobil umreiste, nicht für die Gleichberechtigung aller Frauen, sondern hauptsächlich für ihre persönliche Gleichberechtigung. Es ging ihr demnach nicht darum, mit anderen Frauen solidarisch zu sein, sondern darum, zu tun, was sie wollte, und wozu sie besonders befähigt war, und dazu gehörten weder Häkeln noch Sticken und erst recht nicht die Unterwerfung unter einen Ehemann. Mit anderen Worten: Clärenore Stinnes verweigerte sich den Erwartungen, die die konservativ-(groß-)bürgerliche Gesellschaft an die Frauen stellte. Sie wollte keine elegante Dame sein, sondern so wahrgenommen und akzeptiert werden, wie sie tatsächlich war, nämlich mutig, zupackend und ein wenig burschikos.

Ihre Mutter, die für Clärenores Wünsche überhaupt kein Verständnis hatte, provozierte sie, indem sie Kette rauchte, Herrenbekleidung trug und sich in einer Sportart übte, die gemeinhin als »undamenhaft« galt, nämlich dem Autofahren. Bereits mit elf Jahren hatte die kleine Clärenore heimlich erste Fahrstunden bei den Chauffeuren ihres Vaters genommen. Ihre Autobegeisterung wurde von ihrer Tante Nora, die mit dem britischen Rennfahrer Robert Dunlop verheiratet war, weiter gefördert. Mit 18 Jahren hatte sie – als eine der wenigen Frauen in der damaligen Zeit – den Führerschein gemacht.

Während ihre Mutter Clärenores Entwicklung äußerst kritisch und höchst misstrauisch beobachtete, zeigte sich ihr Vater, der Großindustrielle Hugo Stinnes, ganz begeistert von seiner Tochter. Er unterstützte und förderte sie, wo immer er konnte. Dazu gehörte unter anderem ein mehrmonatiger Aufenthalt in Südamerika zu Beginn der 1920er-Jahre. Nach ihrer Rückkehr durfte sie in den von Stinnes gegründeten »Westi-Film«-Studios als Regieassistentin arbeiten. Doch nach dem überraschenden Tod ihres Vaters im Jahr 1924 endete auch die Protektion, die er ihr hatte zuteilwerden lassen.

Clärenore war davon ausgegangen, dass sie – gemeinsam mit ihren Brüdern – das Stinnes-Imperium übernehmen werde. Doch diese Vorstellung erwies sich als Irrtum. Ihre Mutter, die über die Eigenwilligkeit der Tochter und ihr »undamenhaftes« Verhalten wenig erfreut gewesen war, sorgte dafür, dass Clärenore nicht in die Geschäftsführung aufgenommen wurde. Eine Frau, so glaubte die Mutter, habe auf einem so anspruchsvollen Posten nichts zu suchen. Diese Entscheidung – und vor allem die dargebotene Begründung dafür – enttäuschte und verärgerte Clärenore zutiefst. Daraufhin beschloss sie, der Familie den Rücken zu kehren und ihr Leben fortan allein in die Hand zu nehmen. Von diesem Entschluss und den Gründen dafür berichtet Clärenore Stinnes-Söderström in einem im Jahr 1986 geführten, hier auszugsweise wiedergegebenen Interview, das von der La Camera Stylo Film Collection des Filmemachers und Dokumentarfilmproduzenten Michael Kuball aufgenommen worden ist.

Michael Kuball ist es zu verdanken, dass die lange in Vergessenheit geratene Weltumfahrung von Clärenore Stinnes und Axel Söderström der Öffentlichkeit durch einen 1978 erschienenen Artikel in der Zeitschrift *Der Stern* sowie die Veröffentlichung des Tagebuchs dieser Weltreise im Jahr 1981 unter dem Titel Söderströms Photo-Tagebuch wieder in Erinnerung gerufen worden ist. Darüber hinaus hat Michael Kuball dafür gesorgt, dass der Anfang der 1930er-Jahre mit großem Erfolg in den Kinos angelaufene Filmbericht *Im Auto durch zwei Welten*, der die Weltreise von Stinnes und Söderström dokumentiert, im deutschen Fernsehen gezeigt werden konnte.

»Wenn Sie es so wollen, [...] war ich der Sekretär meines Vaters. Und war also, was man heute nennen würde, [...] berufstätig. [...] Und dann starb mein Vater [1924], und damit war meine Zukunft an und für sich kaputt. Aber ich habe schon eben im Jahre 1919 meinen Führerschein gemacht, denn ich meine, wenn ein junger Mann seinen Führerschein macht, warum soll ich [...] mit 18 Jahren [...] ihn dann nicht auch machen. Und dadurch war ich Autofahrer. Und da kam nach dem Tode meines Vaters der Direktor der Dinoswerke [Automobilhersteller - seit 1922 im Besitz des Stinnes-Konzerns] in Berlin zu mir und frug, ob ich nicht bereit wäre, [mich] in einem Autorennen aufzustellen, im Jahre 1924. Wenn eine Frau am Steuer wäre, wäre [das] eine so gute Reklame, da könnte ich als Letzter ankommen. [...] Und da habe ich ja gesagt. [...] Also, Fräulein Lehmann [unter diesem von ihr gewählten Alias-Namen startete Clärenore Stinnes damals] ist in dem Rennen gestartet, damals gab es noch keine Professionellen [Rennfahrer], nicht, wir waren also alle mehr oder weniger Amateure. Aber Fräulein Lehmann wurde Dritter in ihrer Klasse. Und damit war mein Schicksal in etwa besiegelt [...]. Ich fuhr ja nicht mit seinem Namen [dem Namen ihres Vaters], sondern ich fuhr als ich. Und diesen Ich-Begriff, den habe ich immer gehabt. Den habe ich eben schon als kleines Kind gehabt. [...] In mir bin ich immer gleichberechtigt gewesen. Wenn man das gleichberechtigt nennen will, also, ich sehe keinen Unterschied zwischen Mann und Frau. Ich bin nicht Feministin, [...] ich bin auch nicht homosexuell [...], und ich bin aufgewachsen mit Brüdern, zwei ältere, einen jüngeren, [...] bei denen habe ich mir [...] meine Position erobern müssen oder erzwingen müssen. Sie dürfen nicht vergessen, daß in dem ersten Jahrzehnt unseres Jahrhunderts [20. Jahrhundert], [...] [da] waren wir Mädchen doch zweiter Klasse. Vor allen Dingen war das [ein] Fehler der Frauen, der Mütter. Und das ist es zum Teil heute noch. Das ist es in dem Falle, daß, wenn die Mutter sagt, ach Peter, du kannst ruhig weiter in deinem Buch lesen, aber die Maria kann mir beim Spülen helfen. Also, das ist unser ureigenster Fehler. [...] [...] Ich habe das akzeptiert, denn ich kannte ja ihre Einstellung [die der Mutter], sie war ja aus dem vorigen Jahrhundert in ihrer Einstellung. Nun, ich bin dann hingegangen, und [...] nach einer Woche hatte ich eine Wohnung gefunden und bin ausgezogen. [...] Ganz konsequent. Das war ein Skandal. [...] Aber ich sage auch, ich mußte mich meiner Haut wehren.«

Clärenore Stinnes-Söderström

Clara Eleonore »Clärenore« Stinnes kam am 21. Januar 1901 als Tochter des Industriellen Hugo Stinnes und dessen Ehefrau Cläre, geborene Wagenknecht, in Mülheim an der Ruhr zur Welt. Nach dem Besuch der Grundschule wechselte sie auf das dortige Lyzeum. Die Schule wurde während des Ersten Weltkriegs als Lazarett genutzt. Clärenore war dort als Hilfskrankenschwester tätig. Zwischen 1917 und 1919 lebte die junge Frau mit ihrer Familie auf einem Landsitz in Weißkollm in der Niederlausitz. Anschließend ging sie für einige Zeit nach Wiesbaden. Dort lebte eine mit dem Autorennfahrer Robert Dunlop verheiratete Tante Clärenores.

Das Mädchen interessierte sich bereits seit seiner Kindheit brennend für alles, was mit Autos zu tun hatte. Clärenore kannte sämtliche Automarken und -typen und begeisterte sich darüber hinaus für technische Fragen. Ehe sie jedoch selbst an Autorennen teilnehmen durfte, sollten noch einige Jahre vergehen. Anfang der 1920er-Jahre unternahm sie zunächst eine mehrere Monate andauernde Reise nach Südamerika. Nach ihrer Rückkehr erhielt sie eine Stelle als Regieassistentin bei der Filmgesellschaft »Westi-Film« in Berlin. Nach dem Tod des Vaters im Jahr 1924 verhinderte ihre Mutter, dass die Tochter in das väterliche Unternehmen einstieg. Daraufhin kam es zum Bruch zwischen Clärenore und ihrer Familie.

Fortan lebte die junge Frau nach ihren eigenen Vorstellungen und Regeln. Da Autofahren und Rennsport sie schon immer interessiert hatten, beschloss sie, dass es nun an der Zeit sei, diese Interessen in die Tat umzusetzen. Daraufhin nahm sie an Autorennen teil, die unter anderem auf der damals ausschließlich als Renn- und Teststrecke dienenden AVUS, der »Automobil-Verkehrs- und Übungsstraße« im Südwesten Berlins, stattfanden. Außerdem beteiligte sie sich – mit Fahrzeugen unterschiedlicher Hersteller – an diversen Rallyes im In- und Ausland.

Im Jahr 1926 plante sie eine Weltumrundung mit einem Serienauto. Es gelang ihr, das hierfür notwendige Geld sowie die unverzichtbare logistische und mediale Unterstützung zu organisieren. Am 25. Mai 1927 startete sie ihre Weltreise, begleitet unter anderem von dem schwedischen Kameramann Carl-Axel Söderström. Mit ihrem Adler Standard 6 wollte – und sollte – sie bis 1929 die Welt umrunden. Im Juni 1929 kehrte sie – nach über zwei Jahren Reisezeit und rund 50 000 gefahrenen Kilometern – nach Deutschland zurück. Im selben Jahr veröffentlichte sie ihr Reisetagebuch unter dem Titel *Im Auto durch zwei Welten*. Zwei Jahre später, 1931, erfolgte die Erstausstrahlung des von Söderström gedrehten Kinofilms über Clärenores Weltumrundung.

Zu diesem Zeitpunkt waren Clärenore und Carl-Axel bereits ein Ehepaar. Die beiden hatten 1930 in London geheiratet und lebten fortan zurückgezogen in Schweden. Aus der Ehe von Carl-Axel Söderström und Clärenore Stinnes-Söderström, wie sie sich seit ihrer Hochzeit nannte, gingen drei Kinder hervor.

Clärenore Stinnes-Söderström, deren Pioniertat, als erste Frau mit einem Serienfahrzeug um die Welt gereist zu sein, im Laufe der Jahre weitgehend in Vergessenheit geraten war, starb am 7. September 1990 im schwedischen Björnlunda.

KÄTE STROBEL, BUNDESGESUNDHEITSMINISTERIN

** 23. Juli 1907, Nürnberg*
† 26. März 1996, ebenda

»Ich habe in dem Interview die Pille befürwortet«

Das im Folgenden auszugsweise abgedruckte Interview führte die ehemalige sozialdemokratische Gesundheitsministerin Käte Strobel mit ihrer Parteifreundin, der Sozialdemokratin Renate Lepsius, für deren 1987 erschienenes Buch *Frauenpolitik als Beruf. Gespräche mit SPD-Parlamentarierinnen.*

Nach dem Scheitern der Koalition aus CDU/CSU und FDP im Oktober 1966 und dem damit verbundenen Rücktritt des damals amtierenden Bundeskanzlers Ludwig Erhard (CDU) am 30. November 1966 kam es zur Bildung der ersten »Großen Koalition« von CDU/CSU und SPD. Am 1. Dezember 1966 wurde der Christdemokrat Kurt Georg Kiesinger zum neuen Bundeskanzler gewählt. Als Vizekanzler amtierte der Sozialdemokrat Willy Brandt. Am selben Tag erfolgte auch die Ernennung der Sozialdemokratin Käte Strobel zur Gesundheitsministerin.

Rund zehn Monate nach der Amtsübernahme produzierte die dem Geschäftsbereich des Bundesgesundheitsministeriums zugehörige »Bundeszentrale für gesundheitliche Aufklärung«, die am 20. Juli 1967 gegründet worden war, den Aufklärungsfilm *Helga*, der am 22. September 1967 in die Kinos kam. In dem Film, der – sehr zur Freude des Bundesfinanzministers, damals der Christsoziale Franz-Josef Strauß, –

ein Klassenschlager wurde, ging es in erster Linie darum, wie Kinder gezeugt werden, und wie sie auf die Welt kommen.

Käte Strobel, die den Aufklärungsfilm als zuständige Ministerin zu verantworten hatte, wurde daraufhin als »Sex-Strobel« bezeichnet und teilweise heftig angefeindet. Strobel ging es allerdings nicht darum, Pornografie auf Staatskosten zu produzieren und zu verbreiten, sondern um Aufklärung und Prävention. Nur wenn junge Frauen und Männer wussten, wie Kinder gezeugt wurden, konnte verhindert werden, dass ungewollte Schwangerschaften entstanden. Aber nicht nur die Vermittlung des Wissens um die Entstehung einer Schwangerschaft war für Käte Strobel wichtig. Nicht minder bedeutsam erschien ihr die Frage, wie eine Schwangerschaft vermieden werden konnte, ohne von Frauen und Männern Enthaltsamkeit zu verlangen. Aus diesem Grund plädierte sie für den Einsatz der Antibaby-Pille auch bei Minderjährigen.

Zwei Jahre nach der Ausstrahlung des Aufklärungsfilms *Helga* ließ Käte Strobel im Juni 1969 über die »Bundeszentrale für gesundheitliche Aufklärung« den *Sexualkunde-Atlas* publizieren. Mit Hilfe von Schautafeln, Bildern und Texten wurde darin erklärt, wodurch sich männliche und weibliche Körper unterscheiden, wie eine Schwangerschaft entsteht, verläuft oder verhindert werden kann.

Auch dieser Beitrag zur sexuellen Aufklärung wurde in der Öffentlichkeit und von Experten unterschiedlich bewertet. Mancher Kritiker glaubte, dass die Kinder durch die Betrachtung der Schautafeln regelrecht traumatisiert würden, andere wiederum bemängelten, dass das Werk gar zu technisch daherkäme. Es werde nämlich kein einziges Mal darauf hingewiesen, dass es eine Verbindung zwischen Sexualität und Liebe gebe. Wieder andere kritisierten, dass das Buch ausschließlich die Sexualität zwischen Mann und Frau thematisiere, Homosexualität aber ebenso wenig anspreche wie zum Beispiel die bei Jugendlichen durchaus übliche Selbstbefriedigung.

Käte Strobel reagierte gelassen auf die Kritik, die ihr entgegenschlug. In einem Fernsehinterview erklärte sie: »Wir wollen […] reine Information vermitteln. […] wie diese Information verwendet wird, ist selbstverständlich Sache des Lehrers.«

Interviewerin: »Als erster sozialdemokratischer Bundespolitikerin wird dir 1966 in der Großen Koalition das Amt der Gesundheitsministerin angetragen. Wie ist diese Aufgabe auf dich zugekommen?«
Strobel: »[...] In der Mannschaft von 1965 war ich eigentlich als künftiger Europaminister vorgesehen. Dann kamen die Verhandlungen über die Große Koalition [...]. [...] Dann rief Willy Brandt mich an und sagte: ›Wir bekommen keinen Europaminister. Bist du bereit, den Gesundheitsminister zu machen?‹ Ich mußte mich sofort entscheiden. [...]« [...]
Strobel: »[...] Ich weiß nur, daß ich dachte, wenn also schon ein Ministeramt einer Frau angeboten wird, dann darfst du nicht nein sagen. Das war eigentlich die grundsätzliche Überlegung, so daß ich dann ja sagte.« [...]
Interviewerin: »Du hast, als du Ministerin wurdest, sofort die Fragen der sexuellen Aufklärung aufgebracht. Deine Rolle bei der Aufhebung von Tabus im Sexualbereich ist sehr hoch einzuschätzen. Ich stelle die These auf, daß die Reform des § 218 unmöglich gewesen wäre ohne den Beitrag, den du als Gesundheits- und Familienministerin bei der Enttabuisierung der Fragen zum Thema Sexualität geleistet hast. Wie bist du an Themen wie Sexualaufklärung und Familienplanung, zu deinem Einsatz für die Einführung der Pille und den Sexualkunde-Atlas gekommen?«
Strobel: »Das geht auf meine Vergangenheit in der Jugendbewegung zurück. In der sozialistischen Erziehungsbewegung der Weimarer Republik wurde schon damals Sexualaufklärung angestrebt. Man setzte sich für die Familienplanung ein. 1966 war ja übrigens die Anfangszeit der Pille.«
Interviewerin: »Daß aber ein verantwortlicher Minister die Pille zu einem Thema offizieller Regierungspolitik machte, war überhaupt nicht selbstverständlich, zumal sich die SPD zunächst in Partnerschaft mit den Christdemokraten befand, den Kronzeugen der Restauration unter Adenauer.«
Strobel: »[...] Im Dezember 1966, am Tag meiner Vereidigung, gab ich der ›Bildzeitung‹ mein erstes Interview. [...] Ich habe in dem Interview die Pille befürwortet. Ich konnte das aus eigenem Erleben tun,

weil ich wußte, was es bedeutete, Kinder zu bekommen, wenn man sie noch nicht wollte. So habe ich also gesagt, Pille ja, aber keine Verordnung unter sechzehn. [...] Die Pille allein genügt nicht. Sexualerziehung ist nötig, Familienplanung und Aufklärung. [...].« [...]
Interviewerin: »Also, du erinnerst dich an deine Jugendzeit, welche Belastung der § 218 in der Weimarer Republik war?«
Strobel: »Ja, der § 218 war eine fürchterliche Belastung für die Bevölkerungsschicht, die sich eine Abtreibung, die gesundheitlich gefahrlos war, nicht leisten konnte.«
Interviewerin: »Vor 1966 wurde eine Reform des § 218 offiziell noch nicht diskutiert [...].«
Strobel: »Im Gesundheitsministerium war das anders. [...] Der Aufklärungsfilm *Helga* war der erste Film, der in der Öffentlichkeit eine Geburt zeigte. Die Anregung zum Film *Helga* kam sicher aus der Bundeszentrale für gesundheitliche Aufklärung. Das Ministerium ist über den Minister und den Staatssekretär voll eingestiegen. Der Film *Helga* hat über eine Million Mark eingespielt, in die Bundeskasse wohlgemerkt. Ohne uns hätten die Kolle-Aufklärungsfilme gar nicht gemacht werden können. Der Film *Helga* hatte also ein Tabu gebrochen.«
Interviewerin: »Aber es war deine politische Entscheidung und persönliche Bereitschaft, alle öffentliche Kritik auf dich zu nehmen.«
Strobel: »Es war nicht nur meine Bereitschaft, es war mein Wille. Es war schlimm. Sogar mein Mann wurde seinerzeit darauf angesprochen, daß ich doch den Sexualkunde-Atlas herausgegeben hätte und deshalb damit rechnen müsse, in die Hölle zu kommen.« [...]
Strobel: »Übrigens ist der Sexualkunde-Atlas in sechs Sprachen übersetzt worden. Auch in Skandinavien ist er erschienen, wo man im Grunde wesentlich weiter war in diesen Fragen. Zunächst gab es eine Auseinandersetzung mit den Schulen über die Sexualerziehung. Die Zuständigkeit liegt ja bei den Ländern. Die Länder haben ihr Material von der Bundeszentrale für gesundheitliche Aufklärung bezogen. Dann gab es Länder, die unser Material akzeptiert haben, und andere Länder, die unser Material nicht an die Schulen weitergeben wollten, wie zum Beispiel Bayern.«

Interviewerin: »Aber der Anstoß ist gegeben worden ...«
Strobel: »Ja, und die Sexualerziehung in den Schulen begann. Natürlich war klar, dazu braucht man erst eine ›Erziehung‹ der Lehrer. Es gab Lehrer, die es gerne angepackt haben, und Lehrer, die es nicht gerne machten, die selber nicht nur grundsätzliche Vorbehalte hatten, sondern Hemmungen. Hemmungen, die eben auch Eltern hatten. Deshalb unsere verschiedenen Schriften, mit denen man den Eltern helfen wollte, in die Sexualerziehung einzusteigen. Von da führte natürlich der Weg zur Reform des § 218.«

Käte Strobel

Käte Strobel wurde am 23. Juli 1907 als Tochter des Schuhmachers Friedrich Müller und seiner Ehefrau Anna, einer Köchin, in Nürnberg geboren. Nach Beendigung der Volksschule hätte sie gerne eine Lehre als Gärtnerin begonnen, besuchte dann aber – auf Anraten ihres Vaters – zwei Jahre lang die Handelsschule. Ab 1923 arbeitete sie als Büroangestellte beim bayerischen Landesverband für Obst- und Gemüseanbau.

In ihrer Freizeit engagierte sie sich in der sozialistischen Jugendbewegung, darunter den »Kinderfreunden«. Dort lernte sie auch ihren späteren Ehemann, den Schriftsetzer Hans Strobel kennen, den sie im Jahr 1928 in Nürnberg heiratete. Gemeinsam mit ihm betätigte sie sich nach der »Machtübernahme« durch die Nationalsozialisten im Januar 1933 an der »Verbreitung verbotener sozialdemokratischer Schriften«. Im Jahr 1934 wurde Hans Strobel festgenommen und wegen »Vorbereitung zum Hochverrat« zu zweieinhalb Jahren Gefängnis verurteilt. Nach der Verbüßung seiner Gefängnisstrafe und zeitweiliger Haft im Konzentrationslager Dachau erfolgte 1937 seine Freilassung. Während des Krieges diente er in einem Strafbataillon. Käte Strobel, inzwischen Mutter von zwei Töchtern, musste sich – wie viele Frauen in jener Zeit – allein um die Versorgung der Familie kümmern.

Nach Kriegsende engagierte sich Käte Strobel für den Wiederaufbau der SPD in Franken. Im Jahr 1949 zog sie in den Bundestag ein, dem sie bis 1972 angehörte. Parallel dazu war sie zwischen 1958 und 1966 Mitglied des »Europäischen Parlaments«. Hier amtierte sie unter anderem als Vizepräsidentin und als Vorsitzende der sozialistischen Fraktion. Von 1966 bis 1972 war sie Bundesgesundheits- bzw. Bundesministerin für »Jugend, Familie und Gesundheit«. Nach ihrem Ausscheiden sowohl aus dem Ministeramt als auch aus dem Bundestag engagierte sie sich in der Kommunalpolitik. Zwischen 1972 und 1978 gehörte sie dem Nürnberger Stadtrat an. Auch in ihrer Partei, der SPD, war sie weiterhin aktiv, unter anderem als Vorsitzende des Seniorenrats.

Käte Strobel, die 1959 gesagt haben soll: »Politik ist eine viel zu ernste Sache, als dass man sie allein den Männern überlassen könnte«, starb am 26. März 1996 in ihrer Heimatstadt Nürnberg.

INGE MEYSEL, SCHAUSPIELERIN

** 30. Mai 1910, Berlin*
† 10. Juli 2004, Seevetal-Bullenhausen

»Wir hatten eine Zyankalikapsel«

Die Schauspielerin Inge Meysel, auch bekannt als »Mutter der Nation«, berichtete in dem im Folgenden auszugsweise abgedruckten Interview, das sie der Gründerin, Verlegerin und Chefredakteurin der Zeitschrift *Emma*, Alice Schwarzer, am 1. Januar 1987 gab, davon, dass sie in der Zeit des »Dritten Reiches« stets eine Zyankalikapsel mit sich geführt hatte. Mit Hilfe der Kapsel sollte es ihr – im Fall einer drohenden Festnahme durch die Geheime Staatspolizei (Gestapo) oder gar Deportation in ein Konzentrationslager – möglich sein, ihrem Leben selbst ein Ende zu setzen. Bei Kriegsende habe sie die Kapsel, wie sie berichtete, dann aber in die Toilette geworfen. Über Tod und Sterben wollte Inge Meysel bis auf Weiteres nicht mehr nachdenken.

Doch irgendwann im Laufe der Jahre begann Inge Meysel, sich erneut mit ihrem Tod – oder vielleicht eher mit ihrem Sterben – auseinanderzusetzen. Dass Sterben und Tod weder staatlich noch »parteiamtlich« angeordnet werden würden, stand außer Frage. Ganz im Gegenteil: Der Staat hatte es sich zur Aufgabe gemacht, das Leben zu schützen, aber in einem Maß, das Inge Meysel – und mit ihr vielen anderen Bundesbürgern – zu weit ging. Aus diesem Grund engagierte sie sich ab 1984 in der »Deutschen Gesellschaft für Humanes Sterben« (DGHS), die öffentlich für ein humanes, selbstbestimmtes Sterben eintrat und ihre Mitglieder entsprechend beriet und informierte. Inge Meysel warb in Broschüren und Inseraten für die DGHS und ihre Ziele, woraufhin sie von der DGHS zum Ehrenmitglied ernannt wurde.

Bereits 1993 erklärte sie, dass sie ihre »Selbstmordpillen immer in der Tasche« habe. Rund zehn Jahre später, 2002, bestätigte sie den Besitz entsprechender Medikamente noch einmal. »Ich habe immer Tabletten dabei, um selbst zu entscheiden, wann ich sterben will. Dieser Moment ist dann gekommen, wenn ich mein Leben nicht mehr selbstständig meistern kann.« Um welche Art Tabletten es sich bei den angesprochenen »Selbstmordpillen« handelte, ist nicht bekannt. Nach Angaben der DGHS hatte Inge Meysel sie auch nicht über den Verein erhalten.

Im Jahr 2004 zog sich die seit einiger Zeit unter Demenz leidende Schauspielerin bei einem Sturz eine schwere Hüftgelenksverletzung zu, die sie zu einem vorübergehenden Krankenhausaufenthalt zwang. Nach ihrer Entlassung kehrte sie nach Hause zurück. Dort starb sie am 10. Juni 2004.

Interviewerin: »Es wird selten thematisiert, aber Sie sind eine sogenannte ›Halbjüdin‹: Ihr Vater ist knapp dem KZ entkommen, und Sie selbst hatten Spielverbot und lebten jahrelang im Versteck. Wenn Sie, so wie gestern abend in Hannover, vor überwiegend älterem Abonnement-Publikum spielen – ist Ihnen da nicht manchmal komisch zumute? Ist es nicht makaber, heute urdeutsches Idol und einst die verachtete Nicht-Arierin gewesen zu sein?«
Meysel: »[…] Ich verzeihe keinem, aber nachtragend – nein, das bin ich nicht. Was ich nicht mehr wissen will, radiere ich aus. Das ist meine Stärke. Es kann ein Mensch nicht alles behalten. Und nicht mit allem leben. Ich verkehre mit keinem, der mir damals begegnet ist. Aber ich kann auch nicht jeden fragen: Wann sind Sie geboren? Außerdem: Dieses Land ist nicht nur das Land Hitlers. Es ist auch das Land von Trudchen Meineke. Das war die Sekretärin meines Vaters, die ihn zwei Jahre lang versteckt hat. Unter Lebensgefahr.«
Interviewerin: »Erzählen Sie mir etwas über Ihren Vater.«
Meysel: »Ich bin eine reine Vatertochter! Mit meiner Madka (die Mutter) habe ich viele Krachs gehabt. Er aber war immer für uns da.

Julius war nie schwach. Er war zu Hause dominant, weil er der Weisere war, der Klügere. Abend für Abend hat er uns im Schlafzimmer vorgelesen. So habe ich Thomas Mann kennengelernt, und Heinrich Mann und Werfel und alle. Er hat einfach den Spaß mehr begriffen. Für sie war Erziehung: Die Kinder haben zu machen, was ich will. Für meinen Vater war Erziehung: Lass sie doch machen, was sie wollen.«
Interviewerin: »Wie kommt es, dass Sie Ihre Eltern beim Vornamen genannt haben?«
Meysel: »Vielleicht, weil sie so jung waren. Mein Vater war 18, als ich auf die Welt kam, meine Mutter war auch 18. Sie war Dänin, das einzige Mädchen unter den neun Kindern vom dänischen Peer Hansen. Und ausgerechnet die schwängerte ein Judenbengel aus Berlin. Dass seine Tochter Margarete mitgemacht hatte, das kam ihm gar nicht in den Sinn. Als dann Hochzeit gefeiert wurde, kamen die Papiere nicht rechtzeitig. Gefeiert wurde trotzdem. Auf Anordnung von Peer Hansen. So kam ich unehelich auf die Welt.«
Interviewerin: »Haben Sie die uneheliche Geburt als Makel empfunden?«
Meysel: »Erst als ich mit 10 geimpft wurde, erfuhr ich in der Schule, dass ich unehelich geboren bin. Ich werde das nie vergessen. Meine Lehrerin, Frau Mierendorf, guckte in mein Stammbuch und rief mich auf: Ingeborg Hansen. Und dann sagte ich: Ingeborg Meysel, Hansen ist meine Mutter. Darauf sagte meine Lehrerin: Moment mal ... ah ja, da ist es ja umgeschrieben ... Mein Vater hatte mich also später adoptiert. – Ich nahm das Buch, rannte nach Hause und sagte zu meiner Mutter (was sie mir nie verziehen hat): Was ist denn das für eine Schweinerei? Ich bin ja unehelich zur Welt gekommen! Darauf erklärte mir meine Mutter, dass ich ein ›Kind der Liebe‹ sei. Später habe ich dann immer zu meinem fünf Jahre jüngeren Bruder gesagt: Merk dir das gut. Du bist nur ein Kind des Urlaubs, aber ich bin ein Kind der Liebe! – Ich hab dann auch gleich alle in der Klasse rasiert. Mit dem Argument: Ihr seid ja alle Normale, ich bin anormal.«
Interviewerin: »Das haben Sie, glaube ich, beibehalten, aus Schwächen eine Stärke machen ...?«

Meysel: »Ja. Ich habe immer versucht, aus einem Angriff einen Gegenangriff zu machen. Auch heute noch.«
Interviewerin: »Wie lebten Ihre Eltern?«
Meysel: »Sie waren sehr lebenslustig. Sie gingen leidenschaftlich gern ins Theater. Aber auch gern auf die Rennbahn. Ihr Lieblingstraber hieß Jonny Milz. Und so sollte auch ihr Sohn heißen. Als ich nun zur Welt kommen sollte, hatte meine Großmutter Regina, mein Lieblingsmensch überhaupt, schon vorsorglich ein J aufs Porzellan malen lassen.«
Interviewerin: »Und dann kam Jonny …?«
Meysel: »Tja, nur eine Kleinigkeit fehlte – la petite diffêrence [sic!].«
Interviewerin: »War Ihr Vater ein bewusster Jude?«
Meysel: »Überhaupt nicht. Der wusste nicht einmal genau, wo die Synagoge stand. Meine Großmutter Regina, die war eine gläubige Jüdin. Eine Gutentag aus Breslau, erstklassige Familie. Die ist mit 16 Jahren mit einem 30 Jahre älteren Mann verheiratet worden, den sie erst bei der Verlobung kennengelernt hat. Als der tot war, hat sie in Berlin eine Blusenfabrik auf die Beine gestellt. Sie müssen sich vorstellen, was das in der damaligen Zeit bedeutet hat! Von ihrem Mann gab es übrigens noch nicht mal ein Foto bei ihr. Das kann keine sehr tiefe Liebe von meiner Regina gewesen sein. – Zu Regina wurde ich alle acht Tage zum Schlafen gebracht. Mein ganzes Glück war immer bei ihr Matze essen, Matze mit Gänseschmalz. Und, wenn sie sagte: Nein, nicht die milchige Tasse. Sie war nämlich strenggläubig, man durfte die Fleischbrühe und die Milch nicht aus ein und derselben Tasse trinken. Mein Weg ist überhaupt gepflastert gewesen von Frauen. Außer meinem Vater. Der war für mich alles: Vater, Ehemann, Geliebter, Freund. Einfach alles: Ibsen und Strindberg und großes Glück. Ansonsten Frauen. Erstklassige Frauen. Schon in der Schule hatte ich eine Direktorin! Eine Freie Demokratin. Sie hat in der Schule – was damals nicht üblich war – deklamatorischen Unterricht eingeführt. Zweimal in der Woche. Von einem ehemaligen Schauspieler. Aber als ich dann eines Tages zu meinem Vater sagte: ich will zum Theater, sagte der: du studierst Jura!«

Interviewerin: »Sie haben sich dann doch durchgesetzt, sind auf die Schauspielschule von Ilka Grüning, Lieblingsschauspielerin Ihres Vaters und Gefährtin von Lucie Höflich, gegangen. Das war Ende der 20er Jahre in Berlin. War da nicht mächtig was los in der Kultur? Und auch bei den Frauen?«
Meysel: »Emanzipation im heutigen Sinne ist mir damals nicht begegnet. Sicher, Schauspielerinnen waren Göttinnen. Aber Politikerinnen gab es nicht. Es gab nur eine: Rosa Luxemburg. Darum ist die Luxemburg ja so brutal umgebracht worden – weil sie so ein Fremdkörper war. Aber ich kannte nicht eine Frau in leitender Stellung. Auch der Geschäftsführer in der Fabrik meiner Großmutter war ein Mann, die Arbeiter waren Frauen. Allerdings: Eine meiner Schauspielmitschülerinnen war zum Beispiel Brigitte Horney, Beggi. Beggi hatte eine wundervolle Mutter, eine Psychologin [Anm. der Interviewerin: die berühmte Psychoanalytikerin und Freud-Kritikerin Karen Horney]. Aber darüber, dass wir eine Direktorin hatten, lachten sich die Jungsschulen tot. Die schwingt vielleicht die Peitsche, die ist schlimmer als jeder Direktor – so hieß es.«
Interviewerin: »Dennoch kam Inge, noch bevor sie zum Theater kam, zur Politik.«
Meysel: »Bei uns zu Hause wurden immer drei, vier Zeitungen gelesen. Julius' berühmter Satz war: Man höre nicht eines Mannes Rede, man hör sie reden alle beede. Das hat er auch gemacht, wenn's Krach gab. Dann hat er gesagt: Gretchen, hör mal auf, jetzt wollen wir die Kinder auch mal hören. Dieser Gerechtigkeitssinn ist mir so eingegangen, dass ich mich für Gerechtigkeit umbringen lasse. Darum hasse ich Journaille – nicht Journalisten, für mich ein großer Unterschied.«
Interviewerin: »Und die Politik?«
Meysel: »Mein Vater hat immer Busch rezitiert: Ein Jüngling hat einmal den Hang zum Küchenpersonal. Bei mir ist es meine Tochter. – Er war ein Freier Demokrat und litt unter seiner arbeiterseeligen Tochter, die alle ihre Freundinnen im Arbeitermilieu hatte. Auch bei uns zu Hause ging ich lieber in die Küche als in unser Esszimmer in der Beletage. Da war es viel gemütlicher, da wurde diskutiert. Und bei

uns kriegte ich immer gleich von meiner Mutter eine Schelle, wenn ich sagte: Du redest ja wieder einen Quatsch, Grete. – Ich war beim Reichsbanner zu Hause, war allerdings bei den freien Jungdemokraten beigetreten, weil ich zur SPD-Jugend keine Beziehung hatte. Meine Antrittsrede bei den freien Jungdemokraten habe ich am Reichskanzlerplatz, im Hintersaal eines Cafés gehalten. Gegen die Todesstrafe. Mit Schwert und Flammen! Da war ich fünfzehn. Und so bin ich geblieben. Ich hasse, damals wie heute: Rache.«
Interviewerin: »Gab es in der Zeit Schwärme, Jugendlieben?«
Meysel: »Für mich war es gar nicht möglich, meine Jungfernschaft zu verlieren. Denn für mich war klar: Bist du mit einem Mann zusammen, kriegst du ein Kind. Und eines wusste ich: Ich wollte kein Kind haben. Ich konnte es mir nicht leisten, einen dicken Bauch zu bekommen. Ich wollte Theater spielen. Männer waren gestrichen, bis 21, dann ist es doch passiert. Aber da hatte ich schon längst eine Liebesbeziehung zu einer Frau. Mit einer Kollegin. Tempi passati.«
Interviewerin: »Nach der Schauspielschule bei der Grüning ging das ja dann ganz schnell mit den Engagements …«
Meysel: »Ja, das war wundervoll. Ich bekam meine ersten Kritiken. Ein Kritiker schrieb: Von diesem Mädchen, das sage ich mit erigiertem Zeigefinger (mit erigiertem Zeigefinger!)[,] wird man noch hören. Und ein anderer schrieb: Dieses Mädchen wird Karriere machen – wenn sie sich nicht eines Tages zu sehr gefallen sollte. Ein Satz, an den ich später oft gedacht habe. Damals habe ich vor lauter Stolz und Freude morgens immer quer über die Straße gerufen: Haben Sie schon die Kritik in der Abendzeitung gelesen?! Haben Sie sich schon die BZ gekauft?! Quer über die Straße.«
Interviewerin: »Das Glück währte nicht lange. Bald kam das Spielverbot für die Halbjüdin Meysel.«
Meysel: »Also, das war ein bisschen anders. Erst feierte ich noch Erfolge im Schauspielhaus Leipzig. Da war Hermine Körner. Die von mir hochverehrte Hermine Körner. Und die sagte nach einem Auftritt von mir: Ganz Claire! Ganz Claire Waldorff! – Da habe ich laut geweint. Denn ich kannte Claire Waldorff nur dick und rothaarig. Na ja, rothaarig war ich ja auch … Ich dachte: Die sehen mich alle falsch.

Die sehen meine Seele gar nicht, meine zarte Seele! Die sehen gar nicht meine traurige Seite. Ich bin doch so tragisch …«
Interviewerin: »Haben Sie Neigungen zur Melancholie?«
Meysel: »Ja. Aber das hat ja jeder Komiker.«
Interviewerin: »Dann kam 1933.«
Meysel: »Dann kam 1933. Und ich habe wirklich gesagt: Papa, regt euch nicht auf. Das dauert höchstens sechs, sieben Monate … Am Morgen nach der Machtergreifung, am 1. Februar 1933, wurde in Leipzig Walden abgeholt, ein Schauspielerkollege und Kommunist, von der SA zusammengeschlagen und ins KZ gesteckt. Wir haben ihn nie wiedergesehen. Erst da habe ich begriffen, was los war … Vier Wochen später erklärten Schauspieler und zwei Schauspielerinnen, sie könnten mit der Halbjüdin Meysel nicht mehr spielen. 1933. In einem Theater, das einwandfrei demokratisch war. Es ging ja alles so rasant schnell.«
Interviewerin: »Und was haben Sie da gemacht?«
Meysel: »Ich ging mit Helmut Rudolph, meinem Lebensgefährten, nach Danzig. In die freie Hansestadt Danzig. Da hatte Hitler noch nichts zu sagen. Aber das Theater war schon der Reichstheaterkammer angeschlossen. Ich kriegte dann Arbeit beim Sender. Als Sprecherin.«
Interviewerin: »Und die Eltern? Und Großmutter Regina Meysel?«
Meysel: »Regina war gottseidank schon 1928 gestorben. Und meine Tante Paula ist 1935 auf freiwillige Art gestorben. Wir hatten eine Zyankalikapsel, die mein Vater besorgt hatte. Mein Bruder wurde eingezogen. Ein großer Blonder. Ein richtiger Reklame-Goi. Erst als er in Frankreich wegen ›Tapferkeit vor dem Feind‹ befördert werden sollte, kriegten die raus, dass er ein ›Mischling‹ war.«
Interviewerin: »Und wieso haben Sie so rasch Spielverbot bekommen?«
Meysel: »Weil meine Mutter 1934 das offizielle Gesuch eingereicht hatte, dass ich als ›Tochter einer Dänin und Arierin‹ und ›eines Helden aus dem Ersten Weltkrieg, der im Krieg den Arm verloren und das Eiserne Kreuz erster Klasse bekommen hatte‹, weiterspielen dürfte. Das war ein schwerer Fehler. Meinem Vater war schon seine Firma ›arisiert‹ worden, so nannte man das. Als ich dann aus Danzig zum

Urlaub nach Berlin kam, lag da eine Ladung vor: zur Reichstheaterkammer kommen. Ich bin also hin. Da saß ein junger Mann, der mich kannte. Ich dachte, der wird mir erlauben, weiterzuspielen. Darauf sagte er zu mir: Tja, eines ist wirklich dumm - dass Ihr Vater lebt. Wenn er tot wäre, wäre das einfacher. Darauf habe ich angefangen zu lachen, wirklich, und habe ihm gesagt: Wissen Sie, wir sind eigentlich ganz zufrieden, dass er noch lebt ... Ich habe die Sondererlaubnis nicht gekriegt. - Das alles passierte im obersten Stock. Da gab es so ein wundervolles altes Berliner Treppenhaus, so geschwungen, wo man so runtersehen konnte. Als ich aus dem Zimmer kam, da habe ich wirklich einen Augenblick gedacht: Wenn ich hier springe, bin ich allet los. Und dann habe ich gedacht: Und Papa? Ist das jarnischt? Nein, hier wird nicht gesprungen!«
Interviewerin: »War das demütigend für Sie?«
Meysel: »Demütigend? Nein. Ich war so getroffen, dass ich nur noch Wut gekriegt habe! Dem Papa wurde dann das Eiserne Kreuz aberkannt. Er durfte sein Bändchen nicht mehr tragen.«
Interviewerin: »War das ein Grund, warum Inge Meysel 40 Jahre später das Bundesverdienstkreuz abgelehnt hat?«
Meysel: »Ja. Was so'n Ding wert ist, wenn's drauf ankommt, wusste ich ja: nichts, gar nichts. Außer einer Grabzeile: Träger des Bundesverdienstkreuzes. Und da ich keine Todesanzeige bekomme, sondern als Mutter der Nation in den Himmel einfahre, brauche ich sowas nicht. Schon gar nicht von Herrn Carstens.«
Interviewerin: »Wie ging das weiter? Gab es damals schon die Zyankalikapsel?«
Meysel: »Ja. Die hatte ich immer bei mir, im Portemonnaie, das ich am Leib trug. Die Angewohnheit habe ich heute noch. Ich habe immer das Nötigste bei mir, Geld, den Safeschlüssel. Weil ich mir sage: Wenn dir mal was passiert - einen Griff kannst du immer machen. Das ist das Erbe der Nazizeit ...«
Interviewerin: »Inge, immer auf dem Sprung ...«
Meysel: »Ja. Ich hätte mich auch bestimmt schon beim Laufen durchs Rote Meer umgedreht! Ich hätte nachgesehen, wie weit die Welle ist. Und gerufen: Lauft schneller, Freunde, die Welle kommt!«

Interviewerin: »Und in Hamburg, wo Sie ab 1936 mit Ihrem Lebensgefährten lebten? Kam da die Welle?«
Meysel: »In Hamburg war ich Frau Rudolph für die Leute. Spielen durfte ich nicht. Aber wenigstens zuschauen. Heimlich, bei den Proben. Dafür war ich so dankbar. Ich habe in der Zeit seine Rollen immer mitgearbeitet. Ich glaube, ich war seine beste Regisseurin. Ich selbst habe immer zu Hause gespielt, für Cognac. Cognac war mein Drahthaar, aber ein echter. Ihm habe ich alles vorgespielt. Wenn ich traurig war, legte er mir seine Schnauze auf die Knie und sagte: Na, so schlimm ist es auch wieder nicht.«
Interviewerin: »Und was wurde aus den Eltern?«
Meysel: »Die hausten in einer Wohnung in einem Zimmer, und mein Vater hatte nur halbe Essensrationen, so wollten es die Nürnberger Rassengesetze. Aber mein Vater hatte ungeheuer viele Freunde. Die brachten ihm oft heimlich zu essen. Und zu rauchen. Gaben's ab[,] oder legten was vor die Tür. Es ging also gut. 1941 wurde Vater in Berlin dann von der Straße weg verschleppt. Er kam ans Reichspietschufer, wo die Gestapo saß. Da waren lauter jüdische Menschen, die abtransportiert werden sollten. Na, und da ist ein SS-Mann mit einer Konkorde [sic!] über ihn gestolpert. Es war der berühmte Heydrich persönlich: Warum fehlt dem Mann da ein Arm? An der Somme liegengeblieben, hat mein Vater ganz automatisch geantwortet, ganz wie zu Hause. Da hat der SS-Mann gesagt: Raus mit dem Kerl. Raus, raus. Vater lief nach Hause und sagte sofort zu meiner Mutter: Hier müssen wir verschwinden. Beim nächsten Angriff auf Berlin ist er mit seinem Dackel zu Fuß bis nach Müggelheim gegangen. Da haben ihn seine Ex-Sekretärin, Trudchen Meineke, und ihr Mann im Keller versteckt. Wenn die erwischt worden wären, wären sie gehenkt worden. Alle. Trudchen Meineke. Der Name ist für mich mit Lettern eingeschrieben in die Geschichte der Helden des deutschen Volkes! – Und während mein Vater da im Keller saß, und Berlin brannte im Bombenhagel, hat er sich gesagt: Mehr. Noch mehr! Lieber alle hops gehen, damit der Spuk endlich ein Ende hat.«
Interviewerin: »Und die Mutter?«

Meysel: »Die ist zu mir nach Hamburg gekommen, wo ich sie durchgebracht habe. Sie hat unangemeldet bei mir gelebt, also ohne Lebensmittelkarten. - Am 8. Mai, dem Tag der Kapitulation, habe ich meine Mutter in den Arm genommen und habe gesagt: Grete, von jetzt ab ist es nicht mehr die Gestapo, die morgens um 6 Uhr klingelt. Von jetzt ab ist es der Milchmann.«
Interviewerin: »Und die Zyankalikapsel?«
Meysel: »Die habe ich in die Toilette geschmissen ... Mein Julepa hat dann leider nur noch bis 1950 gelebt. Er ist eigentlich daran gestorben, dass das nicht eingetreten ist, was er erhofft hat: eine endgültige Befreiung. Er ist eigentlich nie darüber weggekommen, was draus geworden ist. So hatte er es sich nicht vorgestellt: dass dieselben Leute wie vorher auf den Pöstchen saßen, dass kaum etwas passierte ...«
Interviewerin: »Und wie war das für Sie?«
Meysel: »Das ist eben meine Kraft. Er ist daran kaputtgegangen. Ich muss bis heute darüber lachen. Das Absurde ist ja auch: Ich bin ja noch nicht einmal eine Jüdin. Wenn ich Regina gewesen wäre, dann hätte das Ganze wenigstens einen Sinn gehabt. Aber ich? Ich sollte ja in der Schule den ersten Preis als evangelische Schülerin bekommen ... Das ist das Dilemma von Mischlingen. Dass sie immer sagen können: Ich bin ja gar kein Neger, kein Jude; meine Mutter ist ja Weiße, ja Arierin. Und ich bin so ein Mischling.«
Interviewerin: »Also hat Inge Meysel nie irgendwo wirklich dazugehört?«
Meysel: »Genau. Ich stehe daneben. Ich stehe immer daneben. Bei vielen Dingen. Nur nicht beim Theaterspielen. [...]«

Inge Meysel

Inge Meysel kam am 30. Mai 1910 als Tochter des jüdischen Kaufmanns Julius Meysel und seiner aus Dänemark stammender Ehefrau Margarete, geborene Hansen, in Berlin zur Welt. Schon als kleines Mädchen absolvierte Inge Meysel erste Bühnenauftritte, und so stand für sie sehr schnell fest, dass sie Schauspielerin werden wollte. Das war allerdings nicht ganz im Sinne der Eltern, die gehofft hatten, Inge werde nach bestandenem Abitur ein (Jura-)Studium aufnehmen. Danach jedoch stand dem jungen Mädchen nicht der Sinn. Statt das Abitur zu machen und anschließend auf die Universität zu gehen, beschloss Inge im Jahr 1927, sich an der Schauspielschule von Lucie Höflich und Ilka Grüning anzumelden. Drei Jahre später debütierte die junge Schauspielerin am Theater in Zwickau. Später wechselte sie nach Leipzig.

Nach der »Machtübernahme« der Nationalsozialisten im Januar 1933 erhielt sie Auftrittsverbot, da sie als »Halbjüdin« galt. Damit war es mit Inge Meysels Schauspielkarriere bis auf Weiteres vorbei. Sie zog sich daraufhin nach Hamburg zurück, wo sie bis Kriegsende unerkannt und unter dem Namen ihres Lebensgefährten, dem Schauspieler Helmut Rudolph, lebte.

Nach 1945 arbeitete sie wieder als Schauspielerin, zunächst im Theater, später auch beim Film und beim Fernsehen. Nachdem sie in der ab 1965 ausgestrahlten Fernsehserie *Die Unverbesserlichen* in die Rolle der engagierten und die (Familien-)Probleme tapfer angehende Hausfrau Käthe Scholz geschlüpft war, erhielt sie den Beinamen »Mutter der Nation«, obwohl die zwei Mal verheiratete Inge Meysel selbst keine (lebenden) Kinder hatte. Ihr einziges Kind, das während des Krieges zur Welt gekommen war, hatte sie kurz nach der Geburt verloren.

In den nächsten Jahren und Jahrzehnten reüssierte Inge Meysel sowohl in Alltags- als auch in Charakterrollen. Sie spielte nette und weniger nette Charaktere, doch ihr Image als »Mutter der Nation« blieb ihr erhalten, selbst nachdem sie 1978 – gemeinsam mit Alice Schwarzer – gegen das Magazin *Der Stern* geklagt hatte, weil die Zeitschrift nackte Frauen auf dem Titelblatt abgebildet hatte.

Inge Meysel arbeitete bis kurz vor ihrem Tod als Schauspielerin. Ab 2003 zog sie sich sukzessive aus der Öffentlichkeit zurück. Sie starb am 10. Juli 2004.

CAROLYN HEILBRUN, LITERATURWISSENSCHAFTLERIN UND AUTORIN

** 13. Januar 1926, East Orange/New Jersey (USA)*
† 9. Oktober 2003, Manhattan/New York (USA)

»Frauen brechen nicht aus«

Die Literaturwissenschaftlerin Carolyn Heilbrun, ab 1986 Professorin für Frauen- und Geschlechterforschung an der amerikanischen Columbia-Universität, gehörte nicht zu den Frauen, die sich bereitwillig unterordneten und Gehorsam zeigten. Als sie Anfang der 1990er-Jahre ihren Lehrstuhl aufgab, informierte sie die Öffentlichkeit über ihre Gründe hierfür. Sie verlasse die Universität, erklärte sie in einem Interview mit dem *New York Times Magazine* im Jahr 1992, weil ihre männlichen Kollegen ihr Respekt und Unterstützung versagt hätten: »Wenn ich mich für Frauenangelegenheiten einsetzte, ließ man mich fühlen, dass ich – in meiner eigenen Abteilung – nicht willkommen war; man hielt mich von entscheidenden Ausschüssen fern, [ich wurde] verspottet, ignoriert.«

Für Heilbrun kam die Option, sich den Vorstellungen und Forderungen ihrer männlichen Kollegen anzupassen oder unterzuordnen, nicht in Frage. Sie wusste aber nur zu genau, dass sehr vielen Frauen der Mut und die Kraft für eine solche Entscheidung fehlte. Anders als Heilbrun wagten sie es nicht, auszubrechen, sondern blieben, wie Heilbrun es in einem hier auszugsweise abgedruckten Interview mit Elfi Bettinger und Angelika Ebrecht am 28. Juni 1999 ausdrückte, »Gefangene der Konvention«.

»Frauen brechen nicht aus. Es ist zum Beispiel ganz erstaunlich, wie viele verheiratete Frauen, die unter häuslicher Gewalt zu leiden haben, diese hinnehmen, bevor sie weggehen. Und dann gehen viele zu ihren gewalttätigen Männern zurück. Schauen Sie sich Frauen an, überall auf der Welt. Zufällig besuchte die Frau, die mit dem König von Jordanien verheiratet war, dieselbe Schule wie meine Töchter, deshalb weiß ich das überhaupt. Sie ist Amerikanerin. Als er beerdigt wurde, war ich doch sehr überrascht, in der Zeitung zu lesen, daß sie und ihre Töchter bei der Beerdigung nicht anwesend sein durften, weil sie Frauen waren. Die Königin von Jordanien sagt nun: ›Ich darf mich gegen diesen Brauch nicht auflehnen, weil es die Bevölkerung beleidigen würde.‹ Deshalb meine ich, daß Frauen sehr selten ausbrechen.«

Carolyn Heilbrun war – ihrer eigenen Einschätzung nach – viele Jahre lang selbst eine »Gefangene der Konvention« gewesen, weil sie sich – vor allem in den 1950er-Jahren – bemüht hatte, das Unkonventionelle in ihrem Leben durch betonte Konventionalität zu verbergen. Erst mit zunehmendem Alter wagte sie es, mit Konventionen zu brechen. Darüber sprach Carolyn Heilbrun am 9. März 1989 in einem Radiointerview, das die Moderatorin Terry Gross für den US-Talkshow-Sender Fresh Air mit ihr führte:

Auf die Frage der Moderatorin, ob sie ein unkonventionelles Leben geführt habe, antwortete Carolyn Heilbrun:

»Oh nein, niemand traute sich in den 1950er-Jahren unkonventionell zu leben. Ich war erstaunlicherweise insofern unkonventionell, als ich erst mit 30 Jahren - was damals als alt galt - Kinder bekam. Ich denke, heutzutage ist das noch ziemlich jung, um ein Kind zu bekommen. Und ich bin nie in einen Vorort gezogen [...]. Und ich habe immer gearbeitet. Ich schätze, das war es, was mich unkonventionell machte. Aber das verbarg ich selbstverständlich hinter einem außerordentlich konventionellen Leben, das ich nach wie vor lebe. Und das macht mich ein bisschen fragwürdig. [...] Mit zunehmendem Alter wurde ich wesentlich mutiger [...]. Nicht zuletzt dank der Frauenbewegung. Je mehr Frauen da draußen sind, desto mehr reden wir miteinander. Und dann fühlt man sich nicht mehr allein und eigenartig. [...] Wissen Sie, heute kann mir auch niemand mehr etwas tun. [...] Meine Kinder sind erwachsen, ich habe einen Job, was können sie mir tun, außer [...] mich eine Feministin zu nennen. [...]«

Carolyn Heilbrun

Carolyn Heilbrun war das einzige Kind des Ehepaars Archibald und Estelle Gold. Archibald war um 1900 aus Russland in die USA eingewandert. Estelle hatte österreichische Wurzeln. Beide waren Juden, hatten sich aber vom Judentum ab- und dafür ab Mitte der 1930er-Jahre der »Divine Church of the Healing Christ« zugewandt, einer Ende des 19. Jahrhunderts in den USA entstandenen religiösen Bewegung.

Bis 1932 lebte die Familie in East Orange, dann erfolgte der Umzug nach New York. Während Vater Archibald – mal mehr, mal weniger erfolgreich – für den Lebensunterhalt der Familie sorgte, saß die Mutter, wie Carolyn es später einmal darstellte, zu Hause, langweilte sich oder quälte sich mit Sorgen, wenn die wirtschaftliche Lage der Familie mal wieder prekär aussah. Wahrscheinlich waren die Erlebnisse und Erfahrungen, die Carolyn in ihrer Jugendzeit gemacht hatte, mit dafür verantwortlich, dass sie sich später ganz massiv für die intellektuelle, berufliche und damit einhergehend finanzielle Unabhängigkeit der Frau einsetzte.

Nach Beendigung ihrer Schulzeit studierte sie – bis zum Bachelor of Arts-Abschluss 1947 – am Wellesley College, später an der Columbia University englische Literatur. Nach ihrem Master of Arts, den sie 1951 bestand, entschloss sie sich zur Promotion. Im Jahr 1959 wurde ihr der akademische Grad eines »Doctors of Philosophy« verliehen. Fortan lehrte und forschte die seit 1945 mit dem Wirtschaftswissenschaftler James Heilbrun verheiratete Carolyn an der Columbia University. Hier wurde die Mutter dreier Kinder 1972 zur Professorin und 1986 zur ersten Direktorin des »Forschungsinstituts für Frauenfragen« ernannt.

Carolyn Heilbruns Arbeitsschwerpunkt war die englische Literatur zwischen 1890 und 1950 und die Interpretation dieser Werke, vor allem jener aus der Feder von Frauen, aus feministischer Sicht. Ab 1964 betätigte sich Carolyn Heilbrun selbst als Autorin. Unter dem Pseudonym Amanda Cross schrieb sie mehrere Kriminalromane rund um ihre Protagonistin, die Literatur-Professorin Kate Fensler.

Im Jahr 2003 beging Carolyn Heilbrun Selbstmord. Schon in ihrem 1997 erschienen Buch *The Last Gift of Time: Life beyond Sixties* hatte sie angekündigt, dass sie sich demnächst das Leben nehmen werde, weil es ab einem bestimmten Alter aus verschiedenen Gründen nicht mehr lebenswert sei.

MARGARETE SCHÜTTE-LIHOTZKY, ARCHITEKTIN

** 23. Januar 1897, Wien (Österreich)*
† 18. Januar 2000, ebenda

»In Frankfurt zu der Arbeitsküche übergegangen«

Am 1. Februar 1926 trat die aus Wien stammende Architektin Margarete Lihotzky – nach ihrer 1927 erfolgten Eheschließung Schütte-Lihotzky – eine Stelle in der Abteilung »T« (für Typisierung) im Hochbauamt der Stadt Frankfurt am Main an. Für ihre Berufung auf diesen Posten war der Architekt Ernst May verantwortlich, den Schütte-Lihotzky im Rahmen seines Wien-Besuchs wenige Jahre zuvor kennengelernt hatte.

May hatte sich damals tief beeindruckt gezeigt von Schütte-Lihotzkys Entwürfen preiswert, rational und funktional gestalteter Küchen und Einheitsmöbel für Wiener Siedlerhäuser. Aus finanziellen Gründen konnten Schütte-Lihotzkys Vorschläge in Wien jedoch größtenteils nicht umgesetzt werden. Aus diesem Grund nahm sie das Stellenangebot in Frankfurt nur zu gerne an. In der aufstrebenden, permanent unter Wohnungsknappheit leidenden Stadt sollte sie mit ihrer Arbeit dazu beitragen, für die Arbeiterklasse und andere wirtschaftlich weniger privilegierte Bevölkerungsgruppen bezahlbaren Wohnraum zu schaffen.

Als Mitarbeiterin der Abteilung »T« des Hochbauamts fiel ihr die Aufgabe zu, standardisierte Küchen zu entwickeln, die sodann in sämtlichen von May für das »Neue Frankfurt« entworfenen Häusern und Haustypen, also sowohl in Plattenbauten als auch in Reihenhäusern, eingebaut werden konnten. Das Ergebnis war die Entwicklung der sogenannten

Frankfurter Küche. Dabei handelte es sich um eine konsequent vom Wohnbereich abgetrennte Küche, die den damaligen Ansprüchen in Bezug auf Arbeitseffizienz, Hygiene und Technik soweit wie möglich gerecht wurde. Dazu gehörte beispielsweise die Verwendung von Gas zum Befeuern des Kochherds oder die Nutzung der Zentralheizung zur Wärmeerzeugung. Darüber hinaus sollte die Küche, die standardmäßig etwa 6,5 Quadratmeter groß war, aus einheitlichem Mobiliar bestehen. Die Küchengröße sollte dazu beitragen, der (Haus-)Frau unnötig lange und dadurch zeit- sowie kräftezehrende Wege zu ersparen, während die Einheitlichkeit des Mobiliars die (Bau-)Kosten zu senken vermochte.

Im Zuge eines hier auszugsweise abgedruckten Interviews mit dem »Österreichischen Rundfunk« (ORF) anlässlich ihres 95. Geburtstags im Jahr 1992 berichtete Margarete Schütte-Lihotzky über ihre Zeit als Architektin und Planerin in Wien und Frankfurt am Main und die Entwicklung von Standard-Küchen.

»In Frankfurt war ich in der zweiten Hälfte der 20er-Jahre. Da war schon eine moderne Bauindustrie aufgebaut. Da war die Aufgabe [...], Wohnungen zu schaffen mit dem letzten Standard, sowohl technisch als auch architektonisch. Wir hatten natürlich ganz andere Möglichkeiten in Frankfurt, aber man muß dazu sagen, daß die Mieten in Frankfurt doch so hoch waren, [...] daß sie ein Arbeiter, und schon gar nicht ein Hilfsarbeiter, früher hat es ja sehr viele Hilfsarbeiter gegeben, bezahlen konnte, sondern erst so vom Werkmeister aufwärts kann man sagen, und Angestellte und natürlich Intellektuelle und so, konnten diese Mieten bezahlen. [...] Die Wohnküche kommt ja eigentlich aus der alten Bauernküche. Wir haben in den ersten Siedlungen in Wien überall Wohnküchen gemacht. Warum? Weil wir kein Gas und kein Elektrisch hatten. Das heißt, wenn der Wohnraum mit dem Kohlenherd geheizt wird, dann hat man gleich die Wärme ausgenützt für das Wohnen. Dann war die Wohnküche vollkommen berechtigt. In Frankfurt hatten wir aber schon Gasherde, nicht Elektrisch, das war noch viel zu teuer, so daß die Wohnküche uns als eine überholte Form vorkam. Die nächste Form wäre gewesen die Kochnische, wie das in den großen Blockbauten der

Gemeinde Wien gemacht worden ist, wo wir schon Gas hatten, aber noch keine Zentralheizung. Deshalb hat man eine offene Nische gemacht, damit der Ofen im Wohnraum die Küche mitheizen kann. In Frankfurt haben wir aber schon Zentralheizung gemacht innen, deshalb haben wir gesagt, die höhere Wohnform ist eine reine Arbeitsküche, die eine Art Laboratorium für diese Küchenarbeit darstellt, das aber abgeschlossen. Und deshalb sind wir in Frankfurt zu der Arbeitsküche übergegangen.«

Margarete Schütte-Lihotzky

Margarete Lihotzky kam am 23. Januar 1897 in Wien als Tochter des österreichischen Staatsbeamten Erwin Lihotzky und seiner Ehefrau Julie, geborene Bode, zur Welt. In ihrer Geburtsstadt besuchte sie die Volks- und Bürgerschule. Da das Mädchen kunstinteressiert und entsprechend begabt war, erhielt es nach der Schule ein Jahr lang Privatunterricht bei einem Kunstmaler. Anschließend besuchte sie zwei Jahre lang die »Grafische Versuchs- und Lehranstalt Wien«. Im Jahr 1915 schrieb sie sich in Wien an der »Kaiserlich-Königlichen Kunstgewerbeschule« ein.

Im Laufe ihrer Teilnahme an der Vorbereitungsklasse entschloss sich Margarete Lihotzky, den Schwerpunkt ihres Studiums auf die Architektur zu legen, weil sie der Ansicht war, dass mit Hilfe bestimmter Baumaßnahmen das Leben der Menschen, vor allem jener aus den einfachen Schichten, verbessert werden konnte. Ihre nun folgende, bis 1919 andauernde Ausbildung an der Kunstgewerbeschule orientierte sich an diesem Ziel, dem sie auch in der Folgezeit – als ausgebildete Architektin – treu bleiben sollte. Unter anderem entwarf sie Siedlerhäuser, Kleingartensiedlungen, typisierte Gartenhütten und gemeinnützige Wohnbauten.

Im Jahr 1926 ging sie nach Frankfurt am Main, um dort gemeinsam mit dem Architekten Ernst May sogenannte »T«-Wohnungen und »T«-Wohnsiedlungen, also typisierte Bauten, zu errichten. In dieser Zeit entwickelte sie die »Frankfurter Küche«, durch die sie bekannt werden sollte. Im Jahr 1927 heiratete sie den Architekten Wilhelm Schütte und nannte sich fortan Margarete Schütte-Lihotzky. Drei Jahre später, 1930, ging sie mit einer Architektengruppe, der unter anderem ihr Ehemann und Ernst May angehörten, in die Sowjetunion, um dort neue, funktionale und typisierte Städte zu entwerfen. Ihr persönlicher Schwerpunkt lag dabei auf der Entwicklung von Kindereinrichtungen.

Im Jahr 1937 verließen Margarete Schütte-Lihotzky und ihr Mann die UdSSR. Nach einem rund einjährigen Aufenthalt in Paris übersiedelte das Ehepaar in die Türkei. Dort arbeitete Margarete Schütte-Lihotzky an der »Akademie der Schönen Künste« in Istanbul, entwarf Häuser sowie typisierte Bauten für Dorfschulen. In der Türkei schloss sie sich um 1939 einer österreichischen kommunistischen Gruppierung an, mit der gemeinsam sie den Nationalsozialismus bekämpfen wollte. Zu diesem Zweck reiste sie Ende 1940 nach Österreich, wo sie – infolge einer Denunziation – Anfang 1941 festgenommen, wegen ihrer Beteiligung an hochverräterischen Aktivitäten verurteilt und ins Gefängnis gesteckt wurde. Erst nach dem Einmarsch der alliierten Truppen im Jahr 1945 kam Margarete Schütte-Lihotzky wieder auf freien Fuß.

Nach dem Krieg arbeitete sie zeitweise in Bulgarien. Im Jahr 1947 kehrte sie nach Wien zurück. Aufträge der öffentlichen Hand blieben in der Folgezeit jedoch so gut wie aus, da sie als Kommunistin galt, was gerade in der Zeit des Kalten Krieges ein Makel war. Zwischen Mitte der 1950er- und Anfang der 1960er-Jahre hielt sie sich zu Studienzwecken in China, in der UdSSR und in Kuba auf. 1966 erarbeitete sie – im Auftrag der »Ostberliner Bauakademie« – eine »Entwurfslehre für Kinderbewahranstalten«. Später betätigte sie sich in erster Linie als Publizistin. Aus ihrer Feder stammen beispielsweise Werke wie *Millionenstädte Chinas* (1958), *Lernbereich Wohnen* (1970) oder die autobiografische Arbeit *Erinnerungen aus dem Widerstand. 1938–1945*.

Im ausgehenden 20. Jahrhundert wurde Margarete Schütte-Lihotzky, die sich 1951 von ihrem Mann getrennt hatte, für ihr Lebenswerk vielfach geehrt, nicht zuletzt durch die Verleihung der Ehrendoktorwürde durch die Universität Graz im Jahr 1989.

Die Architektin starb hochbetagt am 18. Januar 2000 in Wien.

LENI ALEXANDER, KOMPONISTIN

** 8. Juni 1924, Breslau*
† 7. August 2005, Santiago de Chile (Chile)

»Einer spuckte mich an«

Im März 1994 schilderte die Musikerin, Komponistin, Hörspielautorin und Montessori-Pädagogin Leni Alexander der Historikerin Irmtrud Wojak, wie sie die Anfeindung und Ausgrenzung der jüdischen Bevölkerung in Hamburg erlebt hatte.

Nach den Ausschreitungen in der sogenannten »Reichskristallnacht« – vom 9. auf den 10. November 1938 – entschloss sich die Familie, Deutschland zu verlassen. Lenis Stiefvater, dem auf Auswanderungsfragen spezialisierten Rechtsanwalt Dr. Siegfried Urias, gelang es, ein Visum für Chile zu bekommen. Daraufhin übersiedelte Leni mit ihren Eltern nach Santiago de Chile.

Während es der jungen Frau relativ schnell gelang, in Chile Fuß zu fassen, fiel es Siegfried und Ilse Urias verhältnismäßig schwer, sich zu etablieren, was unter anderem daran lag, dass sie – anders als ihre Tochter – des Spanischen nicht im notwendigen Maße mächtig und darüber hinaus auch gesundheitlich angeschlagen waren. Siegfried, der in Chile nicht als Rechtsanwalt tätig sein konnte, versuchte sich als Kaufmann. Ilse, der ausgebildeten Opernsängerin, die in Deutschland bis 1936 unter ihrem Künstlernamen »Ilse Pola« aufgetreten war, gelang es nicht, ein festes Engagement zu erhalten. Sie war gezwungen, sich ihren Lebensunterhalt als Musiklehrerin und durch gelegentliche Gesangsauftritte zu verdienen. Nach dem Tod ihres Mannes im Februar 1953 kehrte Ilse im Laufe des Jahres 1954 nach Deutschland zurück. Sie starb im August 1964 in Mannheim.

Anders als ihre Mutter hatte Leni nie das Bedürfnis verspürt, nach Deutschland zurückzukehren – außer zu Besuch. In dem Interview mit Irmtrud Wojak erklärte sie: »[…] ich habe nie daran gedacht, wieder nach Deutschland zu gehen, das könnte ich nie, auch jetzt nicht, wir haben nie daran gedacht, uns wieder in Deutschland niederzulassen«. Bis zu ihrem Tod lebte und arbeitete Leni Alexander hauptsächlich in Frankreich und in Chile.

»Ich bin im Juni 1924 in Breslau geboren, aber ich kann nicht sagen, daß ich Breslau kenne, denn als ich drei Monate alt war, gingen wir schon nach Hamburg, so habe ich eigentlich immer die Idee, daß ich aus Hamburg bin - was ja auch stimmt. In Hamburg ging ich zur Schule. Vorher war ich in einem Realgymnasium für Mädchen, wo wir sieben jüdische Mädchen waren. Und da mußte man ja dann weg, als das Schuljahr 1938 anfing. Man durfte nicht mehr in gemischte Schulen gehen. […] Dann kamen all die Gesetze, wo ich dann plötzlich sah, daß ich nicht mehr ins Kino durfte und ins Theater und in die Oper. Und dann, ich erinnere mich genau, ging ich an sich immer zum Schlittschuhlaufen und Schwimmen. Ich ging allein auf die Eisbahn, nach der Schule, und sah dort ein großes Transparent: ›Juden Eintritt verboten!‹ Ich konnte das nicht glauben und dachte, na dann geh ich eben schwimmen, das Schwimmbad war ganz in der Nähe. Doch das gleiche Transparent war da auch. Und dann hat man sich natürlich mit der Zeit ganz isoliert. […] Im Hafenviertel, wo die Kinder alle wußten, daß ich eine Jüdin bin[,] und wo ich in die jüdische Schule ging [erlebte sie Angriffe durch andere Kinder]. Die schmissen Steine und johlten und riefen mir Sachen nach. Das war wirklich ein Spießrutenlaufen. Einer spuckte mich an, das werde ich nie vergessen […]. […] Ich versuchte, meine Gefühle in Verachtung zu verwandeln, damit mein Innerstes nicht getroffen werden konnte. […] [Am Morgen des 10. November 1938 ging Leni Alexander, wie immer, zur Schule.] […] Und der Direktor kam rein und sagte, was passiert ist, das Furchtbare, diese Nacht. Und viele Lehrer waren schon verhaftet, die gar nicht mehr kommen würden. Wir müßten jetzt in der Klasse bleiben und würden zu zweit entlassen werden, während des Tages. Damals schon durften immer nur zwei Juden zusammen auf der Straße gehen. Das dauerte fast den ganzen Tag, bis ich dann endlich weggehen durfte und mit einem Omnibus nach Hause fuhr. Wir haben bei der Sierichstraße, in der Gryphiusstraße Nr. 3, gewohnt [...]. Das war furchtbar, der Weg, denn die jüdische Schule war in der Nähe vom Hafen, und wir mußten also ganz Hamburg durchqueren. Aber ich bin trotzdem mit dem Omnibus gefahren, man hätte auch schneller mit der Untergrundbahn fahren können, ich wollte aber alles sehen. Und sah dann die eingeschlagenen Fensterscheiben, die halb verbrannte Synagoge. [...] Die Thorarollen, die Bänke, und auch ein Teil des zweiten Stockes vom Gebetraum, dort wo die Frauen immer gesessen hatten, brannte. [Anschließend rief Leni Alexander im Büro ihres Stiefvaters, Siegfried Urias, an, um zu hören, ob bei ihm alles in Ordnung sei. Urias war von Beruf Rechtsanwalt.] Er hatte das ganze Büro voll von Leuten, die alle gekommen sind und fragten, ob er ihnen nicht die Auswanderung arrangieren konnte. Er war den ganzen Tag weg und kam nachts spät nach Hause, auch die nächsten Tage. Damals hatten wir ein Radio, so ein großes Radio, und das hörten wir dann unter einer Bettdecke, immer abends. Da hörte man genau, was passiert war. [Urias beschloss, mit seiner Familie zu emigrieren.] Vorher wollte er nie weg [...]. Er war ein assimilierter Jude, fühlte sich als Deutscher, er war auch im Ersten Weltkrieg gewesen. So wie es eben viele gab. [Fortan lebte die Familie in Chile. Dort heiratete Leni Alexander den Architekten Ernst Bodenhöfer. Der Neustart in Chile war nicht einfach.] [...] [Wir] hatten [...] eine schwere Zeit, wir hatten keinen Pfennig, Ernst arbeitete schon als Architekt, arbeitete auf dem Bau; die Juden wollten nicht mit ihm bauen, da er Christ war, die Christen nicht, weil er mit einer Jüdin verheiratet war. [Es existierte kein ›automatischer‹ Kontakt zwischen den deutschen Emigranten in Chile.] Man grüßte sich nicht mit den Deutschen, ging in kein deutsches Geschäft, nahm keinen deutschen Arzt.«

Aufgrund ihrer Erfahrung mit der NS-Herrschaft, die Leni Alexander und ihre Familie ins Exil nach Chile gezwungen hatte, engagierte sie sich nach dem Militärputsch Augusto Pinochets vom 11. September 1973, der den bisherigen, demokratisch gewählten Präsidenten Salvador Allende Amt und Leben kosten sollte, gegen den chilenischen Diktator.

»Und dann kam Pinochet, da blieb ich natürlich in Paris; dann kamen auch meine Kinder [...] Sie konnten nicht in Chile bleiben. [...] Da war ich sehr aktiv, in Solidaritätskomitees, ›Chile Libre‹, da gab's ja unzählige Möglichkeiten, sich politisch zu engagieren. Da habe ich auch viele Chilenen wiedergetroffen, es waren auch viele, die ich gar nicht kannte. Und dann habe ich auch viel bei Amnesty International gearbeitet, in Paris.«

Leni Alexander

Helene »Leni« Alexander kam als Tochter von Max und Ilse Marie Alexander in Breslau zur Welt. Doch schon bald nach Lenis Geburt verzog die Familie nach Hamburg. Dort erhielt das Mädchen, dessen musikalisches Talent die Eltern erkannten und förderten, schon früh Klavierunterricht.

Nach der Scheidung der Eltern im Jahr 1932 heiratete die Mutter den Hamburger Rechtsanwalt Siegfried Urias. Anders als Max war Siegfried ein sehr religiöser und in der jüdischen Gemeinde engagierter Mensch. Durch ihren Stiefvater kam Leni eigentlich erst richtig mit dem Judentum in Berührung. Nicht zuletzt durch ihn wurde es für das Mädchen ein Teil ihrer Identität. Aufgrund der nationalsozialistischen Verfolgung musste die Familie Deutschland schließlich verlassen. Im Jahr 1939 emigrierten sie über die Niederlande nach Chile.

Dort heiratete Leni 1941, im Alter von 17 Jahren, den aus Deutschland geflüchteten – christlichen – Architekten Ernst Bodenhöfer. Aus der Ehe, die einige Jahre später scheitern sollte, gingen drei Kinder hervor. Wie zuvor in Deutschland studierte Leni auch in Santiago de Chile Klavier und Kompositionslehre. Parallel dazu durchlief sie ab 1942 eine Ausbildung zur Montessori-Pädagogin. Nach dem Abschluss ihres Kompositionsstudiums zu Beginn der 1950er-Jahre übernahm Leni Alexander Lehraufträge an der Universität Santiago und erteilte darüber hinaus Privatunterricht. Auch als Komponistin hatte sie Erfolg. Ihre Werke wurden regelmäßig aufgeführt.

Ab Mitte der 1950er-Jahre hielt sie sich immer wieder zeitweilig in Europa auf. Im Jahr 1969, Leni Alexander und ihr Ehemann hatten sich in der Zwischenzeit auseinandergelebt, bekam sie ein Stipendium, das sie nach Paris führte. Dort hielt sie sich auch auf, als Augusto Pinochet im September 1973 den demokratisch gewählten, sozialistischen Präsidenten Salvador Allende aus dem Amt putschte und in der Folgezeit eine von Gewalt und Terror geprägte Regierung installierte. Da Leni Alexander den gestürzten Präsidenten unterstützt hatte und sich als Sozialistin verstand, beschloss sie, bis auf Weiteres in Paris zu bleiben.

In den nun folgenden Jahren ihres »zweiten Exils« engagierte sie sich immer wieder gegen die Pinochet-Diktatur. Doch im Jahr 1986 entschloss sie sich, trotz der noch immer – bis 1990 – bestehenden Regierung Pinochet, aus familiären Gründen wieder nach Chile zurückzukehren. Hier betätigte sie sich zwar weiterhin als Komponistin, aber mehr und mehr auch als Autorin, deren Anliegen es war, Unrechtsregime sowohl anzuprangern als auch dafür zu sorgen, dass jene, die sie hatten erleben müssen, nicht in Vergessenheit gerieten.

Leni Alexander starb am 7. August 2005 in Santiago de Chile.

ANNEMARIE RENGER, BUNDESTAGSPRÄSIDENTIN

** 7. Oktober 1919, Leipzig*
† 3. März 2008, Oberwinter

»Zum Schluss haben sie gesagt, ich war die Beste«

Am 19. November 1972 fanden die Wahlen zum siebten Deutschen Bundestag statt. Mit rund 49 Prozent der abgegebenen Stimmen war die SPD die stärkste Fraktion im neuen Parlament. Traditionell fiel es demnach ihr zu, den Bundestagspräsidenten zu stellen. Die Partei entschied, dass sie dieses Mal eine Frau benennen wollte. Zwei Frauen kamen für das Amt in Frage: Zum einen Marie Schlei, seit 1969 Bundestagsabgeordnete für Berlin, und zum anderen Annemarie Renger, seit 1969 Parlamentarische Geschäftsführerin der SPD-Bundestagsfraktion.

Herbert Wehner, damals Fraktionsvorsitzender der SPD im Bundestag, hätte lieber Marie Schlei auf dem Präsidentensessel gesehen, doch die lehnte aus gesundheitlichen Gründen ab. Daraufhin wurde Annemarie Renger nominiert und am 13. Dezember 1972 mit rund 85 Prozent der abgegebenen Stimmen zur Bundestagspräsidentin gewählt. Annemarie Renger, die erste Frau auf diesem Posten, amtierte bis zum 14. Dezember 1976.

In einem hier auszugsweise wiedergegebenen Interview mit der Journalistin Christa Schulze-Rohr, ausgestrahlt am 11. Dezember 1996 in der ZDF-Sendereihe »Zeugen des Jahrhunderts«, berichtete Annemarie Renger über ihre Wahl und ihre Amtszeit als Bundestagspräsidentin.

»Zu erst einmal braucht man viel Erfahrung. Ich war ja, also bevor ich Präsidentin des Bundestages wurde, eben schon eine ganze Reihe von Jahren im Deutschen Bundestag. Das zweite war, ich war immer in der Partei, im Vorstand, im Präsidium. Ich war Vorsitzende der Frauen, der sozialdemokratischen Frauen, und eben in vielen, vielen Funktionen, wo man dieses Gespür dafür bekommt, was Politik überhaupt ist, nämlich, dass man nicht nur Wissen besitzt, das ist ungeheuer wichtig, [...] aber auch Intuition, Einfühlungsvermögen, auch innere Begeisterungsfähigkeit sich erhalten. [...]« [Einige Personen rieten Annemarie Renger von der Übernahme des Bundestagspräsidentenamts ab.] »Aber nun war ich ja nun einmal da, und die Mehrheit in der Fraktion hat mich gewählt, und damit mussten die [Kritiker] ja nun fertig werden, und dann haben sie mich halt eben so ein bisschen heruntergemacht und haben mir geraten, ich soll das Amt nicht annehmen. Ich habe gesagt, ich nehme jedes Amt an, was zeigen könnte, dass Frauen das können. [...] Das erste Jahr war schwer. Das muss ich ganz ehrlich sagen. Mein Mann war ja nun auch gerade gestorben, und ich hatte nun diese ganze neue Aufgabe auf meinem Puckel, und auch eben die Kritik, die ja doch in der ersten Zeit da war, und die jede Handlung, die man machte, und was vielleicht falsch gewesen wäre, wurden zu einem dicken Ding aufgebauscht. Das war schon ziemlich schwierig. Aber im Laufe der Zeit war es doch so, dass sie anerkannten, dass ich zumindest mein Bestes gab. Zum Schluss haben sie gesagt, ich war die Beste, ja. [...] Wenn ich gescheitert wäre als Präsidentin damals, [das] wäre ein Rückschlag für die Frauen gewesen.«

Annemarie Renger

Annemarie Wildung, später Renger, kam am 7. Oktober 1919 als Tochter des gelernten Tischlers und engagierten Sozialdemokraten Fritz Wildung und seiner ebenfalls der SPD angehörenden Ehefrau Martha in Leipzig zur Welt. Im Jahr 1924 übersiedelte die Familie nach Berlin. Dort übernahm der Vater die Geschäftsführung der »Zentralkommission für Arbeitersport- und Körperpflege«. Nach der »Machtübernahme« durch die Nationalsozialisten Ende Januar 1933 löste sich die »Zentralkommission« im Frühjahr 1933 auf. Fritz Wildung wurde in der NS-Zeit mehrfach verhaftet, kam jedoch immer wieder auf freien Fuß.

Nachdem der Vater den Posten als Geschäftsführer bei der »Zentralkommission« verloren hatte, musste Tochter Annemarie das Gymnasium, das sie bis dahin besucht hatte, im Jahr 1934 aus finanziellen Gründen verlassen. Da sie nun gezwungen war, selbst für ihren Lebensunterhalt zu sorgen, begann sie bei einem Verlag eine Lehre als Kaufmannsgehilfin, die sie im Laufe der 1930er-Jahre mit Erfolg abschloss. 1938 heiratete sie Emil Renger. Aus der Ehe ging ein Sohn hervor. Nach Kriegsausbruch wurde Emil Renger zum Militärdienst einberufen. Das Ende des Krieges sollte er nicht mehr erleben. Emil Renger fiel 1944 in Frankreich.

Ein Jahr später, der Krieg war inzwischen beendet, lernte Annemarie Renger den seit dem Ersten Weltkrieg armamputierten und infolge der jahrelangen KZ-Haft während des »Dritten Reiches« schwer kranken Sozialdemokraten Kurt Schumacher kennen, dessen Privatsekretärin, persönliche Helferin und Vertraute sie ab Oktober 1945 werden sollte.

Nach Schumachers Tod am 20. August 1952 ging Annemarie Renger selbst in die Politik. Zwischen 1953 und 1990 gehörte sie – als Abgeordnete der SPD – ununterbrochen dem Deutschen Bundestag an. Auch in der SPD übernahm sie wichtige Funktionen. So gehörte sie zeitweilig dem Bundesvorstand sowie dem Partei-Präsidium an. Des Weiteren wirkte sie als parlamentarische Geschäftsführerin der SPD-Bundestagsfraktion und amtierte als Vorsitzende des Bundesfrauenausschusses der SPD.

Nach ihrer Wahl zur Bundestagspräsidentin 1972 musste sie sich mit diversen Vorurteilen auseinandersetzen, die ihr als Frau seitens der Medien, aber auch seitens der eigenen Partei entgegenschlugen. Doch Annemarie Renger ließ sich davon nicht beeindrucken. Bis 1976 amtierte die wegen ihrer Bürgernähe und überparteilichen Haltung geschätzte Annemarie Renger als Bundestagspräsidentin. Anschließend war sie – bis zu ihrem Ausscheiden aus dem Bundestag im Jahr 1990 – Bundestagsvizepräsidentin.

Parallel dazu engagierte sie sich unter anderem für die Gleichbehandlung von Mann und Frau, Frieden im Nahen Osten und amtierte als

Vorsitzende des Zentralverbands demokratischer Widerstandskämpfer- und Verfolgtenorganisationen.

Annemarie Renger, die zwischen 1965 und 1973 in zweiter Ehe mit dem Volkswirt Aleksandar Loncarevic verheiratet war, starb am 3. März 2008 in Remagen-Oberwinter.

Anlässlich des Staatsakts zum Gedenken an Annemarie Renger hielt auch der ehemalige Bundeskanzler Gerhard Schröder (SPD) eine Rede. In seiner Ansprache erinnerte er an eine Begegnung mit der damaligen Vizepräsidentin des Deutschen Bundestags, die den jungen Abgeordneten im Jahr 1980 wegen seiner – nach ihrer Ansicht – dem Verfassungsorgan Bundestag gegenüber respektlosen Verhaltensweise maßregelte. Es sei vielleicht angebracht, in einer »normalen« Bundestagssitzung ohne Krawatte zu erscheinen, erklärte sie, aber »wenn morgen die Wahl des Bundeskanzlers ist, bindest du dir [...] eine Krawatte um, wie es sich gehört«. Respektlosigkeit und fehlende Achtung gegenüber demokratischen Institutionen und deren Vertretern schätzte Annemarie Renger, die weiland hatte erleben müssen, welche Konsequenzen dieses Verhalten nach sich gezogen hatte, ganz und gar nicht. Gerhard Schröder resümierte daher: »[...] der Respekt vor den demokratischen Institutionen [war] für sie zu einem kostbaren Gut geworden, das gepflegt und auch geschützt werden musste.« Und dazu gehörte für sie auch angemessene Kleidung. Gerhard Schröder hat der Anordnung Annemarie Rengers übrigens Folge geleistet und ist am nächsten Tag mit Krawatte erschienen.

ELISABETH GÖSSMANN, KATHOLISCHE THEOLOGIN

** 21. Juni 1928, Osnabrück*
† 1. Mai 2019, München

»Theologiestudium ist nicht mehr bloß für Männer, nicht mehr nur für die, die später Priester werden«

Das im Folgenden auszugsweise abgedruckte und im »hr2« gesendete Interview führte die katholische Theologin Elisabeth Gössmann am 24. September 2000 mit der Politikwissenschaftlerin und Journalistin Antje Schrupp. Elisabeth Gössmann hatte Zeit ihres Lebens vergebens versucht, an einer deutschen Universität in katholischer Theologie habilitiert zu werden, obwohl ihr die fachliche Qualifikation hierfür keineswegs abgesprochen wurde. Es waren vielmehr die Dogmen der katholischen Kirche, die ihre Habilitation und Berufung auf einen Lehrstuhl für katholische Theologie verhinderten. Über ihre Erlebnisse und Erfahrungen mit den insgesamt 37 Ablehnungen auf eine Professorenstelle berichtete sie in ihrer Autobiografie *Geburtsfehler: weiblich.*

Nach dem Studium der Germanistik, Philosophie und katholischen Theologie, das sie zwischen 1947 und 1952 an der Universität Münster absolviert und mit dem Staatsexamen abgeschlossen hatte, wechselte sie an die Universität München. Dort erfolgte im Jahr 1954 ihre Promotion – als eine der ersten Frauen-Promotionen in katholischer Theologie in Deutschland – mit einer Arbeit zum Thema *Die Verkündigung an Maria im dogmatischen Verständnis des Mittelalters*. Neun Jahre später, 1963, legte sie das über 400 Seiten starke Werk *Metaphysik und Heilsgeschichte. Eine theologische Untersuchung der Summa Halensis (Alexander von Hales)* als Habilitationsschrift vor, die allerdings von der Fakultät nicht angenommen wurde, weil eine Laienberufung auf einen Lehrstuhl für katholische Theologie nicht gestattet war. Nur wer die Priesterweihe empfangen hatte, sollte künftige Priester ausbilden dürfen.

Zu diesem Zeitpunkt lehrte und forschte Gössmann bereits mehrere Jahre in Japan. Dorthin kehrte sie nach ihrem gescheiterten Habilitationsversuch schließlich zurück.

Im Jahr 1978 gelang ihr eine Habilitation im Fach Philosophie. Zwölf Jahre später, 1990, erhielt sie eine außerplanmäßige Professur an der Universität München. Seit 2001 verleiht die Theologische Fakultät der Universität Graz im Zwei-Jahres-Rhythmus den Elisabeth-Gössmann-Preis für herausragende Abschlussarbeiten auf dem Gebiet der theologischen Frauen- und Geschlechterforschung.

Sechs Jahre nach Elisabeth Gössmanns vergeblichem Versuch, sich in München zu habilitieren, gelang ihrer Studienkollegin, Uta Ranke-Heinemann, die im selben Jahr beim selben Doktorvater wie Elisabeth Gössmann promoviert worden war, die Habilitation im Fach katholische Theologie. Damit war sie die erste Frau überhaupt, die in katholischer Theologie habilitiert wurde.

Interviewerin: »Das Jenseitige, die großen philosophischen Entwürfe und Systeme sind bis heute Elisabeth Gössmanns Sache nicht. Die zierliche, in Ehren ergraute 72-Jährige ist vielmehr ein Ausbund an Bodenständigkeit [...]. Aber die überall in ihrer Münchner Wohnung gestapelten Folianten machen auch so deutlich, dass hier eine der profiliertesten Expertinnen für Theologiegeschichte wohnt. Unzählige vergessene Schriften und Texte aus dem Mittelalter und der frühen Neuzeit hat Elisabeth Gössmann in Archiven aufgespürt, übersetzt und neu herausgegeben. Im Lauf der Zeit hat sie so den vieldiskutierten Schriften der Herren Aquin, Luther und Co. zahlreiche Texte von anderen Theologen und – man höre und staune – Theologinnen zur Seite gestellt und damit neue Grundlagen für

theologische Debatten geschaffen. Vor allem für die kirchliche Frauenbewegung wurde das wichtig, denn Dank der Pionierarbeit von Elisabeth Gössmann sind Theologinnen heute nicht mehr nur auf einige wenige herausragende Frauenfiguren wie Hildegard von Bingen oder Teresa von Avila angewiesen, sondern können auf eine regelrechte weibliche Theologietradition zurückblicken. Dass sie ihr Berufsleben einmal in Archiven und hinter dicken Büchern verbringen würde, damit hat Elisabeth Gössmann wohl selbst nicht gerechnet, als sie nach dem Zweiten Weltkrieg beschloss, [katholische] Theologie zu studieren. Es waren eher die metaphysischen Sinnfragen, die die damals 17jährige bewogen, dieses für eine Frau damals äußerst ungewöhnliche Studienfach zu wählen.«
Gössmann: »Der geistige Ansporn, das war eigentlich die Unsicherheit nach dem Krieg, ja wollen wir's mal so sagen, diese metaphysische Sehnsucht, also ich hatte ja die Städte in Trümmern erlebt, ich hatte ja, nicht ich, wir, wir hatten ja im Luftschutzkeller gesessen[,] und wir haben um unser Leben gebangt, und ich persönlich hatte z. B. die größte Furcht vor Verschüttetwerden, davon hat man ja viel gelesen und so, und das hat sich so übertragen, dass ich heut noch nicht alleine in einem Aufzug fahren [...] kann, da kommt das wieder hoch, diese Todesangst. Und der Sinn von dem Ganzen. Die vielen Gefallenen. Was soll das denn? Wer ist denn schuld? Alle diese Fragen.« [...]
Gössmann: »In dem letzten Schuljahr hatte ich einen Religionslehrer, der in Münster studiert hatte und wusste, dass in der Vorlesung meines späteren Doktorvaters schon Frauen gesessen hatten. Und da war's ganz konkret für mich, diese Sinnfragen kamen auf mich zu, ich wollte das einfach klären, was jetzt Sache ist, und also Theologiestudium ist nicht mehr bloß für Männer, nicht mehr nur für die, die später Priester werden. Ich war natürlich auch ganz neugierig, was die denn lernten, weil ich meine, ich hab sehr positiv eingestellte Geistliche kennen gelernt, ... aber es gab auch Geistliche, die mit ihrem Wissen, grob gesagt, angaben, und ich wollte einfach wissen, was dahinter steckt, und was die so studieren, also immer noch Neugierde war dabei.«

Interviewerin: »Elisabeth Gössmann studierte aber Theologie nur unter anderem. Das Theologiestudium bot Frauen damals keine Perspektiven, es mussten andere Fächer dazukommen, um sich für den Lehrerinnenberuf zu qualifizieren: So studierte Gössmann Latein, Germanistik, Philosophie, später auch Kunstgeschichte, zunächst in Münster, später in München. Doch es war die Theologie, die ihre Leidenschaft weckte.« [...]
Gössmann: »Die Münchener-Fakultät war damals die Berühmteste, in der ganzen BRD, und das war auch die erste, die Frauen promoviert hat. Die anderen deutschen Unis machten das erst so ungefähr 10 Jahre später. [...]«
Interviewerin: »Als Thema ihrer Doktorarbeit wählte Elisabeth Gössmann die Verkündigung an Maria im Lukasevangelium und ihre Auslegungsgeschichte im Mittelalter. Schon damals entdeckte sie, was später der Schwerpunkt ihrer theologischen Forschung werden sollte: Dass nämlich nicht nur Männer, sondern auch Frauen durch die Jahrhunderte weg Theologie getrieben haben.«
Gössmann: »Und es gibt sehr viele mittelalterliche Auslegungen zu diesem Lukastext von Frauen, die hochtheologisch sind. [...]« [...]
Gössmann: »[...] ich hab gedacht, wenn die anderen jetzt Arbeiten schreiben, egal ob es jetzt Männer oder Frauen sind, dann werden die auch die Frauen einbeziehen. Das hab ich mir damals eingebildet, Mitte der 50er-Jahre. Das war natürlich nicht der Fall.«
Interviewerin: »Dass eine fundierte wissenschaftliche Arbeit allein nicht genügt, um Frauen in der Kirche ihren angemessenen Platz zu verschaffen, musste Elisabeth Gössmann bald schon am eigenen Leib erfahren. [...] Ihre Habilitation über franziskanische Theologie, die sie 1963 an der Theologischen Fakultät München vorlegen wollte, wurde nicht anerkannt – nicht etwa, weil es eine schlechte Arbeit gewesen wäre, sondern weil die Kandidatin keine Priesterweihe hatte. Das heißt: Frauen konnten damals grundsätzlich in katholischer Theologie nicht habilitieren.«
Gössmann: »Das Verfahren musste abgebrochen werden. Gleichzeitig rief mich Kardinal Döpfner [...] zu sich [...] und sagte, es tut mir leid, wir Bischöfe wissen noch nicht, was wir mit habilitierten

Laien in der Theologie anfangen sollen, denn eigentlich sollten Theologieprofessoren doch der Priestererziehung dienen. […]«
Interviewerin: »Elisabeth Gössmann war ihrer Zeit um Jahrzehnte voraus. Es sollte noch lange dauern, bis Frauen an deutschen Universitäten Professorinnen für katholische Theologie werden konnten. […] 15 Jahre später nahm Gössmann einen neuen Anlauf – 1978 habilitierte sie an der Münchner Universität, allerdings nicht in Theologie, sondern in Philosophie. […]«[…]
Gössmann: »[…] Ich war natürlich über mein Scheitern [in Bezug auf die Habilitation in Theologie] sehr traurig, […] und irgendwie hatt ich im Hinterkopf immer noch den Gedanken, vielleicht geht's später doch mal. Ich kam mir auch eben wie ein Opfer vor, vielleicht für später, und hab nur gehofft, dass das Opfer sinnvoll wäre.«
Interviewerin: »Obwohl Ihre Habilitationsschrift, die immerhin als Buch herauskam, in wissenschaftlichen Kreisen anerkannt und gelobt wurde, waren mit dem gescheiterten Habilitationsverfahren auch Gössmanns Berufschancen an deutschen Universitäten gesunken. 37 Bewerbungen hat sie in diesen Jahren geschrieben, alle wurden abgelehnt.«
Gössmann: »Es war einfach nicht drin, dass Frauen auf philosophische und theologische Lehrstühle berufen wurden …. […] Es war eben einfach noch nicht drin.«
Interviewerin: »Was Elisabeth Gössmann den Kirchenmännern am wenigsten verzeiht, ist ihre wissenschaftliche Schludrigkeit im Umgang mit den Quellen der Kirchengeschichte, auf die sie sich doch angeblich berufen. […] Wenn konservative Kirchenvertreter heute argumentieren, Frauen könnten [zur Priesterweihe] nicht zugelassen werden, weil die kirchliche Tradition sich schon immer darauf berufen habe, dass Jesus sich nur Männer und keine Frauen als Nachfolger erwählt hat, dann sagt Gössmann nur: Eine solche Tradition gibt es nicht.«
Gössmann: »Die Frage ist immer gestellt worden nach dem Amt der Frau. Also, die großen Theologen des 13. Jahrhunderts, auch die Kirchenrechtler, die stellen immer diese Frage. Aber das, was vatikanische Papiere heute als Tradition behaupten, das immer

schon gesagt worden wäre, Jesus hat nur 12 Männer erwählt, das find ich einfach nicht. Was die mittelalterlichen sagten, ... das ist eben das mulier taciat [sic; mulier taceat - die Frau möge in der Gemeinde schweigen], und dann [...] die Frau soll nicht lehren, und diese Sachen, und dann kommt der ganze Aristoteles da rein mit seinem Frauenbild, geringere Verstandeskräfte, geringere moralische Verlässlichkeit, ... und dann in den späteren Jahrhunderten, dann kommen dann diese Aufzählungen, wer alles nicht Priester werden kann, das sind Behinderte[,] sag ich jetzt mal, milde gesagt, die originalen Ausdrücke sind natürlich Krüppel. Hermaphroditen, Verrückte und Frauen.«
Interviewerin: »In einer solchen Denktradition stehen Theologen, wenn sie heute immer noch das Amt der Frau ablehnen, und nicht in der Tradition derjenigen, die sich auf Jesus und die Evangelien berufen, betont Gössmann. Doch dank ihrer Arbeit weiß man heute auch, dass solche frauenverachtenden Argumentationen nur die eine Seite der Theologiegeschichte ausmachen, dass sie nicht typisch sind für die Kirche insgesamt. Schon immer hat es eine Gegentradition gegeben, hauptsächlich von Frauen, aber auch von Männern, die ein anderes Menschenbild dagegen setzten und auf die man sich heute berufen kann.« [...]
Interviewerin: »Nichts macht Elisabeth Gössmann ungehaltener, als wissenschaftliche Unsauberkeit, als Schludrigkeit in der Quellenauslegung oder gar falsche Übersetzung lateinischer Originaltexte. [...] Genauso allergisch reagiert sie auf manche feministischen Theologinnen, die ihre Forderungen mit wissenschaftlich unsauberen Rückgriffen etwa auf die Mystikerinnen untermauern wollen - etwa auf die angeblichen naturwissenschaftlichen und heilkundlichen Arbeiten der Hildegard von Bingen. Bei diesen Themen seien die ›textgeschichtlichen Grundlagen sehr ungeklärt‹, sagt Gössmann [...]. Und nicht nur die Theologie, alle Christinnen und Christen sieht sie in der lebenslangen Pflicht, sich auf der Höhe der theologischen Forschung ihrer Zeit zu halten.«
Gössmann: »Theologie muss vermittelt werden. Ich weiß nicht, wie heute Menschen, ohne sich zeitlebens durch Aneignung

theologischer Forschungsergebnisse weiterzubilden, wie die als Christen leben wollen, das weiß ich nicht. Das stell ich mir ungeheuer schwierig vor.«

Elisabeth Gössmann

Nach ihrem 1947 bestandenen Abitur erfüllte sich Elisabeth Placke einen lang gehegten Wunsch: die Aufnahme eines Studiums der katholischen Theologie. Bis 1952 studierte sie an der Universität Münster katholische Theologie, Philosophie und Germanistik. Nach bestandenem Staatsexamen wechselte sie an die Universität München, um dort im Fach katholische Theologie promoviert zu werden. Gemeinsam mit ihren Studienkollegen Joseph Ratzinger, dem späteren Papst Benedikt XVI., und Uta Ranke-Heinemann, erfolgte im Jahr 1954 ihre Promotion.

Ebenfalls 1954 heiratete sie den Literaturwissenschaftler Wilhelm Gössmann. Aus der Ehe gingen zwei Kinder hervor. Im Jahr 1955 entschloss sich Elisabeth, nunmehr verheiratete Gössmann, eine Stelle als Dozentin für »Deutsche Literatur des Mittelalters« an der Sophia-Universität in Tokio anzunehmen. Später lehrte sie »Christliche Philosophie« an der Seishin-Universität in Tokio. In der ersten Zeit hielt sie ihre Lehrveranstaltungen auf Englisch ab, später auf Japanisch. Nach ihrem Anfang der 1960er-Jahre gescheiterten Habilitationsversuch in Deutschland kehrte Elisabeth Gössmann an die Seishin-Universität in Tokio zurück. Dort wurde sie 1968 zur Professorin ernannt. Ab 1974 lehrte sie hier nicht nur Philosophie, sondern auch Theologie.

Zu den Schwerpunkten ihrer Arbeit gehörte die theologiegeschichtliche Frauenforschung. Aus der Beschäftigung mit diesem Themenfeld ging dann 1984 die Schriftenreihe »Archiv für philosophie- und theologiegeschichtliche Frauenforschung« hervor, als deren Herausgeberin Elisabeth Gössmann wirkte. Ziel war es, historische Quellen zu studieren und gegebenenfalls neu zu deuten, um herauszufinden, welche Bedeutung gelehrten Frauen in der Vergangenheit zukam, und ob sie – ganz bewusst – von Personen oder Institutionen, wie zum Beispiel der katholischen Kirche und ihren Vertretern, absichtlich falsch verstanden, missdeutet oder diffamiert worden waren. Elisabeth Gössmann hatte es sich zum Ziel gesetzt, solche Diskriminierungen und Diskreditierungen zu ermitteln, um diesen Frauen Gerechtigkeit widerfahren zu lassen. Im Jahr 1991 gab sie das *Wörterbuch der feministischen Theologie* heraus. 2003 erschien ihre Autobiografie *Geburtsfehler: weiblich. Lebenserinnerungen einer katholischen Theologin.*

Am 1. Mai 2019 starb die Theologin in München.

WANGARI MAATHAI, UMWELTAKTIVISTIN UND FRIEDENSNOBELPREISTRÄGERIN

** 1. April 1940, Ihithe, Kenia*
† 25. September 2011, Nairobi

»Wir haben es versucht und ein panafrikanisches grünes Netzwerk geschaffen«

In dem Interview, das die Umweltaktivistin und Friedensnobelpreisträgerin Wangari Maathai im Juli 2004 den Journalisten Lisa Heemann und Moritz Behrendt von der Zeitschrift *Zenith* gab, berichtete sie von den Anfängen des »Green Belt Movements« im Jahr 1977. Damals war ihr bewusst geworden, dass sie die Lage der auf dem Land und dort in überwiegend ärmlichen Verhältnissen lebenden Frauen Kenias nur verbessern konnte, wenn sie sie – zumindest in gewissem Maße – wirtschaftlich unterstützte und parallel dazu für eine grundlegende Verbesserung ihrer Lebensbedingungen sorgte. Dazu gehörte in erster Linie das Anpflanzen von Bäumen, denn die Bäume verhinderten zum einen das Fortschreiten der für die Fruchtbarkeit des Bodens schädlichen Erosion, und zum anderen erleichterten sie den Frauen vor Ort das Leben, denn nun mussten sie nicht mehr kilometerweit laufen, um Feuerholz, Baumaterial und außerdem Trinkwasser für sich und ihre Familien zu besorgen. Am 5. Juni 1977, dem »Welt-Umwelttag«, setzten Maathai und eine Hand voll Frauen die ersten sieben Bäume. Im Laufe der folgenden Jahrzehnte wurden daraus mehr als 30 Millionen, die nicht nur in Kenia, sondern auch in diversen anderen afrikanischen Staaten von über 100 000 Frauen gepflanzt worden sind. Wangari Maathai hat es demnach geschafft, aus einer zunächst lokalen, dann nationalen eine panafrikanische Bewegung zu machen. Für ihr Engagement für eine intakte Umwelt wurde ihr im Jahr 1984 der von Jakob von Uexküll gestiftete »Alternative Nobelpreis« zugesprochen. Im Jahr 2004 wurde ihr der Friedensnobelpreis verliehen. Sie habe, so lautete die Begründung des Nobelpreiskomitees, »ein ganzheitliches Bild von nachhaltiger Entwicklung, das Demokratie, Menschenrechte und besonders die Rechte der Frauen einbezieht«. Wangari Maathai war damit die erste afrikanische Frau, der der Nobelpreis zugesprochen wurde. Das zunächst in der Zeitschrift *Zenith* erschienene Interview mit Wangari Maathai wurde später in dem Magazin *Der Spiegel* nachgedruckt.

Interviewer: »Frau Maathai, Ihr Green Belt Movement gilt als erfolgreichste Umweltorganisation Afrikas. Sie selbst wurden mit Preisen überhäuft. Hatten Sie mit einem solchen Erfolg gerechnet, als sie vor 27 Jahren mit ihrer Arbeit begannen?«
Maathai: »Nein, ich hatte keine Ahnung. Zuerst handelte ich mehr nach meinem Instinkt. Wenn ich Probleme erkenne, dann überlege ich mir, was man tun kann. Ich mag es nicht, lange über Probleme zu reden. Als ich also von den Frauen vom Land gehört habe, dass sie kein Feuerholz, kein Futter für die Tiere und kein sauberes Trinkwasser hatten, kam mir die Idee, Bäume zu pflanzen. Dadurch würden die Frauen Feuerholz, Futter für die Tiere und Baumaterial bekommen. Gleichzeitig könnte die Bodenerosion verhindert werden.«
Interviewer: »Wo begannen Sie damit, Bäume zu pflanzen?«
Maathai: »Die ersten Bäume setzten wir in Nairobi. Am 5. Juni 1977, dem Welt-Umwelttag, haben wir dort sieben Bäume gepflanzt. Nur zwei haben bis heute überlebt. Die sind allerdings ziemlich groß. Viele Leute ruhen sich in ihrem Schatten aus, Vögel machen ihr Nest in den Kronen. Sie stehen mitten in der Stadt in einer sehr belebten Gegend. Wenn ich zu meinen Bäumen will, dann muss ich mich an einer ganzen Menge Leute vorbeidrängen. Aber ab und zu gehe ich dorthin, um mich daran zu erinnern, wo und wie wir angefangen

haben. Damals waren es sieben Bäume, heute sind es über 30 Millionen. Wir haben eine weite Strecke zurückgelegt.«
Interviewer: »War es leicht, die Leute von Ihrem Projekt zu überzeugen?«
Maathai: »Bäume sind etwas Tolles. Man pflanzt einen winzigen Setzling und der wächst zu einem großen Baum heran. Und bei uns in den Tropen wachsen die Bäume schnell. Kurze Zeit später hat man schon ein Wäldchen. Bäume sind daher sehr gute Botschafter in eigener Sache. Sehr schnell sprach sich herum, wie großartig es ist, Bäume zu pflanzen. Es war aber auch ein sehr wichtiger Anreiz, dass ich den helfenden Frauen ein wenig Geld geben konnte. Das Pflanzen wurde zu einer zusätzlichen Einkommensquelle. Mit Hilfe des Geldes konnten sie ihre mangelhafte Ernährung ergänzen, Schulgeld und andere Dinge bezahlen, die sie sich vorher nicht leisten konnten.«
Interviewer: Woher hatten Sie das Geld?«
Maathai: »Zuerst habe ich Leute gebeten, Patenschaften für einzelne Bäume zu übernehmen. Pro Baum kostete diese dreißig kenianische Schilling, das war damals etwas weniger als ein halber Dollar. Damit konnte ich den Frauen etwas bezahlen, einige Werkzeuge kaufen und meine Reisekosten begleichen. Schließlich musste ich prüfen, ob die Frauen tatsächlich die Bäume gepflanzt haben, wie sie es versprochen hatten. Später habe ich auch von Organisationen Gelder geworben. Zu den ersten, die mich unterstützt haben, zählten Danida, die dänische Entwicklungshilfeagentur, Unifem, die UN-Frauenbehörde und die deutsche Zeitschrift Brigitte.«
Interviewer: »Umweltschutz steckte in den 70er Jahren noch in den Kinderschuhen. Konnte die kenianische Öffentlichkeit überhaupt etwas mit Ihren Plänen anfangen?«
Maathai: »Anfangs haben wir gar nicht über Umweltschutz geredet, es ging nur um die Grundbedürfnisse der Frauen. Allerdings wurde bereits 1972 das UN-Umweltprogramm UNEP gegründet, das sein Hauptquartier in Nairobi aufschlug. UNEP hat mir geholfen, einen tieferen Einblick in die Umweltprobleme zu erhalten und die Überzeugung zu festigen, dass Bäume[-]Pflanzen keine so schlechte Sache ist ...«

Interviewer: »Nun untertreiben Sie aber.«
Maathai: »Es war vermutlich eine sehr gute Idee. Aber bis wir das Wort Umwelt benutzt haben, hat es lange gedauert. Auch danach haben viele Leute nicht so ganz verstanden, warum ich so sehr auf diesem Umweltthema herumritt. Anfänglich habe ich vermutlich eher Selbstgespräche geführt, weil keiner mir zuhören wollte. Heute allerdings haben wir erreicht, dass das Umweltbewusstsein in den Köpfen der einfachen Leute und in denen der politischen Entscheidungsträger stark verankert ist. Daher war es kein Zufall, dass ich von der neuen Regierung ins Umweltministerium geholt wurde.«
Interviewer: »Umweltprobleme machen an Grenzen nicht Halt. Konnten Sie Ihren Erfolg auch in Nachbarländer exportieren?«
Wangari Maathai: »Wir haben es versucht und ein panafrikanisches grünes Netzwerk geschaffen. Wir wollen unsere Erfahrung teilen, wenn es darum geht, einfache, billige Mittel zu finden, um die Umwelt zu schützen. In Ostafrika waren wir einigermaßen erfolgreich, in West- und Zentralafrika dagegen weniger.«
Interviewer: »Stellt die Sprachbarriere ein Problem dar?«
Maathai: »Sprache ist in der Tat ein großes Problem in Afrika. Meist wird angenommen, dass alle Menschen dort Englisch und Französisch sprechen können. Das stimmt nicht. Die Leute in Westafrika z. B. sprechen Französisch, wir in Kenia aber lernen diese Sprache überhaupt nicht. Auch mit den lokalen Sprachen ist es schwierig. Menschen müssen die Informationen über ihre Umwelt in ihrer eigenen Sprache präsentiert bekommen, so dass sie diese mit ihren eigenen Erfahrungen verknüpfen können.«
Interviewer: »Können Sie uns erklären, wie Sprache und Umweltschutz zusammenhängen?«
Maathai: »Zur Zeit haben wir vom Green Belt Movement ein Programm zum Schutz von Vögeln laufen. Ich habe herausgefunden, dass Kinder, wenn sie die Namen von bestimmten Vögeln in ihrer Muttersprache nicht kennen, auch nicht in der Lage sind, sich den Namen auf Englisch zu merken. Wenn diese Vögel dann verschwinden, bekommen sie es gar nicht mit, weil sie nie über diese Vögel geredet haben. Als ich ein kleines Mädchen war, kam eine Vogelart

immer in unseren Hof, um dort Hirsekörner zu picken. Wir haben diese Vögel die Hofvögel genannt. Ich habe mit meiner Mutter über sie geredet. Wenn ich diesen Vogel irgendwann nicht mehr sehe, werde ich natürlich fragen: Was bitte ist mit dem Hofvogel passiert? Aber wenn ich den Vogel und seine Eigenarten nicht kenne, wenn ich nicht mit meiner Mutter über ihn rede, dann werde ich ihn auch nicht vermissen, wenn er verschwindet. Daher glaube ich, dass Sprache besonders wichtig für den Schutz der Umwelt ist.«
Interviewer: »Woran liegt es, dass es hauptsächlich Frauen sind, die sich in Ihrer Organisation engagieren?«
Maathai: »Das liegt vermutlich daran, dass es bei uns in Kenia die Frauen sind, die auf dem Land arbeiten. Daher war es leichter, sie für das Projekt zu gewinnen, da sie es bereits gewohnt sind, zu pflanzen. Um die Männer in Schutz zu nehmen, muss ich sagen: Wenn es darum geht, die Setzlinge einzupflanzen, sind sie schon dabei. Sie betrachten die Bäume häufig als wirtschaftliche Investition. Sie wollen in 20 oder 30 Jahren das Holz verkaufen.«
Interviewer: »An schnellere wirtschaftliche Gewinne dachte der ehemalige kenianische Präsident Daniel Arap Moi, ein äußerst korrupter Autokrat. Würde eine Frau als Präsidentin Kenias mehr an die Zukunft denken?«
Maathai: »Frauen hatten bislang noch nie wirklich die Chance, Führungsstärke zu beweisen. Wenn Frauen Machtpositionen innehaben, sind sie immer von einer Horde Männer umgeben. Oft genau von jenen Männern, die schon jahrelang die Staatsgeschäfte geführt haben. Einige Frauen, die Staaten regierten, waren nicht besser als ihre männlichen Vorgänger. Ich will deshalb nicht verallgemeinern. Aber ich kann über mich selbst reden. Ich würde es auf jeden Fall besser machen als die Männer.«

Wangari Maathai

Wangari Maathai wurde am 1. April 1940 in dem kenianischen Dorf Ihithe, Distrikt Nyeri, als Tochter einer Bauernfamilie geboren. In Limuru bei Nairobi besuchte das Mädchen eine katholische Ordensschule. Im Jahr 1960 erhielt sie ein Stipendium, das es ihr ermöglichte, in den USA ein Studium aufzunehmen. Wangari Maathai studierte Biologie am Mount St. Scholastica College in Atchison, Kansas. Das Studium schloss sie 1964 mit einem Bachelor of Science ab. Anschließend ging sie an die Universität Pittsburgh, wo sie ihr Biologiestudium fortsetzte und 1966 mit dem Master of Science beendete. Nach vorübergehendem Studienaufenthalt in Deutschland wurde Wangari Maathai 1971 an der Universität Nairobi als erste Frau in Ost- und Zentralafrika promoviert. Fortan lehrte sie an der University of Nairobi Veterinär-Anatomie. Später übernahm sie die Leitung der Abteilung Veterinär-Anatomie. Mitte der 1970er-Jahre wurde sie zur Assistenzprofessorin ernannt. Auch in dieser Funktion und Position war Wangari Maathai die erste Frau in der Region. In den 1980er-Jahren erfolgte die Trennung von ihrem Ehemann Mwangi Mathai, mit dem Wangari drei Kinder hatte. Mwangi verlangte, dass seine nunmehr geschiedene Ehefrau seinen Nachnamen, den sie nach der Eheschließung angenommen hatte, ablegte. Da sie aber unter dem ehelichen Nachnamen nationale und internationale Reputation erlangt hatte, erschien es ihr nicht klug, den Namen abzulegen. Deshalb beschloss sie, dem Namen einfach ein zweites »a« hinzuzufügen. Fortan hieß sie also Maathai, womit der Forderung ihres Ex-Manns Genüge getan war. Im Jahr 1977 gründete sie in Kenia das »Green Belt Movement«, das sich sowohl die Wiederaufforstung Kenias zum Ziel gesetzt hatte als auch die Verbesserung der Lebensbedingungen von Frauen aus der ärmsten Bevölkerungsschicht, denn diese Frauen mussten oft kilometerweit laufen, um Wasser oder Holz zu besorgen. Wangari Maathai veranlasste daraufhin, dass im Laufe der Jahre und Jahrzehnte nicht nur in Kenia, sondern auch in anderen afrikanischen Staaten bis heute mehrere Millionen Bäume gepflanzt wurden. Mit dieser Aktion wurde sie zur »Mama Miti«, der Mutter der Bäume. Des Weiteren ließ sie die Frauen im Brunnenbau unterweisen. Aber nicht nur in Bezug auf das Organisieren des Lebensnotwendigsten wollte Wangari Maathai die Frauen in Kenia unterstützen. Es war ihr auch wichtig, die Gleichberechtigung der Frau nicht nur zu fordern, sondern auch aktiv zu fördern. Dazu gehörte selbstverständlich eine gute Schul- und Berufsausbildung. Um diese und andere Ziele im Interesse der Frauen zu erreichen, engagierte sie sich ab 1976 im »Nationalen Frauenrat« Kenias. Im Jahr 1997 kandidierte sie vergeblich für das kenianische Präsidentschaftsamt. Dem seit 1978 amtierenden Präsidenten des Landes, Daniel arap Moi, war sie ein Dorn im Auge. Er ließ sie sowohl drangsalieren als auch inhaftieren. Im Jahr 2002, nach dem Ende des Moi-Regimes, gelang ihr der Einzug in das kenianische Parlament. Im Jahr 2003 übernahm sie das Amt der stellvertretenden Ministerin für Umwelt und Naturschutz, das sie bis 2005 innehatte. Ebenfalls 2003 wurde sie Mitglied im »Club of Rome«, einer Vereinigung von Wissenschaftlern, Politikern und Vertretern der Wirtschaft, die sich unter anderem mit drängenden Fragen zum Thema Umweltzerstörung oder Rohstoffverbrauch auseinandersetzen. Für ihr Engagement für den Umweltschutz, die vernünftige Nutzung vorhandener Ressourcen sowie die Stärkung der Rechte von Frauen auf der ganzen Welt wurde sie mehrfach ausgezeichnet, unter anderem mit dem »Petra-Kelly-Preis« der Heinrich-Böll-Stiftung. Solange es ihre Gesundheit zuließ, reiste sie durch die Welt, um vor Institutionen und Vereinigungen, wie zum Beispiel den Vereinten Nationen, dem Jane-Goodall-Institut oder dem Worldwide Network of Women in Environmental Work, Vorträge zu halten und für ihre Projekte zu werben. Wangari Maathai starb am 25. September 2011 in Nairobi an den Folgen einer Krebserkrankung.

CHANTAL SÉBIRE, LEHRERIN UND TUMORPATIENTIN

** 28. Januar 1955, Frankreich*
† 19. März 2008, Plombières-lès-Dijon (Frankreich)

»Die Schmerzen fressen mich auf«

Chantal Sébire, Lehrerin aus Plombières-lès-Dijon bei Dijon, litt seit Jahren an einem Ästhesioneuroblastom. Dabei handelt es sich um eine eher selten auftretende Tumorerkrankung der Nasenhaupt- und Nasennebenhöhle sowie der Schädelbasis. Bei Chantal Sébire führte die Krankheit zu Symptomen wie häufigem Ausfluss oder Bluten aus der Nase sowie Verlust des Geruchs- und Geschmackssinns, vor allem aber zu massiven Entstellungen im Gesichts- und Schädelbereich, verbunden mit fürchterlichen Schmerzen und am Schluss heftigen Blutungen aus den vom Tumor befallenen Augenhöhlen.

Ihrem Leid ein Ende bereiten konnte allein der Tod, darüber war sich Chantal Sébire im Klaren. Allerdings wollte sie nicht allein und von eigener Hand aus dem Leben scheiden. Vielmehr wünschte sie sich, »in der Morgendämmerung [zu] sterben, nach einem ausgelassenen Fest – umgeben von den Menschen, die ich liebe« und vorzugsweise begleitet von einem Arzt, der ihr das todbringende Medikament verabreichte. Doch assistierende Sterbehilfe war zum damaligen Zeitpunkt in Frankreich verboten.

»Die Schmerzen fressen mich auf. Ich bin diejenige, die leidet, und ich sollte entscheiden, wann dieses Leiden endet. Ich habe vor sechs Jahren zuerst den Geschmacks- und Geruchssinn verloren. Im Oktober 2007 verlor ich schließlich das Augenlicht. Dazu kommen grauenhafte Schmerzen. Es fühlt sich an, als wenn Nadelspitzen tief in die Augen stechen. Ich bekämpfe meine Schmerzen mit einfachem Aspirin. [Aufgrund einer Unverträglichkeit gegen Morphium.] Inzwischen habe ich keinen Oberkiefer mehr. Nur Gott weiß, wie meine restlichen Zähne noch halten. Seit acht Jahren kämpfe ich gegen die Krankheit. Ich will auf keinen Fall, dass der Tumor das letzte Wort hat. [...] Das ist keine Hilfe zum Selbstmord, sondern ein Akt der Liebe, für mich ein Akt der Befreiung und der Begleitung. Ich will in Würde aus dem Leben scheiden und mich nicht von dem Tumor dahinraffen lassen. Das wäre die ultimative Niederlage gegen die Krankheit. [...] Für mich kommt eine Gesetzesänderung vielleicht zu spät, aber es gibt andere Menschen, die genauso leiden.«

Chantal Sébire

Chantal Sébires Ende Februar 2008 an den französischen Staatspräsidenten Nicolas Sarkozy gerichtete Bitte, ihr einen assistierten Selbstmord zu ermöglichen, brachte ebenso wenig Erfolg wie ein entsprechender, von ihr beim zuständigen Gericht in Dijon eingereichter Antrag.

Wenige Tage später, am Mittwoch, dem 19. März 2008, wurde Chantal Sébire von ihrer Tochter in ihrer Wohnung tot aufgefunden. Bei der anschließenden Obduktion, die im Auftrag der Staatsanwaltschaft Dijon durchgeführt wurde, stellte sich heraus, dass Chantal Sébire Selbstmord begangen hatte. An einem in der Nähe des Leichnams aufgefundenen Glas sowie an einem Löffel befanden sich Spuren von Phenobarbital.

Phenobarbital wurde in der ersten Hälfte des 20. Jahrhunderts als Schlaf- und Beruhigungsmittel genutzt, später aber wegen seiner Nebenwirkungen nicht mehr als solches verwendet. Eingesetzt wird der Wirkstoff gegenwärtig unter anderem bei der Behandlung von Epilepsie und in der Tiermedizin. Offensichtlich war es Chantal Sébire auf irgendeinem

Weg gelungen, sich in den Besitz einer tödlichen Menge des Wirkstoffs zu bringen.

Ob sie sich allein das Leben nahm oder ob ihr jemand zur Seite stand, konnte im Zuge der nach ihrem Tod eingeleiteten Ermittlungen nicht festgestellt werden.

IRENA SENDLER, SOZIALARBEITERIN

** 15. Februar 1910, Otwock (Polen)*
† 12. Mai 2008, Warschau (Polen)

»Ich […] versuchte, sie davon zu überzeugen, dass ich ihre Kinder retten könnte«

In Warschau lebten 1940 rund 400 000 jüdische Menschen. Im Herbst 1940 beschloss die seit dem Einmarsch deutscher Truppen im September 1939 für den Distrikt Warschau zuständige deutsche Zivilverwaltung die Schaffung eines »Jüdischen Wohnbezirks«, also eines Ghettos. Binnen weniger Wochen mussten sämtliche Juden Warschaus in das Ghetto, einen rund drei Quadratkilometer umfassenden Teil des Stadtgebiets, übersiedeln. Das bedeutete, dass fortan etwa 30 Prozent der Warschauer Bevölkerung auf rund zweieinhalb Prozent des Stadtgebiets leben mussten. Nicht-jüdische Menschen, die ihren Wohnsitz auf dem Gebiet des Ghettos hatten, wurden gezwungen, ihre Wohnungen zu verlassen und in den »arischen« Teil Warschaus umzuziehen. Am 16. November 1940 erfolgte die Abschottung des Ghettos von der Außenwelt. Eine drei Meter hohe und mit einer Krone aus Stacheldraht versehene Mauer sorgte dafür, dass niemand unerlaubt aus dem Ghetto hinaus- und niemand unerlaubt hineingelangen konnte. Innerhalb der Mauern herrschte drangvolle Enge. Die sanitären und damit hygienischen Verhältnisse waren katastrophal, die Lebensbedingungen extrem schwierig. Der vorhandene Wohnraum reichte für die vielen Menschen, die dort leben mussten, bei weitem nicht aus. Die Häuser und Wohnungen waren völlig überfüllt, die Ernährungslage desaströs. Hunger und Krankheiten, allen voran Flecktyphus und Tuberkulose, die sich in der drangvollen Enge des Ghettos rasend schnell ausbreiteten, führten bis Mitte 1942 zum Tod von rund 100 000 Menschen, also einem Viertel der Bewohner. Die Majorität der Verbliebenen, rund 240 000 Menschen, fiel dann den zwischen Ende Juli und Ende September 1942 durchgeführten Deportationen in das Vernichtungslager Treblinka zum Opfer. Mitte Januar 1943 sollte die nächste »Umsiedlungsaktion«, wie die Deportationen beschönigend und verschleiernd im Amtsdeutsch genannt wurden, durchgeführt werden. Doch dagegen setzten sich die verbliebenen rund 60 000 jüdischen Menschen zunächst erfolgreich zur Wehr. Aber im Endeffekt konnten sich die Widerstandskämpfer unter Führung von Mordechai Anielewicz nicht gegen die deutsche Übermacht durchsetzen. Im Mai 1943 schlug der SS- und Polizeiführer in Warschau, SS-Brigadeführer und Generalmajor der Polizei, Jürgen Stroop, den Aufstand im Warschauer Ghetto nieder. Die überlebenden jüdischen Ghetto-Bewohner ließ er entweder an Ort und Stelle erschießen oder veranlasste, dass sie nach Treblinka oder in ein anderes Vernichtungslager eingewiesen wurden. Seinen Vorgesetzten, den Reichsführer-SS Heinrich Himmler, ließ Stroop sodann wissen: »Es gibt keinen jüdischen Wohnbezirk in Warschau mehr.« Irena Sendler gehörte bis 1943 zu den nicht-jüdischen Menschen, die mit allen ihnen zur Verfügung stehenden Mitteln versuchten, den Ghetto-Bewohnern zu helfen. Sie schmuggelte Lebensmittel und Medikamente ins Ghetto, doch schon bald wurde ihr klar, dass das allein nicht ausreichen würde, um die Betroffenen zu retten. Deshalb versuchte sie, zumindest die Kinder vor dem sicheren Tod zu bewahren. Es gelang ihr tatsächlich, etwa 2500 jüdische Kinder aus dem Lager zu schmuggeln. An diese mutige Tat, die sie selbst in Lebensgefahr gebracht hatte, erinnerte der Journalist Guy Raz vom US-amerikanischen National Public Radio (NPR) in einem am 18. Mai 2008 ausgestrahlten Interview mit ihr. Es lief unter dem Titel »Nachruf. Zur Erinnerung an Irena Sendler; Eine bescheidene Heldin«.

Andrea Seabrook (Einführung): »Wenn Irena Sendler nicht so mutig gewesen wäre, hätten 2500 jüdische Kinder den Zweiten Weltkrieg vermutlich nicht überlebt. Irena Sendler, die letzte Woche in Polen gestorben ist, war eine polnische katholische Sozialarbeiterin, die diese Kinder aus dem Warschauer Ghetto herausschmuggelte. Guy Raz von NPR traf sie im Jahr 2000 in einem Altenheim außerhalb Warschaus […].«

Interviewer: »Irena hätte den Gedanken, dass ihr Tod einer Nachricht wert sei, energisch zurückgewiesen. Tatsächlich war ihr die Aufmerksamkeit peinlich. Das sagte sie mir vor acht Jahren, als ich Irena zusammen mit meiner polnischen Übersetzerin, einer Frau namens Pia Ruzinech […], traf.«

Sendler: (durch Übersetzer) »Sie sagt immer wieder, dass sie Ihr Besuch sehr berühre, und dass sie wirklich nichts getan habe, um das zu verdienen.«

Interviewer: »Das in einem Außenbezirk Warschaus gelegene Sanatorium, in dem sie lebt, wurde in den 1920er-Jahren erbaut. Es riecht nach Desinfektionsmittel. Zum damaligen Zeitpunkt [des Besuchs] war Irena Sendler in schlechtem gesundheitlichem Zustand, aber glaskar. Sie war ein winzig kleines Geschöpf, kaum einen Meter fünfzig groß und doch eine überragende Person. Eine polnische Katholikin, die sich still und leise hätte davonschleichen können, weg von den deutschen Soldaten, die die Stadt nach 1939 besetzten. Aber sie zog in das jüdische Ghetto [Warschauer Ghetto]. Fast eine halbe Million Juden waren gezwungen, dort zu leben, damals der am dichtesten besiedelte Ort der Welt.«

Sendler: »Anfangs bin ich ins Ghetto gegangen, um nach einigen Freunden zu sehen. […] Ich brachte ihnen Essen und Marmelade, manchmal Fleisch oder Zucker. Je öfter ich dorthin ging, desto mehr Menschen sah ich, die ich kannte, und ich wusste, dass sie schrecklich litten.«

Interviewer: »Ab 1942 begannen die Nazis die Juden Polens systematisch in die Vernichtungslager zu deportieren. Irena Sendler trat einer polnischen Widerstandsbewegung namens Zegota bei. Sie beschloss, dass sie versuchen wollte, so viele Kinder wie möglich aus dem Ghetto herauszuschmuggeln.«

Sendler: »Ich nutzte meine Verbindungen, um herauszufinden, welche Häuser die Nazis am nächsten Tag ansteuern würden. In der

Nacht davor besuchte ich die Eltern und versuchte, sie davon zu überzeugen, dass ich ihre Kinder retten könnte. Einige Eltern vertrauten mir, andere nicht.«
Interviewer: »Die Kinder jener Eltern, die ihr vertrauten, wurden in sympathischen polnischen Familien und in Klöstern versteckt. Sendler gab ihnen allen nicht-jüdische Namen, um ihre [wahren] Identitäten vor den Deutschen zu verbergen. Doch sie wollte sicherstellen, dass nach dem Krieg alle Kinder erfuhren, wer sie wirklich waren, deshalb schrieb sie so viele Details wie möglich über jedes Kind auf ein Stück Papier. Sie packte das Papier in ein Glasgefäß und vergrub es in einem Garten in der Nähe ihres Hauses. Im Laufe von zwei Jahren vergrub sie 2000 Flaschen. Die Geschichte war weitgehend vergessen, bis eine Gruppe von Highschool-Schülern aus Kansas sie vor zehn Jahren wiederentdeckte. Sie schrieben ein Theaterstück über Sendlers Leben und führten es hier in NPR im Jahr 2000 auf.«
Nicht-identifizierte Frau: »Irena, was tust du? Bist du verrückt? Du kannst keine Beweise hinterlassen, die die Nazis finden könnten. Du wirst geschnappt werden. Du wirst geschnappt werden.«
Interviewer: »Die Schüler, Megan Stewart, Elizabeth Cambers, Sabrina Coons und Janine Underwood führten das Stück im ganzen Land auf. Sie trugen mehrere Tausend Dollar zusammen, die halfen, Irena Sendlers Arztrechnungen zu bezahlen. Zu diesem Zeitpunkt war Irena bereits von der polnischen Regierung und dem Staat Israel geehrt worden. Sie hatte dazu beigetragen, dass viele Kinder, die sie gerettet hatte, nach Israel gebracht wurden.«
Irena Sendler: »Nach dem Krieg grub ich die Krüge im Garten aus und übergab sie dem Leiter einer jüdischen Organisation in Warschau. Er setzte sich dann mit den Leuten in Israel in Verbindung, die geholfen hatten, die Kinder dorthin zu bringen.«
Interviewer: »Der polnische Staat nominierte Irena Sendler im letzten Jahr für den Friedensnobelpreis. Sie veranstalteten ihr zu Ehren eine Feierstunde, aber sie war zu gebrechlich, um daran teilzunehmen, sie schickte - wieder einmal - einen Brief, in dem sie fragte, warum so viel Aufhebens um eine einfache, alte Frau gemacht wird.«

Irena Sendler

Irena Sendler kam am 15. Februar 1910 in der polnischen Stadt Otwock als Tochter des Arztes Stanislaw Henryk Krzystanowski und seiner Ehefrau Janina zur Welt. Nach der Schule studierte sie Jura und Pädagogik, dann trat sie eine Stelle als Sozialarbeiterin beim Wohlfahrtsamt der Stadt Warschau an. Auch nach der Besetzung Warschaus durch die Deutschen im Herbst 1939 blieb die seit 1931 mit Mieczysław Sendler verheiratete Irena im Amt und hatte weiterhin die Aufgabe, Menschen zu helfen, die in Wohnungsnot geraten waren, zum Beispiel durch den Verlust ihrer Unterkunft infolge der Einrichtung des Warschauer Ghettos. Als sich ab November 1940 die Zustände innerhalb des Ghettos zunehmend verschlechterten, entschied sie, dass sie den im Ghetto eingepferchten jüdischen Menschen zu Hilfe eilen müsse. Um ihnen einigermaßen regelmäßig Lebensmittel und Medikamente zukommen zu lassen, musste sie einen Weg finden, legal ins Ghetto zu gelangen. Sie schaffte es, in den Besitz eines von der Stadt Warschau ausgestellten Ausweises zu kommen, demzufolge sie Mitarbeiterin einer Sanitätskolonne war, die für die Bekämpfung der im Ghetto grassierenden ansteckenden Krankheiten verantwortlich zeichnete. Damit konnte sie das Ghetto jederzeit problemlos betreten und wieder verlassen. Fortan nutzte sie jede sich bietende Gelegenheit, um Menschen aus dem Ghetto herauszuschmuggeln. Nach dem Beginn der Deportationen im Juli 1942, die dazu führten, dass bis September 1942 ein Großteil der Ghetto-Bewohner ihr Leben verloren hatten, kam es zur Gründung der Geheimorganisation »Rat zur Unterstützung der Juden« (Zegota). Die hatte es sich zur Aufgabe gemacht, den im Ghetto verbliebenen Menschen so viel Hilfe wie möglich angedeihen zu lassen. Dazu gehörte nicht zuletzt das Herausschmuggeln von Kindern. Irena Sendler und den Menschen im Ghetto war bewusst, dass es Zegota nicht möglich sein würde, alle Verbliebenen zu retten. Wenn es für die Erwachsenen schon keine Rettung gab, dann vielleicht für die Kinder. Wenn sich die Eltern bereit erklärten, ihre Kinder gehen zu lassen, versuchte Irena Sendler, sie so schnell wie möglich herauszubringen. Das Herausschmuggeln der Kinder aus dem Ghetto war jedoch alles andere als einfach. Irena Sendler konnte schließlich nicht einfach – mit einem Kind im Arm oder an der Hand – an der Wache vorbeigehen. Babys und

Kleinkinder wurden daher zunächst leicht sediert, damit man sie – in Kisten oder Koffern versteckt – an den Wachtposten vorbeischmuggeln konnte. Ältere Kinder musste sie auf anderen Wegen – zum Beispiel durch die Kanalisation – aus dem Ghetto herausbringen. Sodann wurden die geretteten Kinder bei Ersatzfamilien, in Heimen oder in Klöstern untergebracht. Selbstverständlich mussten die Kinder fortan unter falschem Namen leben. Nichts sollte daran erinnern, dass sie Kinder jüdischer Eltern waren. Je jünger die geretteten Kinder waren, desto unproblematischer gestaltete sich der Identitätswechsel. Trotzdem notierte Irena Sendler für jedes Kind Namen und Herkunft auf einem Papier, das sie in Einmachgläsern deponierte und im Garten einer Freundin vergrub. Sie wollte, dass jedes Kind nach dem Krieg nachvollziehen konnte, wer seine Eltern waren, und wie sein früherer Name gelautet hatte. Im Herbst 1943 geriet Irena Sendler, inzwischen Leiterin der Abteilung Kinderschutz bei Zegota, selbst in Lebensgefahr. Die Gestapo war infolge einer Denunziation auf sie aufmerksam geworden. Obwohl es Irena Sendler geschafft hatte, einschlägiges Beweismaterial verschwinden zu lassen, wurde sie aufgrund ihrer Mitgliedschaft im polnischen Widerstand zum Tode verurteilt. Zegota-Mitgliedern gelang es jedoch, ihre Erschießung zu verhindern. Die Folge war, dass sie bis Kriegsende einen falschen Namen annehmen musste. Nach dem Krieg lebte sie unter ihrem richtigen Namen weiterhin in Warschau. Im Jahr 1965 wurde sie mit dem Titel »Gerechte unter den Völkern« geehrt. Irena Sendler starb am 12. Mai 2008 in Warschau.

JUNKO TABEI, BERGSTEIGERIN

** 22. September 1939, Miharu (Japan)*
† 20. Oktober 2016, Kawagoe (Japan)

»Dass man etwas tun muss, um Aufmerksamkeit zu bekommen«

Junko Tabei war die erste Frau, die den Gipfel des Mount Everest erreichte. Dabei ging es ihr an jenem 16. Mai 1975 nicht darum, die erste Frau auf dem Everest zu sein. Vielmehr wollte sie – vor allem den japanischen – Männern beweisen, dass Frauen in der Lage sind, diese Leistung zu erbringen. Im Japan der späten 1960er- und 1970er-Jahre wurde von Frauen gemeinhin erwartet, dass sie heirateten und sich fortan ausschließlich um Haushalt und Familie kümmerten. Junko Tabei weigerte sich, dieser Tradition zu folgen.

Schon als Kind hatte sie sich für Klettern und Bergsteigen begeistert, und diese Leidenschaft auch als Studentin an der Universität Tokio nicht verloren. Im Gegenteil. Angespornt von ihren männlichen Kommilitonen, die – wie sie – begeisterte Bergsteiger waren und sich dieserhalb in Alpin-Clubs zusammengeschlossen hatten, gründete Junko den »Ladies Climbing Club«. Als die Club-Mitglieder eines Tages davon zu sprechen begannen, eine Himalaja-Expedition zu unternehmen, stießen sie bei den Männern auf Ablehnung. Es sei, so hieß es allgemein, völlig unmöglich, dass eine ausschließlich aus Frauen bestehende Expedition den gefährlichen Aufstieg auf den Everest bewältigen könne.

Doch Junko Tabei ließ sich von der kritischen Haltung der männlichen Bergsteiger nicht abschrecken. Sie trainierte eisern, kümmerte sich parallel dazu um die dringend notwendigen Sponsorengelder und beantragte Anfang der 1970er-Jahre bei der nepalesischen Regierung die Erlaubnis, den Everest zu besteigen. Im Jahr 1975 war es dann endlich soweit: Die Frauen-Gruppe rund um Junko Tabei durfte nach Nepal reisen.

Bis die Frauen den Gipfel erreichten, mussten sie einige gefährliche Situationen überstehen. Dazu gehörte, von einer Lawine verschüttet und in letzter Minute von den die Expedition begleitenden Sherpas gerettet zu werden. Als Junko Tabei endlich auf dem Gipfel des Mount Everest stand, war ihr erster Gedanke: »Oh, jetzt brauche ich nicht mehr zu klettern. Ich habe den höchsten Punkt der Erde bestiegen, und damit alles erreicht, was ich als Bergsteigerin erreichen wollte.«

Doch diesen Gedanken sollte sie alsbald verscheuchen. Junko Tabei setzte ihre Karriere als Bergsteigerin fort. Am Ende hatte sie die »Seven Summits«, also die jeweils höchsten Berge der sieben Kontinente, bestiegen.

In einem hier auszugsweise abgedruckten Interview, das sie der *Japan Times* am 27. Mai 2012 gab, kritisierte Junko Tabei das Bedürfnis nach Effekthascherei bei den »modernen« Everest-Kletterern.

»Ich hatte nie die Frage, ob ich diesen Berg besteigen wollte, egal, was andere Leute sagen. [...] Das Besteigen des Everest ist zu einem Statussymbol und sogar zu einer großen Unterhaltung geworden. Die Leute haben angefangen, um die Geschwindigkeit zu konkurrieren, mit der sie den Aufstieg geschafft haben, ob sie alleine auf den Gipfel geklettert sind, und wie alt sie waren, als sie es bis zum Gipfel geschafft haben. Sie haben sich damit gerühmt, wie lange sie auf dem Gipfel bleiben konnten, wie lange sie frei von Sauerstofftanks waren, oder wie sie es geschafft haben, auf dem Gipfel nackt zu sein. Es gibt diesen Gedanken, dass man etwas tun muss, um Aufmerksamkeit zu bekommen.«

Junko Tabei

Als Kind galt Junko als »unsportlich, kränklich und unsicher«. Sie sei, erzählte sie später, immer die Kleinste und Langsamste gewesen. Im Jahr 1949 unternahm Junkos Schulkasse dann einen Ausflug in die Berge, und zwar in die Nasu-dake-Gruppe. Ab diesem Zeitpunkt wurde aus der bis dahin eher unsportlichen Junko eine begeisterte Bergsteigerin, die ihre Leidenschaft aber zunächst nur sehr begrenzt ausleben konnte, da ihre Eltern nicht genügend Geld hatten, um der Tochter das nicht eben preisgünstige Hobby zu finanzieren. Während des Studiums – Junko studierte Englische Literatur an der Showa-Universität – wurde sie Mitglied des dortigen Bergsteiger-Clubs. Im Jahr 1969 gründete sie einen Club für Bergsteigerinnen.

Zu diesem Zeitpunkt war sie bereits mit Masunobu Tabei verheiratet, einem Mann, der ihre Liebe und ihre Leidenschaft für die Berge und das Bergsteigen teilte. Als sie 1972 ihre Bewerbung für eine Genehmigung zur Besteigung des Mount Everest abgab, hatte sie bereits diverse Gipfel bezwungen, darunter den im Himalaja gelegenen Annapurna III. Ihr Mann, der Junkos bergsteigerische Ziele stets unterstützte, hatte in Bezug auf die geplante Mount-Everest-Expedition jedoch einen Wunsch: Ehe Junko den Aufstieg wagte, sollten sie ein gemeinsames Kind bekommen. Tatsächlich wurden Masunobu und Junko einige Monate nach der Abgabe der Bewerbung für eine Aufstiegsgenehmigung Eltern einer Tochter. Kurz nach der Geburt erhielt Junko dann die Zusage für eine Besteigung des Mount Everest für das Jahr 1975.

Die Expedition verlief erfolgreich, wenn auch nicht ganz unproblematisch. Nach der Bezwingung des höchsten Berges der Welt durch ein reines Frauenteam, wenn man von der Eskorte durch die (männlichen) Sherpas absieht, war Junkos bergsteigerischer Ehrgeiz allerdings längst noch nicht befriedigt. Bis 2015 hatte sie die »Seven Summits«, also die höchsten Berge sämtlicher Kontinente, erklommen und darüber hinaus weitere 73 Gipfel, nämlich die jeweils höchsten eines Landes.

Neben ihrem Sport engagierte sich Junko Tabei auch sozial. Seit 1990 setzte sie sich als Vorsitzende des Vereins »Himalayan Adventure Trust of Japan« unter anderem für den Umweltschutz im Himalaja ein. Des Weiteren unterstützte sie die Menschen dort mit Geld und Hilfsgütern, nachdem es in der Region im Jahr 2015 ein sehr schweres Erdbeben gegeben hatte.

Ein Jahr später, im Oktober 2016, starb Junko Tabei an den Folgen einer Krebserkrankung.

LUISE SCHOTTROFF, EVANGELISCHE THEOLOGIN

** 11. April 1934, Berlin*
† 8. Februar 2015, Kassel

»Persona non grata in der theologischen Fachkollegenschaft«

Das im Folgen auszugsweise abgedruckte Interview mit der Theologin Luise Schottroff erschien in der Zeitschrift *Junge.Kirche*, Heft 1/2013. Geführt hat es die Theologin Claudia Janssen, eine ehemalige Studentin Luise Schottroffs, die als außerplanmäßige Professorin zunächst an der Universität Mainz, dann als Professorin an der Universität Kassel und schließlich an der »School of Religion« der University of California in Berkeley (USA) gelehrt und geforscht hat.

In dem Gespräch berichtet Luise Schottroff unter anderem von ihrer Zeit an der Johannes Gutenberg-Universität in Mainz. Dorthin war sie nach ihrer im Jahr 1961 erfolgten Eheschließung mit dem evangelischen Theologen Willy Schottroff gegangen, weil sie nicht weiter als Pfarrvikarin in der evangelischen Kirche tätig sein durfte. Voraussetzung hierfür war nämlich die Ehelosigkeit. Folglich musste sie sich nach der Hochzeit eine andere Stelle suchen und fand sie an der Evangelisch-Theologischen Fakultät der Johannes Gutenberg-Universität Mainz. Hier war sie bis zu ihrer Habilitation im Jahr 1969 als wissenschaftliche Assistentin tätig. Anschließend bewarb sie sich auf die Stelle des kurz zuvor emeritierten Professors Herbert Braun. Während sich Studenten und Assistenten für die Berufung Schottroffs aussprachen, votierten die Professoren gegen sie. Luise Schottroff wurde daraufhin nicht zur Universitäts-Professorin berufen, sondern musste sich mit der Verleihung des Ehrentitels »außerplanmäßige Professorin« für ihre langjährigen Verdienste um Forschung und Lehre begnügen. Folglich erhielt sie auch nicht die Bezüge eines Professors, sondern lediglich das Gehalt, das ihr als wissenschaftliche Mitarbeiterin zustand.

Dass sie nicht zur planmäßigen Professorin berufen worden war, hatte Luise Schottroff tief getroffen, zumal der Ablehnung eine Art Schmutz-Kampagne vorausgegangen war. Ein anonymer Briefeschreiber hatte sie bei verschiedenen Kirchenleitungen denunziert, um zu erreichen, dass sie bei der Berufung auf die vakante Professur nicht berücksichtigt wurde. Nachdem die Studenten erfahren hatten, dass die von ihnen sehr geschätzte Luise Schottroff nicht berufen worden war, besetzten sie das Dekanat der Evangelisch-Theologischen Fakultät. Die Vorgänge an der Fakultät blieben auch der damals von Ministerpräsident Helmut Kohl (CDU) geführten rheinland-pfälzischen Landesregierung nicht verborgen. Kohl erkundigte sich daraufhin, ob die Evangelisch-Theologische Fakultät etwa eine »rote Zelle« sei.

Dass der Ministerpräsident diesen Verdacht hegte, lag allerdings nicht allein daran, dass Luise Schottroff dort lehrte, sondern auch daran, dass die in vielen linksgerichteten kirchlichen und politischen Projekten aktive Theologin Dorothee Sölle hier zeitweilig einen Lehrauftrag innegehabt hatte. Schottroff lehrte und forschte als außerplanmäßige Professorin in Mainz bis zu ihrer 1986 erfolgten Berufung zur planmäßigen Professorin für »Neues Testament« an die – damals noch – Gesamthochschule Kassel.

Luise Schrotthoff gehört zu den über 50 Theologen, die an dem 2006 erschienen Werk *Die Bibel in gerechter Sprache* beteiligt waren.

[...] Interviewerin: »Und wie kam dann die feministische Theologie dazu?«
Schottroff: »Dafür kann ich keinen genauen Zeitpunkt benennen. Ein Anstoß war der Ärger in der Mainzer Fakultät. Hauptkonflikt war ein Lehrauftrag für Dorothee Sölle, den die Studierenden forderten. Es war absurd: Ein einzelner schlecht bezahlter Lehrauftrag hat keine wirkliche Relevanz in der universitären Institution. Faktisch war es

aber so, dass die Studierenden in die Veranstaltungen von ihr rannten und dort etwas lernten, was nicht zur herrschenden Lehre passte. So wurde mit allen Mitteln, auch sehr unfairen, versucht diesen Lehrauftrag zu verhindern. In diesem Zusammenhang habe ich politische Kämpfe kennen gelernt und wurde schnell zur persona non grata in der theologischen Fachkollegenschaft. Für sie war ich sozialistisch und rot - und dann habe ich noch Sozialgeschichte betrieben. Da hieß es: jetzt haben wir den Beweis!«
Interviewerin: »Wofür?«
Schottroff: »Für den Sozialismus, denn beides klang doch ähnlich ...«
Interviewerin: »Aber die Studies hattest du auf deiner Seite?«
Schottroff: »Ja, meine Veranstaltungen waren immer gefüllt. Ich habe ihnen zwei Ansätze von Theologie beigebracht: Den herrschenden Ansatz, den sie für ihre Examina brauchten, und einen neuen sozialgeschichtlich-hermeneutischen. Sehr früh kam dann auch noch der christlich-jüdische Dialog dazu, vielleicht sogar früher als die feministische Theologie. Willy Schottroff und ich haben gemeinsam für eine Lehrveranstaltung ein Thesenblatt für die Auslegung biblischer Texte verfasst, in dem wir versuchten, die Testamente als Einheit zu verstehen. Dafür wurden wir zu dieser Zeit sehr angefeindet, ich galt damals in universitären und kirchlichen Kreisen als nicht berufungsfähig.«
Interviewerin: »Das Thema Gerechtigkeit zieht sich wie ein roter Faden durch deine Arbeit. Gibt es dafür einen besonderen Anlass?«
Schottroff: »Als 1970 der Ökumenische Rat der Kirchen einen Anti-Rassismus-Beschluss verabschiedete, war ich begeistert davon, weil er für mich einen wichtigen Meilenstein markierte. Doch dann erlebte ich den Widerstand gegen diesen Beschluss in kirchlichen Synoden und theologischen Fakultäten, es gab nur wenige Ausnahmen. Vor allem die Fakultäten, die immer von sich behaupteten, völlig a-politisch zu sein und über den Tagesfragen zu stehen, intrigierten gegen die Studierenden, die versuchten, Solidaritätsbeschlüsse zu initiieren. Sie wurden massiv unter Druck gesetzt. Für mich kam in diesen Auseinandersetzungen ein ganzes Bündel von Fragestellungen zusammen. Gemeinsam mit Wolfgang Stegemann habe ich dann

1978 das Buch *Jesus von Nazareth – Hoffnung der Armen* geschrieben. Das war wohl auch der Anlass für meine erste Einladung zum Kirchentag 1981.«

Interviewerin: Du bist 1986 als Professorin an die Gesamthochschule Kassel berufen worden und hast dort den Forschungsschwerpunkt ›Feministische Befreiungstheologie im Kontext Deutschlands‹ begründet.«

Schottroff: »Ja, mir ging es darum, keine befreiungstheologische Folklore zu machen, wie es schnell geschieht, wenn man vor allem auf andere Länder schaut. Deshalb war es mir und den anderen Frauen, die diese Arbeit mitbegründet haben, wichtig, unseren deutschen Kontext zu analysieren und daraus die theologischen Konsequenzen zu ziehen. Der Kirchentag 1981 markierte den Beginn der kirchlichen Friedensbewegung – deren umfassender Perspektive fühlten wir uns in unserer Arbeit verpflichtet. Es ging uns nicht nur um Jesus und die Frauen, sondern um einen umfassend neuen hermeneutischen Ansatz in Theologie und Bibelwissenschaft. Bei meinen Kollegen habe ich mich immer unbeliebt gemacht, wenn ich Elisabeth Schüssler Fiorenza zitiert habe, die schreibt, dass jeder wissenschaftliche Satz interessengeleitet ist – auch wenn er behauptet, nur die reinen Tatsachen zu dokumentieren. Die Reaktion darauf war eine reflexhafte Ablehnung, denn sie fühlten sich in ihrer Objektivität in Frage gestellt. Die theologische Wissenschaft hat natürlich nie von sich behauptet objektiv zu sein, verstand sich faktisch aber so.«

Luise Schottroff

Luise Klein, wie Luise Schottroff vor ihrer am 21. Juli 1961 in Mainz erfolgten Eheschließung mit dem Ordinarius für (evangelische) Theologie, Willy Schottroff, hieß, wurde am 11. April 1934 in Berlin geboren. Da ihre Eltern – ihr Vater war Pfarrer, die Mutter »von der Frauenbewegung geprägt« – verhindern wollten, dass das Kind im nationalsozialistischen Sinne erzogen wurde, schickten sie die Tochter nicht auf eine öffentliche Schule, sondern unterrichteten sie privat.

Ab etwa 1955 studierte sie – wahrscheinlich unter anderem – an der Universität Mainz evangelische Theologie. Im Jahr 1960 erfolgte an der Universität Göttingen mit einer Arbeit über *Die Bereitung zum Sterben: Studien zu den frühen reformatorischen Sterbebüchern* ihre Promotion. Anschließend war sie an der Mainzer Universität als Assistentin an der Evangelisch-Theologischen Fakultät beschäftigt. Im Jahr 1969 erfolgte dort ihre Habilitation mit einer Arbeit zu dem Thema *Der Glaubende und die feindliche Welt: Beobachtungen zum gnostischen Dualismus und seiner Bedeutung für Paulus und das Johannesevangelium*. Von 1971 bis 1973 amtierte sie als außerplanmäßige Professorin in Mainz. Ab 1973 hatte sie eine Stelle als Wissenschaftliche Rätin inne. Später erfolgte ihre Berufung zur Professorin. Zum 1. April 1986 wechselte sie an die Gesamthochschule – später Universität – Kassel. Dort hatte sie bis zu ihrer Emeritierung eine ordentliche Professur inne.

Zwischen 2001 und 2005 war sie als Gastprofessorin an der »Pacific School of Religion« in Berkeley (USA) tätig. Im Jahr 2007 verlieh ihr die Universität Marburg die Ehrendoktorwürde. Im Jahr 2013 wurde Luise Schottroff, deren besonderes fachliches Interesse stets der feministischen Theologie gegolten hatte, für ihr Lebenswerk mit dem Sonderpreis des »Leonore-Siegele-Wenschkewitz-Preises« ausgezeichnet, der vom »Verein zur Förderung Feministischer Theologie in Forschung und Lehre« der »Evangelischen Kirche in Hessen und Nassau« und der »Evangelischen Akademie Frankfurt« verliehen wird.

Luise Schottroff starb am 8. Februar 2015 nach langer schwerer Krankheit in einem Hospiz in Kassel.

MARY HIGGINS CLARK, SCHRIFTSTELLERIN

** 24. Dezember 1927, Bronx, New York (USA)*
† 31. Januar 2020, Naples, Florida (USA)

»Die #MeToo-Bewegung hat meine Aufmerksamkeit schon frühzeitig erregt«

Am 18. Dezember 2019 erschien bei BookBub eines der letzten Interviews, die die berühmte amerikanische Autorin, Mary Higgins Clark, geben sollte. Wenige Wochen nach diesem Gespräch, am 31. Januar 2020, verstarb die Schriftstellerin 92-jährig in Naples, Florida (USA). Caleb Gotthardt, einer der Mitarbeiter des in den USA gegründeten »Buchfindedienstes« BookBub, sprach mit der Schriftstellerin über ihr 2019 erschienenes Buch *Kiss the Girls and Make Them Cry* (deutsch: *So schweige denn still*), in dem sie – wie schon häufiger in ihren Romanen geschehen – auf ein aktuelles und viel diskutiertes Thema eingeht. In diesem Fall beschäftigt sich Mary Higgins Clark mit sexuellem Missbrauch sowie der #MeToo-Bewegung.

Weltweit bekannt wurde MeToo im Oktober 2017. Am 5. Oktober 2017 erschien in der *New York Times* ein Bericht über die sexuellen Verfehlungen des Filmproduzenten Harvey Weinstein. Mehrere Schauspielerinnen sowie Mitarbeiterinnen, die in Weinsteins Firma beschäftigt waren, beschuldigten ihn, sie sexuell belästigt oder genötigt zu haben. Später kam noch der Vorwurf der Vergewaltigung hinzu. Am 15. Oktober 2017 sorgte ein Tweet der US-Schauspielerin Alyssa Milano auf dem seit 2006 bestehenden Mikrobloggingdienst Twitter dafür, dass das

Thema sexuelle Belästigung nicht auf Harvey Weinstein fokussiert blieb, sondern sich zu einem internationalen und geschlechterübergreifenden Thema entwickelte. In ihrem Tweet forderte Milano ihre Follower auf, mit den Worten »Me too« zu antworten, wenn auch sie irgendwann, irgendwo und von irgendwem sexuell belästigt, genötigt oder vergewaltigt worden waren. Dieser »Ur-Tweet« zog enorme Resonanz nach sich. Mehr als 10 000 Menschen, darunter auch einige Prominente, meldeten sich daraufhin und berichteten über ihre Missbrauchserfahrungen.

Das Schlagwort »Me too« ist allerdings keine »Erfindung« Milanos. Vielmehr handelt es sich um einen Rückgriff auf den erstmals im Jahr 2006 in dem sozialen Netzwerk »MySpace« von der Frauenrechtsaktivistin Tarana Burke verwendeten Terminus, mit dem sie auf den sexuellen Missbrauch junger schwarzer Frauen aufmerksam machen wollte. In ihrer Funktion als Leiterin eines Jugendcamps hatte sich im Jahr 1996 ein damals 13 Jahre altes Mädchen an sie gewandt und ihr erzählt, dass sie von dem Freund ihrer Mutter missbraucht worden sei. Burke hatte Gleiches erlebt, wagte aber nicht, sich ihrerseits als Missbrauchsopfer zu bekennen. Sie habe damals nicht die Kraft gehabt, dem Mädchen »zuzuflüstern: Me too«, wie sie dem Nachrichtenmagazin *Der Spiegel* im Oktober 2017 gestand.

Interviewer: »Wann wussten Sie, dass Sie eine Geschichte mit Bezug auf die #MeToo-Bewegung schreiben wollten?«
Higgins Clark: »[...] Ich wollte eine Geschichte über ein Thema schreiben, das die Menschen interessiert, und über das sie zu dem Zeitpunkt, da das Buch erscheint, sprechen. Die #MeToo-Bewegung hat meine Aufmerksamkeit schon frühzeitig erregt. Ich wollte eigentlich keinen Roman über sexuellen Missbrauch schreiben, obwohl das im Mittelpunkt der Geschichte steht. Was mich faszinierte, war, dass es den Menschen/Unternehmen so lange gelingen konnte, ihr Fehlverhalten zu verbergen. [...] Wieso versuchten die Firmenchefs, das Geschehen geheim zu halten? Woher stammte das Schweigegeld für die Opfer, und wer hat mit ihnen verhandelt? Als ich begann, mir diese Fragen zu stellen, habe ich sie nicht mehr aus dem Kopf bekommen.«

Interviewer: »Viele bemerkenswerte, kürzlich erschienene Sachbücher (*She said, Catch and Kill*) entlarven Systeme und Netzwerke, die jahrelang Frauen missbraucht und ausgebeutet haben. Was glauben Sie, was ein #MeToo-Thriller wie *Kiss the Girls* zu der Debatte beitragen kann?«
Higgins Clark: »Viele Jahre lang fühlten sich Opfer von sexuellem oder anderweitigem Missbrauch sehr allein. Sie kannten niemanden, der sich vorstellen konnte, was sie hatten durchmachen müssen. Sie wussten nicht, wo sie Hilfe bekommen konnten, oder an wen sie sich wenden sollten. Bedauerlicherweise waren viele, die sich schließlich doch zu äußern wagten, unsicher, ob sie auf Verständnis hoffen konnten oder ob ihnen Verachtung entgegenschlagen würde. Ich würde mich freuen, wenn die *Kiss the Girls*-Story, unabhängig von dem spannenden Leseerlebnis, das damit verbunden ist, den Betroffenen dabei hilft, sich vor Augen zu führen, dass sie eine Wahl haben. Außerdem hoffe ich, dass ihnen das Buch die Tatsache vor Augen führt, dass manche Personen, die den Betroffenen scheinbar helfen wollen, in Wirklichkeit nichts anderes im Sinn haben, als den Täter zu schützen.«
Interviewer: »Sie sagten einmal, dass Sie zu Recherchezwecken an Gerichtsprozessen teilgenommen haben. Sind auch in dieses Buch Ereignisse aus dem ›wahren Leben‹ eingeflossen?«
Higgins Clark: »Für eine Frau, die ihr ganzes Leben lang gearbeitet hat, hatte ich sehr viel Glück. Ich war nie ein Missbrauchsopfer von der Art, wie ich es in meinem Buch beschrieben habe. Ich habe mal bei einer kleinen Radioprogrammagentur gearbeitet, deren [...] Besitzer ein Tyrann war. Er hat uns alle schlecht behandelt, Männer wie Frauen. Ein anderer Angestellter und ich haben uns schließlich abgesetzt und unsere eigene Agentur aufgebaut. Kurz danach gelang es uns, ihn aus dem Geschäft zu verdrängen. Nach meiner Zeit als Partnerin und Agentur-Mitbesitzerin waren meine nächsten ›Bosse‹ meine Verleger Simon und Schuster. Ich bin froh, sagen zu können, dass sie immer großartig waren.«

Mary Higgins Clark

Mary Theresa Eleanor Higgins war die Tochter irischer Einwanderer, die in der Bronx in New York ein Restaurant betrieben. Der Vater starb, als das Mädchen zehn Jahre alt war. Fortan musste die Mutter den Lebensunterhalt für die vierköpfige Familie bestreiten.

Nachdem Mary die Highschool abgeschlossen hatte, begann sie eine Ausbildung zur Sekretärin. Anschließend arbeitete sie drei Jahre lang bei einer Werbeagentur, ehe sie 1949 als Stewardess zu »Pan Am« wechselte. Im darauffolgenden Jahr, 1950, heiratete sie Warren Clark. Aus der Ehe gingen fünf Kinder hervor. Schon als Schülerin hatte Mary Higgins Clark, wie sie sich nach der Hochzeit nannte, gerne Geschichten geschrieben, und das galt auch für die junge Ehefrau und Mutter. Doch die meisten ihrer Stories wurden von den Verlagen abgelehnt. Erst Mitte der 1950er-Jahre gelang es ihr, einige Kurzgeschichten zu verkaufen. Dabei handelte es sich um *Stowaway* und *Milkrun*, in denen jeweils ein Flugbegleiter eine zentrale Rolle spielt.

Nachdem Warren Clark im Jahr 1964 einem Herzinfarkt erlegen war, und Mary mit ihren fünf Kindern nur schwer einer regulären Arbeit nachgehen konnte, versuchte sie, aus ihrem Hobby, dem Schreiben, einen Beruf zu machen und Geld zu verdienen. Im Jahr 1969 veröffentlichte sie ihr erstes Buch *Aspire to Heavens*, in dem es um George Washington ging. Doch das Buch verkaufte sich mehr schlecht als recht. Wenn sie vom Schreiben leben wollte, musste sie sich einem anderen Genre zuwenden. So kam sie zur Kriminalliteratur.

Aber auch dieses Mal war ihr – bei der Suche nach einem Verleger – nicht sofort Erfolg beschieden. Zwei Verlage lehnten ihr Buch *Where are the Children* (*Wintersturm*) ab, weil es für weibliche Leser zu gruselig sei. Am Ende erschien der Text im Jahr 1975 im Verlag Simon & Schuster. Das Buch erwies sich als Erfolg, genauso wie alle nun folgenden, die ebenfalls bei Simon & Schuster erschienen.

Seit 2001 verleiht der Verlag jährlich den »Simon & Schuster – Mary Higgins Award« an Autorinnen, deren Werk in der Tradition von Mary Higgins Clark stehen. Dazu gehört unter anderem der Verzicht auf brutale Gewaltszenen, dafür aber das Aufgreifen aktueller Themen und Probleme und nicht zuletzt die Präsentation der Protagonistinnen, die selbstverständlich von Männern flankiert werden, aber im Grunde genommen stark und unabhängig genug sind, um die Schwierigkeiten, denen sie sich ausgesetzt sehen, allein zu bewältigen.

Mary Higgins Clark starb am 31. Januar 2020 in Naples, Florida.

LITERATUR UND INTERNETQUELLEN

Maria Mitchell

Holmes, Richard: Maria Mitchell at 200: a pioneering astronomer who fought for women in science; abrufbar unter: https://www.nature.com/articles/d41586-018-05458-6 [24.11.2020]

Mitchell, Maria: Life, Letters, and Journals. Reprint der Ausgabe von 1896

Rede Maria Mitchell Oktober 1876 (»The Need of Women in Science«); abrufbar unter: https://speakingwhilefemale.co/science-mitchell/ [29.03.2021]

Vassar Encyclopedia – Maria Mitchell; abrufbar unter: http://vcencyclopedia.vassar.edu/faculty/original-faculty/maria-mitchell1.html [24.11.2020]

Zitiert nach Anna C. Brackett; Woman and The Higher Education. New York 1893 (Harper & Brother) S. 65–78, Zitat: S. 65–66: https://babel.hathitrust.org/cgi/pt?id=uc2.ark:/13960/t78s4nz6z&view=1up&seq=88&q1=Mitchell [20.11.2021]

Bertha von Suttner

Bergengren, Erik/Ståhle, Nils K.: Alfred Nobel: Eine Biographie. Mit einem Anhang. Die Nobel-Institutionen und die Nobel-Preise. München 1965

Die Motive der Euro-Umlaufmünzen: Österreich – 2 Euro – Bertha von Suttner; abrufbar unter: https://muenzenwoche.de/die-motive-der-euro-umlaufmuenzen-oesterreich-2-euro-bertha-von-suttner/ [29.03.2021]

Hamann, Brigitte: Bertha von Suttner. Ein Leben für den Frieden. München 1986

NDR Info: Ruhm, Ehre, Geld: Die Geschichte des Nobelpreises; abrufbar unter: https://www.ndr.de/geschichte/Nobelpreis-Eine-Geschichte-von-Ruhm-Ehre-und-Geld,nobelpreis2.html [30.11.2020]

Steffahn, Harald: Bertha von Suttner. Reinbek 1998

Suttner, Bertha von: Die Entwicklung der Friedensbewegung (The Nobel-Prize 1905 – Vortrag, gehalten vor dem Nobel-Comité des Storthing zu Christiana am 18. April 1906); abrufbar unter: https://www.nobelprize.org/prizes/peace/1905/suttner/26131-bertha-von-suttner-nobelvorlesung/ [29.03.2021]

Tonker-Erk, Lily/Wagner-Egelhaaf, Martina (Hg.): Einspruch! Reden von Frauen. Stuttgart 2011; darin: Bertha von Suttner, S. 79–82

Helene Lange

Bäumer, Gertrud: Helene Lange. Lübeck 1933

Beckmann, Emmy: Helene Lange. Berlin 1931

Frandsen, Dorothea: Helene Lange. Ein Leben für das volle Bürgerrecht der Frau. Oldenburg 1999

Göttert, Margit: Macht und Eros. Frauenbeziehungen und weibliche Kultur um 1900 – eine neue Perspektive auf Helene Lange und Gertrud Bäumer. Königstein/Ts. 2007

Lange, Helene: Kampfzeiten. Aufsätze und Reden aus vier Jahrzehnten. Bd. 2. Berlin 1928; darin: Das Staatsbürgertum der Frau, S. 125–141

Schaser, Angelika: Helene Lange und Gertrud Bäumer. Eine politische Lebensgemeinschaft. Köln 2000

Eleonore Noll-Hasenclever

Alpinwiki: Noll-Hasenclever Eleonore; abrufbar unter: http://www.alpinwiki.at/portal/navigation/erst-besteiger/erstbesteigerdetail.php?erstbesteiger=33752 [26.11.2020]

Erler, Heinrich (Hg.): Den Bergen verfallen. Alpenfahrten von Eleonore Noll-Hasenclever. Berlin 1942; darin: Noll-Hasenclever, Eleonore: In den Zermatter Bergen – Weisshorn, 1914/15 (Vortrag), S. 113 ff.

Heiratsregister Frankfurt am Main 1914 (Heiratsurkunde Noll/Hasenclever)

Kestler, Katharina: Die Bergpionierin Eleonore Noll-Hasenclever (Reihe: Abenteurerinnen/Radio-Doku BR2); abrufbar unter: https://www.br.de/mediathek/podcast/radiodoku/abenteurerinnen-2-5-die-bergpionierin-eleonore-noll-hasenclever-2/1801787 [26.11.2020]

Marie Juchacz

Rede Marie Juchacz, abrufbar unter: https://www.bundestag.de/dokumente/textarchiv/2019/kw03-frauenwahlrecht-rezitation-587156 [23.11.2021]

Marie Juchacz: https://www.awo.org/ueber-uns/awo-historie/personen/marie-juchacz [24.11.2021]

Dertinger, Antje: Marie Juchacz; in: Dieter Schneider (Hg.): Sie waren die ersten. Frauen in der Arbeiterbewegung. Frankfurt am Main 1988, S. 211–230

Frauengeschichte in Düsseldorfer Straßennamen: Marie-Juchacz-Straße: http://wwwalt.phil-fak.uni-duesseldorf.de/frauenarchiv/ddorf/strassen/juchacz.html [25.11.2021]

Hasenclever, Christa: Marie Juchacz. Gründerin der Arbeiterwohlfahrt. Leben und Werk. Bonn 1979

Schumacher, Martin (Hg.): M.d.R. Die Reichstagsabgeordneten der Weimarer Republik in der Zeit des Nationalsozialismus. Politische Verfolgung, Emigration und Ausbürgerung 1933–1945. Düsseldorf 1991: Marie Juchacz, S. 314–315

Sobiella, Jörg: Weimar 1919: Der lange Weg zur Demokratie. Halle/Saale 2019

Striewski, Jennifer: Marie Juchacz. Begründerin der Arbeiterwohlfahrt (1879–1956): http://www.rheinische-geschichte.lvr.de/Persoenlichkeiten/marie-juchacz/DE-2086/lido/57c92fddc69b11.62149235 [25.11.2021]

Vor 100 Jahren: Nationalversammlung konstituiert sich in Weimar: https://www.bundestag.de/dokumente/textarchiv/2019/kw06-kalenderblatt-weimarer-nationalversammlung-590072 [25.11.2021]

Winkler, Heinrich August: Weimar 1918–1933. Die Geschichte der ersten deutschen Demokratie. Frankfurt am Main 1994

Hildegard Burjan

Hildegard Burjan, in: Parlamentsdirektion (Hg.): Anna Boschek, Hildegard Burjan, Emmy Freundlich, Adelheid Popp, Gabriele Proft, Therese Schlesinger, Amalie Seidel, Maria Tusch …, [die] Reden der ersten acht Frauen im österreichischen Parlament. Wien, Mai 2019: https://www.parlament.gv.at/ZUSD/PDF/Reden_Ersten_Abgordneten_ACC.pdf, S. 17–18. [07.12.2021]

Abgeordnete zum Nationalrat seit 1920: https://www.parlament.gv.at/WWER/NR/ABG/ [08.12.2021]

Burjan, geborene Freund, Hildegard: https://www.deutsche-biographie.de/gnd118665243.html#ndbcontent [08.12.2021]

Czeike, Felix: Historisches Lexikon Wien (Frauenwahlrecht): https://www.geschichtewiki.wien.gv.at/Frauenwahlrecht [08.12.2021]

Czeike, Felix: Historisches Lexikon Wien (Nationalversammlung): https://www.geschichtewiki.wien.gv.at/Nationalversammlung [08.12.2021]

Czeike, Felix: Historisches Lexikon Wien (Hildegard Bujan): https://www.geschichtewiki.wien.gv.at/Hildegard_Burjan [08.12.2021]

Frauen im Parlament (Österreichische Nationalbibliothek/Ariadne): https://www.onb.ac.at/forschung/ariadne-frauendokumentation/frauen-waehlet/die-frau-als-waehlerin-und-politikerin-1918-bis-1919/frauen-im-parlament [08.12.2021]

Hildegard Burjan (Biographie erstellt durch Caritas Socialis): https://www.hildegardburjan.at/biographie/biographie.html [08.12.2021]

Pinger, Claudia: Dr. Hildegard Burjan – erste weibliche Abgeordnete der Christlichsozialen Partei. Ein Beitrag zur Frage der politischen Subjektwerdung von Frauen in der ersten Republik (1918–1933) im Kontext des politischen Katholizismus. Master-Arbeit, Universität Wien, 2013: https://utheses.univie.ac.at/detail/25701# [08.12.2021]

Stenographische Protokolle der Ersten Republik (ALEX Historische Rechts- und Gesetzestexte online – Österreichische Nationalbibliothek): https://alex.onb.ac.at/spe.htm [08.12.2021]

Weller, Karin: Warum Seligsprechung? (darin: Zitat Weibischof Krätzl): https://www.hildegardburjan.at/seligsprechung/warum-seligsprechung/warum-seligsprechung.html [09.12.2021]

Marie Curie

Chemie.de: Radium; abrufbar unter: https://www.chemie.de/lexikon/Radium.html [30.11.2020]

Fitze, Urs: Radium Girls: Missbrauchte Unschuld; abrufbar unter: https://www.mensch-und-atom.org/index.php/de/hintergrundneu2/strahlung/item/93-radium-girls-missbrauchte-unschuld [30.11.2020]

Hanel, Stephanie: Marie Curies amerikanisches Abenteuer; abrufbar unter: https://www.lindau-nobel.org/de/marie-curies-amerikanisches-abenteuer/ [30.11.2020]

Jelinek, Gerhard: Reden, die die Welt veränderten. Salzburg 2009; darin: Marie Curie: »Radium ist mehr als hunderttausend Mal kostbarer als Gold«, S. 85–92

Ksoll, Peter: Marie Curie. Reinbek [7]2006

Parker, Steve: Marie Curie und das Radium. Hanau 1992

Rothfels, Jasper: Patienten atmen freiwillig radioaktives Gas ein (Welt, 14. April 2011); abrufbar unter: https://www.welt.de/gesundheit/article13171157/Patienten-atmen-freiwillig-radioaktives-Gas-ein.html [30.11.2020]

Mary Muthoni Nyanjiru

Bryan, Ngartia: The Ageless Defiance of Muthoni Nyanjiru; abrufbar unter: https://owaahh.com/ageless-defiance-muthoni-nyanjiru/ [25.11.2020]

Robertson, Claire C.: Trouble Showed the Way: Women, Men and Trade in the Nairobi Area, 1890–1990. Bloomington 1997

Sarojini Naidu

Jain, Reena: Sarojini Naidu (1879–1949); abrufbar unter: http://www.streeshakti.com/bookS.aspx?author=10 [25.11.2020]

Mrs. Sarojini Naidu; abrufbar unter: https://inc.in/leadership/past-party-presidents/mrs-sarojini-naidu [29.03.2021]

Naidu, Sarojini: Greeting Americans (Rede New York 1928); abrufbar unter: https://www.brut.media/in/news/sarojini-naidu-greeting-americans-in-1928-168c0e29-8e8c-44bb-ac19-6288156de1a7a [25.11.2020] und https://www.youtube.com/watch?v=BlsZvuNhp4U [13.04.2021]

Naravane, Vishwanath S.: Sarojini Naidu. An Introduction to Her Life, Work and Poetry. New Dehli 1996

Poemhunter: Biography of Sarojini Naidu; abrufbar unter: https://www.poemhunter.com/sarojini-naidu/biography/ [25.11.2020]

Anne Sullivan Macy

Anne Sullivan Biography (1866–1936); abrufbar unter: https://www.biography.com/activist/anne-sullivan [24.11.2020]

Helen Keller Archive: »How Helen Keller learned to talk«, Fox Movietone News-Film 1928. Transkription; abrufbar unter: https://www.afb.org/HelenKellerArchive?a=p&p=helenkellerdocumentdisplay&d=A-HK02-B223-F07-010&e=-------en-20--1--txt--------3-3-1-undefined-2--------------0-1 [24.11.2020]

»How Helen Keller learned to talk«, Fox Movietone News-Film 1928. Film; abrufbar unter: https://www.youtube.com/watch?v=KLqyKeMQfmY [29.03.2021]

Keller, Helen: Meine Lehrerin und Freundin Anne Sullivan. Bern 1956

Perkins School for the blind: Anne Sullivan; abrufbar unter: https://www.perkins.org/history/people/anne-sullivan [24.11.2020]

Waite, Helen E.: Öffne mir das Tor zur Welt! Das Leben der taubblinden Helen Keller und ihrer Lehrerin Anne Sullivan. Stuttgart [3]1993

Lily Pringsheim

Deutscher Bundestag: Historische Debatten (7): Abtreibungsparagraf 218; abrufbar unter: https://www.bundestag.de/dokumente/textarchiv/25475709_debatten07-200096 [24.11.2020]

Langer, Ingrid: Zwölf vergessene Frauen. Die weiblichen Abgeordneten im Parlament des Volksstaates Hessen. Ihre politische Arbeit – ihr Alltag – ihr Leben. Frankfurt am Main 1989, S. 100–165

»Pringsheim, Luise (Lily), geb. Chun« in: Bermejo, Michael: Der Verfolgung ausgesetzt. Hessische Parlamentarier in der NS-Zeit. Wiesbaden 2016, S. 216–220

Protokoll 9. Sitzung 5. Wahlperiode Landtag des Volksstaats Hessen vom 26. Februar 1932; abrufbar unter: http://starweb.hessen.de/cache/hessen/parlamente_historisch/volksstaat_hessen/5plrp_1927_31.6_10.pdf [13.04.2021]

Scriba, Arnulf: Der Abtreibungsparagraph 218; abrufbar unter: https://www.dhm.de/lemo/kapitel/weimarer-republik/alltagsleben/abtreibungsparagraph-218.html [24.11.2020]

Behren, Dirk von: Kurze Geschichte des Paragrafen 218 Strafgesetzbuch; in: Aus Politik und Zeitgeschichte, 20/2019; abrufbar unter: https://www.bpb.de/apuz/290795/kurze-geschichte-des-paragrafen-218-strafgesetzbuch [24.11.2020]

Dolores Ibárruri

Gestorben: Dolores Ibárruri in: Der Spiegel (47/1989)

Goch, Marianne: Dolores Ibárruri; abrufbar unter: https://www.fembio.org/biographie.php/frau/biographie/dolores-ibarruri/ [23.11.2020]

Große Reden: Dolores Ibárruri – No Pasarán! (Geschichte: Das 20. Jahrhundert); abrufbar unter: https://www.arte.tv/de/videos/074567-002-A/grosse-reden-dolores-ibarruri/ [23.11.2020]

Ibárruri, Dolores: Der einzige Weg. Erinnerungen. Berlin 1985

Kellner, Hans-Günter: »No pasarán – Sie kommen nicht durch«; abrufbar unter: https://www.deutschlandfunk.de/grosse-reden-no-pasaran-sie-kommen-nicht-durch.795.de.html?dram:article_id=390492 [23.11.2020]

Erika Mann

BBC News: World: Europe BBC's German Service goes off air (BBC News, 27. März 1999); abrufbar unter: http://news.bbc.co.uk/2/hi/europe/305187.stm [01.12.2020]

Bundeszentrale für politische Bildung: Sound des Jahrhunderts; darin: Hier ist England. Der Ätherkrieg gegen das »Dritte Reich«; abrufbar unter: https://www.bpb.de/geschichte/zeitgeschichte/sound-des-jahrhunderts/ [01.12.2020]

Dohrmann, Anja Maria: Erika Mann – Einblicke in ihr Leben. Dissertation. Freiburg/Breisgau 2003.

Lühe, Irmela von der: Erika Mann: Eine Biographie. Frankfurt am Main 1993

Lühe, Irmela von der/Naumann, Uwe (Hg.): Erika Mann: Blitze überm Ozean. Aufsätze, Reden und Reportagen. Reinbek 2000; darin: In Deutschland, S. 222–224

Plock, Vike: Broadcasting to the Enemy: The BBC German Service during the Second World War (BBC, 22. Oktober 2018); abrufbar unter: https://www.bbc.co.uk/blogs/bbchistoryresearch/entries/49d858be-5db0-4111-8e07-dc59e67ee217 [01.12.2020]

Plock, Vike: Erika Mann, the BBC German Service, and Foreign-Language Broadcasting during WWII (Modernism/modernity, 2. April 2020); abrufbar unter: https://modernismmodernity.org/articles/plock-bbc-german-service [01.12.2020]

Ricarda Huch

Huch, Ricarda: Gesammelte Schriften. Essays, Reden, Autobiographische Aufzeichnungen. Freiburg/Breisgau 1964; darin: Eröffnung des Thüringischen Landtages am 24. Januar 1946, S. 278–279

Koepcke, Cordula: Ricarda Huch: Ihr Leben und ihr Werk. Frankfurt am Main ²1996

Lemke, Karin: Ricarda Huch. Die Summe des Ganzen: Leben und Werk. Wiesbaden 2017

Thüringer Landtag/Thüringische Landesversammlung: Beratende Landesversammlung Juni-September 1946; Übersicht über den Aktenbestand im Landesarchiv Thüringen; abrufbar unter: https://www.thueringer-landtag.de/landtag/geschichte/ricarda-huch/ [30.11.2020]

Luise Albertz

Horn, Ulrich: Luise Albertz; in: Frauen im Landtag. Düsseldorf 1992, S. 47–50

Luise Albertz, Rede 1946; abrufbar unter: https://www.spd-oberhausen.de/stichwort/luise-albertz/ [01.12.2020]

Notz, Gisela: Luise Albertz/1901–1979; abrufbar unter: https://www.frauenruhrgeschichte.de/frg_biografie/luise-albertz/ [29.03.2021]

Stadt Oberhausen (Hg.): Luise Albertz 1901–1979; 25 Jahre Oberbürgermeister der Stadt Oberhausen. Oberhausen 1981

Weiß, Lothar: Luise Albertz. Oberbürgermeisterin von Oberhausen (1901–1979); abrufbar unter: http://www.rheinische-geschichte.lvr.de/Persoenlichkeiten/luise-albertz/DE-2086/lido/57a9ddf7aa78b6.86619954 [01.12.2020]

Louise Schroeder

Abgeordnetenhaus Berlin (Hg.): Louise Schroeder (1887–1957). Sozialdemokratin. Reichstagsabgeordnete. Bundestagsabgeordnete. Bürgermeisterin. Amtierende Oberbürgermeisterin. Mitglied des Abgeordnetenhauses. Ehrenbürgerin. Berlin/Großbeeren 2017; darin: Rede Schroeders vom 8. Mai 1947, S. 27–28

Heimann, Siegfried: Aufbaujahre: Ernst Reuter und die Führung der Berliner SPD 1947–1953; in: Reif, Heinz u.a. (Hg.): Ernst Reuter. Kommunalpolitiker und Gesellschaftsreformer 1921–1953. Bonn 2009, S. 301–310

Koerfer, Marthina: Louise Schroeder. Berlin 1987

Der Regierende Bürgermeister/Senatskanzlei: Louise Schroeder; abrufbar unter: https://www.berlin.de/rbmskzl/regierender-buergermeister/buergermeister-von-berlin/buergermeistergalerie/artikel.4570.php [01.12.2020]

Elisabeth Langgässer

El-Akramy, Ursula: Wotans Rabe. Elisabeth Langgässer, ihre Tochter Cordelia und die Feuer von Auschwitz. Frankfurt am Main 1997

Hilzinger, Sonja: Elisabeth Langgässer: Eine Biographie. Berlin 2009

Langgässer, Elisabeth: Schriftsteller unter der Hitlerdiktatur; in: Reinhold, Ursula u. a. (Hg.): Erster Deutscher Schriftstellerkongreß 4.–8. Oktober 1947. Protokolle und Dokumente. Berlin 1997, S. 136–141

Müller, Karl-Heinz: Elisabeth Langgässer: Eine biographische Skizze. Darmstadt 1990

Sternburg, Wilhelm von: Die Wirklichkeiten der Elisabeth Langgässer (Frankfurter Rundschau, 24. Juli 2015); abrufbar unter: https://www.fr.de/kultur/literatur/wirklichkeiten-elisabeth-langgaesser-11693465.html [30.11.2020]

Helene Wessel

Der Parlamentarische Rat 1948/49: Helene Wessel; abrufbar unter: https://www.parlamentarischerrat.de/mitglieder_891_mitglied=98_seitentiefe=2.html [30.11.2020]

Ebbinghaus, Angelika (Hg.): Opfer und Täterinnen. Frauenbiographien des Nationalsozialismus. Nördlingen 1987; darin: Ebbinghaus, Angelika: Helene Wessel und die Verwahrung, S. 152–173

Friese, Elisabeth: Helene Wessel (1898–1969): Von der Zentrumspartei zur Sozialdemokratie. Essen 1993

Wessel, Helene: Deutscher Bundestag, Protokoll der 98. Sitzung vom 8. November 1950

Elly Heuss-Knapp

Elly Heuss-Knapp – Zum Gedächtnis. 25.I.1881. 19.II.1952. Nürnberg 1952

Goller, Alexander: Elly Heuss-Knapp. Gründerin des Mütter-Genesungswerks. Eine Biographie. Köln 2012

Jüngling, Kirsten/Roßbeck, Brigitte: Elly Heuss-Knapp (1881–1952). Die erste First Lady. Ein Portrait. Heilbronn 1994

Kaufmann, Friedrich (Hg.): Rat und Tat. Elly Heuss-Knapp. Nachklang eines Lebens. Tübingen 1964; darin: Müttergenesungswerk (Rede 1951), S. 170–175

Specht, Heike: Mütter im Fokus; abrufbar unter: https://www.muettergenesungswerk.de [05.01.2021]

Strerath-Bolz, Ulrike: Elly Heuss-Knapp. Wie die First Lady ihr Herz für Mütter entdeckte. Berlin 2012

Heuss-Knapp, Elly: Schone Deine Wäsche!; abrufbar unter: http://www.eichwaelder.de/Altes/altesbuch136.htm [29.03.2021]

Evita Perón

Eglau, Victoria: Das Phänomen Peronismus. Argentiniens Populismus für alle (darin: Auszug aus der Rede Evita Peróns); abrufbar unter: https://www.deutschlandfunkkultur.de/das-phaenomen-peronismus-argentiniens-populismus-fuer-alle.976.de.html?dram:article_id=463352 [26.11.2020]

Ortiz, Alicia Dujovne: Evita Perón: Die Biographie. Berlin [2]1997

Prutsch, Ursula: Evita Perón. Leben und Sterben einer Legende. Eine Biographie. München 2015

Lise Meitner

Costas, Ilse: Die Öffnung der Universitäten für Frauen – Ein internationaler Vergleich für die Zeit vor 1914; in: Leviathan 4/1995, S. 496–516

Derado, Thea: Im Wirbel der Atome. Lise Meitner – Eine Frau geht ihren Weg. Lahr 2007

Huerkamp, Claudia: Frauen, Universitäten und Bildungsbürgertum. Zur Lage studierender Frauen 1900–1930; in: Siegrist, Hannes (Hg.): Bürgerliche Berufe. Zur Sozialgeschichte der freien und akademischen Berufe im internationalen Vergleich. Göttingen 1988, S. 201–220

Kerner, Charlotte: Lise, Atomphysikerin. Die Lebensgeschichte der Lise Meitner. Weinheim 1998

Meitner, Lise; abrufbar unter: https://lise.univie.ac.at/physikerinnen/historisch/lise-meitner.htm [24.03.2021]

Meitner, Lise: 50. Todestag. Die übergangene Pionierin; abrufbar unter: https://www.dpma.de/dpma/veroeffentlichungen/patentefrauen/lisemeitner/ [23.11.2020]

Schlüter, Anne (Hg.): Pionierinnen, Feministinnen, Karrierefrauen? Zur Geschichte des Frauenstudiums in Deutschland. Pfaffenweiler 1992

Simse, Ruth Lewin: Lise Meitner. Ein Leben für die Physik. Frankfurt am Main 2001

Vortrag RIAS 1953 – Lise Meitner: »Frauen in der Wissenschaft«; abrufbar unter: https://www.swr.de/swr2/wissen/lise-meitner-frauen-in-der-wissenschaft-vortrag-1953-100.html [23.11.2020]

Herta Ilk/ Elisabeth Schwarzhaupt

Deutscher Bundestag: Vor 60 Jahren: Bundestag beschließt Gleichberechtigungsgesetz; abrufbar unter: https://www.bundestag.de/dokumente/textarchiv/2017/kw17-kalenderblatt-gleichberechtigungsgesetz-504286 [24.11.2020]

Drummer, Heike/Zwilling, Jutta: Elisabeth Schwarzhaupt – Portrait einer streitbaren Politikerin und Christin (1901–1986). Freiburg/Breisgau 2001

Gerhard, Ute: 50 Jahre Gleichberechtigung – eine Springprozession; in: Aus Politik und Zeitgeschichte, 24–25/2008, S. 3–10

Heinemann, Sylvia: »Frauenfragen sind Menschheitsfragen.« Zur Bedeutung des frauenpolitischen Denkens und Wirkens von FDP-Politikerinnen am Beispiel der Reform des BGB in den 1950er Jahren; in: Conze, Eckart u.a. (Hg.): Jahrbuch zur Liberalismus-Forschung 2013, S. 309–330

Konrad-Adenauer-Stiftung: »In diesem Kreis sind auch Sie ein Herr!« Zum 25. Todestag von Elisabeth Schwarzhaupt; abrufbar unter: https://www.kas.de/de/statische-inhalte-detail/-/content/-in-diesem-kreis-sind-auch-sie-ein-herr- [29.12.2020]

Protokoll 206. Sitzung 2. Deutscher Bundestag vom 3. Mai 1957; abrufbar unter: http://dipbt.bundestag.de/doc/btp/02/02206.pdf [24.11.2020]

Vierhaus, Rudolf/Herbst, Ludolf (Hg.): Biographisches Handbuch der Mitglieder des Deutschen Bundestages 1949–2002. München 2002/2003

Wiedemann, Karin: Der gerade Weg. Der Richterin und Politikerin Dr. Elisabeth Schwarzhaupt zum 100. Geburtstag; abrufbar unter: http://www.richterverein.de/mhr/mhr013/m01307.htm [29.12.2020]

Zehender, Kathrin: Verabschiedung des Gleichberechtigungsgesetzes im Deutschen Bundestag; abrufbar unter: https://www.kas.de/de/web/geschichte-der-cdu/kalender/kalender-detail/-/content/verabschiedung-des-gleichberechtigungsgesetzes-im-deutschen-bundestag [24.11.2020]

Miriam Makeba

Juchler, Ingo/Meeh, Holger: Südafrika. Land der Gegensatz. Aus: Politik & Unterricht. Zeitschrift für die Praxis der politischen Bildung. Heft 1/2010. Herausgegeben von der Landeszentrale für politische Bildung Baden-Württemberg: https://www.politikundunterricht.de/1_10/suedafrika.pdf [28.12.2021]

Kane-Berman, John: Südafrikas verschwiegener Wandel. Zürich 1992

Michler, Walter: Weißbuch Afrika. Berlin 1988

Schubert, Klaus/Klein, Martina: Das Politiklexikon. Bonn ^{2}2001

Cagnolari, Vladimir: Miriam Makeba: become a singer despite the apartheid (PAM, 04.12.2018): https://pan-african-music.com/en/miriam-makeba-become-a-singer-despite-the-apartheid/ [29.12.2021]

Cagnolari, Vladimir: Miriam Makeba: »Come Back Africa« (PAM, 10.12.2018): https://pan-african-music.com/en/miriam-makeba-come-back-africa-2/ [29.12.2018]

Cagnolari, Vladimir: »Miss Makeba«: thrown in at the American deep end (PAM, 08.01.2019): https://pan-african-music.com/en/miss-makeba-thrown-in-at-the-american-deep-end/ [29.12.2021]

Cagnolari, Vladimir: Miriam Makeba: how ›Miss Makeba‹ became ›Mama Africa‹ (PAM, 30.08.2019): https://pan-african-music.com/en/miriam-makeba-how-miss-makeba-became-mama-africa/ [29.12.2021]

Cagnolari, Vladimir: Miriam Makeba: the exile ends, but the struggle continues (PAM, 11.09.2019): https://pan-african-music.com/en/miriam-makeba-the-exile-ends-but-the-struggle-continues/ [29.12.2021]

Cords, Suzanne: Zur Erinnerung an Mama Afrika (DW, 04.11.2013): https://www.dw.com/de/zur-erinnerung-an-mama-afrika/a-17157023 [29.12.2021]

Grimm, Kerstin: Miriam Makeba (1932-2008) – Symbol der Hoffnung im Kampf gegen die Apartheid: https://www.lpb-bw.de/maerz-2012-makeba [31.12.2021]

Makeba, Miriam/Hall, James: Homeland Blues. Ein farbiges Leben. München 1988

Miriam Makeba, UN, 1963 (South African Apartheid): https://www.youtube.com/watch?-v=uWP5mBJ4HWs [27.12.2021]

Josephine Baker

Baker, Josephine: Speech at the March on Washington 1963; abrufbar unter: https://www.blackpast.org/african-american-history/speeches-african-american-history/1963-josephine-baker-speech-march-washington/ [29.03.2021]

Bruckner-Haring, Christa/Keikutt-Licht, Ildikó: Facetten der Josephine Baker; in: Beiträge zur Popularmusikforschung 39/2013, S. 153–170

Horncastle, Mona: Josephine Baker: Weltstar, Freiheitskämpferin, Ikone: Die Biographie. Wien 2020

Iken, Katja: Josephine Baker in Berlin. Gefeiert wie eine Göttin, begafft wie ein Tier. (Der Spiegel, 13. Januar 2016); abrufbar unter: https://www.spiegel.de/geschichte/josephine-baker-in-berlin-a-1070322.html [30.11.2020]

Sontheimer, Michael: Marsch auf Washington. »Martin, erzähl ihnen von dem Traum« (Der Spiegel, 23. August 2013); abrufbar unter: https://www.spiegel.de/geschichte/marsch-auf-washington-i-have-a-dream-a-951239.html [29.03.2021]

Hannah Arendt

Arendt, Hannah: Eichmann in Jerusalem. Ein Bericht von der Banalität des Bösen. München 1964

Boll, Monika u.a. (Hg.): Hannah Arendt und das 20. Jahrhundert. München 2020

Hannah Arendt im Gespräch mit Joachim Fest am 9. November 1964; abrufbar unter: https://www.ardaudiothek.de/episode/swr2-archivradio/hannah-arendt-und-die-banalitaet-des-boesen/swr2/75793772/ [24.02.2022]

Rundfunk Berlin-Brandenburg: Günter Gaus im Gespräch mit Hannah Arendt am 28. Oktober 1964; Transkript abrufbar unter: https://www.rbb-online.de/zurperson/interview_archiv/arendt_hannah.html [26.11.2020]

Wild, Thomas: Hannah Arendt. Leben – Werk – Wirkung. Frankfurt am Main 2006

Nelly Sachs

Bahr, Ehrhard: Nelly Sachs. München 1980

Dinesen, Ruth: Nelly Sachs. Eine Biographie. Frankfurt am Main 1992

Friedenspreis des Deutschen Buchhandels: Nelly Sachs; abrufbar unter: https://www.friedenspreis-des-deutschen-buchhandels.de/alle-preistraeger-seit-1950/1960-1969/nelly-sachs [01.12.2020]

Frieling, Simone: Nelly Sachs. Dichterin des Grauens; abrufbar unter: https://literaturkritik.de/nelly-sachs-dichterin-des-grauens-von-simone-frieling,26725.html [01.12.2020]

Fritsch-Vivié, Gabriele: Nelly Sachs. Mit Selbstzeugnissen und Dokumenten. Reinbek 1993

Teichmann, Vera/Krewer, Harald: Über die Literaturnobelpreisträgerin Nelly Sachs. »Diese nächtliche Dimension«; abrufbar unter: https://www.deutschlandfunkkultur.de/ueber-die-literaturnobelpreistraegerin-nelly-sachs-diese.1024.de.html?dram:article_id=476188 [01.12.2020]

Marlene Dietrich

Babel, Andreas: Marlene Dietrichs Schwester in Bergen (Cellesche Zeitung, 27. August 2010); abrufbar unter: https://www.cz.de/Celler-Land/Bergen-und-Lohheide/Bergen-Stadt/Marlene-Dietrichs-Schwester-in-Bergen [26.11.2020]

Interview Marlene Dietrich mit Paul Giannoli 1966: Deutschland zu verzeihen sollte denen vorbehalten sein, die unter Deutschland gelitten haben; abrufbar unter: https://www.baustein.dgb-bwt.de/PDF/C8-Marlene.pdf [26.11.2020]

Interview Marlene Dietrich mit Maximilian Schell 1984: »Nee, die alten Kramfilme …« (Auszüge in: Der Spiegel, 26. Februar 1984); abrufbar unter: https://www.spiegel.de/spiegel/print/d-13510200.html [26.11.2020]

Riva, Maria u. a.: Marlene Dietrich. Zum 100. Geburtstag. Berlin 2001

Schell, Maximilian: Marlene. Dokumentarfilm 1984

Thies, Heinrich: Im Schatten des »Blauen Engels«. Marlene Dietrich und ihre verleugnete Schwester. München 2019

Gertrud Kurz

Fink, Heinrich (Hg.): Stärker als die Angst. Den sechs Millionen, die keinen Retter fanden. Berlin 1968; darin: Fink, Heinrich: Gertrud Kurz: »Das Boot ist nicht voll«, S. 89–98

Hauff, Adelheid von (Hg.): Frauen gestalten Diakonie: Vom 18. bis zum 20. Jahrhundert. Stuttgart 2006; darin: Jung, Martin H.: Gertrud Kurz, S. 511–531

Porträt von Gertrud Kurz (22. Dezember 1966); abrufbar unter: https://www.srf.ch/play/tv/news-clip/video/portraet-von-gertrud-kurz-22-12-1966?urn=urn:srf:video:4b9095e7-e876-4e6e-8594-76637bed0a92&station=69e8ac16-4327-4af4-b873-fd5cd6e895a7 [25.11.2020]

Schlussbericht der Polizeiabteilung über das Flüchtlingswesen in der Schweiz während des zweiten Weltkrieges und in der unmittelbaren Nachkriegszeit (Bericht Schürch, 1950); abrufbar unter: https://www.bar.admin.ch/bar/de/home/service-publikationen/verwaltungsgeschichte/quellen/fluechtlingspolitik-zweiter-weltkrieg--rechenschaftsberichte.html [25.11.2020]

Unabhängige Expertenkommission Schweiz – Zweiter Weltkrieg: Die Schweiz, der Nationalsozialismus und der Zweite Weltkrieg. Schlussbericht. Zürich 2002; abrufbar unter: https://www.uek.ch/de/ [25.11.2020]

Alice Seeley Harris

Autograph: »When Harmony Went To Hell«, Congo Dialogues: Alice Seeley Harris and Sammy Baloji; abrufbar unter: https://autograph.org.uk/exhibitions/congo-dialogues [25.11.2020]

Autograph ABP: Interview with Alice Seeley Harris 1970; abrufbar unter: https://soundcloud.com/autographabp/alice-seeley-harris-interview [25.11.2020]

Lowell Milken Center for Unsung Heroes: Kodak in the Kongo: The untold story of Alice Seeley Harris; abrufbar unter: https://www.lowellmilkencenter.org/newsroom/videos/view/kodak-in-the-congo-the-untold-story-of-alice-seeley-harris [25.11.2020]

Monovisions: Biography: human rights photographer Alice Seeley Harris; abrufbar unter: https://monovisions.com/alice-seeley-harris-biography-human-rights-photographer/ [25.11.2020]

Smith, Judy Pollard: Don't call me Lady: The Journey of Lady Alice Seeley Harris. Bloomington 2014

Thomson, T. Jack: Light on the dark continent: the photography of Alice Seeley Harris and the Congo atrocities of the early twentieth century (2002); in: International Bulletin of Missionary Research 26/2002, S. 146–149

Anaïs Nin

Barillé, Elisabeth: Maskierte Venus. Das Leben der Anaïs Nin. München 1992

Fox, Margalit: Rupert Pole, 87, Diarist's Duplicate Spouse, Dies (The New York Times, 30. Juli 2006); abrufbar unter: https://www.nytimes.com/2006/07/30/us/30pole.html [01.12.2020]

Nin, Anaïs: Sanftmut des Zorns. Was es heißt, Frau zu sein. Frankfurt am Main 1985; darin: Frauen verändern die Welt, S. 51–95

Salber, Linde: Tausendundeine Frau. Die Geschichte der Anaïs Nin. Reinbek 1995

University of Pennsylvania: Gotham Book Mart Collection; abrufbar unter: https://www.library.upenn.edu/collections/special-notable/groups/gotham-book-mart-collection [01.12.2020]

Marion Donovan

Kata, Lauren: Marion O'Brien Donovan Papers, 1949–1996; abrufbar unter: http://americanhistory.si.edu/archives/d8721.htm [25.11.2020]

Leaders in Innovation: Marion Donovan: Mother, Inventor, Visionary; abrufbar unter: https://www.invent.org/blog/inventors/marion-donovan-diaper [25.11.2020]

Marion Donovan: Disposable Diaper. Consumer Devices; abrufbar unter: https://lemelson.mit.edu/resources/marion-donovan [25.11.2020]

Satrom, Heather: Papers Illustrate Woman Inventor's Life and Work; abrufbar unter: https://invention.si.edu/papers-illustrate-woman-inventors-life-and-work [25.11.2020]

Williamson, Alicia: Marion Donovan, Inventor; abrufbar unter: http://www.quotabelle.com/author/marion-donovan [25.11.2020]

Betty Ford

Gerald R. Ford Presidential Library & Museum: »First Lady Betty Ford's Remarks to the American Cancer Society« (7. November 1975); abrufbar unter: https://www.fordlibrarymuseum.gov/library/bbfspeeches/751107.asp [29.03.2021]

McCubbin, Lisa: Betty Ford. First Lady, women's advocate, survivor, trailblazer. New York 2018

Miller Center: Elizabeth »Betty« Ford; abrufbar unter: https://millercenter.org/president/ford/essays/ford-1974-firstlady [01.12.2020]

Tchen, Tina: Remembering Betty Ford (The White House, 13. Juli 2011); abrufbar unter: https://obamawhitehouse.archives.gov/blog/2011/07/13/remembering-betty-ford [01.12.2020]

Hildegard Knef

Hildegard Knef; abrufbar unter: https://www.hildegardknef.de/ [27.11.2020]

Hossli, Peter: »Na hören Sie mal, noch bin ich nicht siebzig«. Interview mit Hildegard Knef 1995; abrufbar unter: https://www.hossli.com/articles/1995/12/07/%C2%ABna-horen-sie-mal-noch-bin-ich-nicht-siebzig%C2%BB/ [23.12.2020]

Knef, Hildegard: Der geschenkte Gaul. Bericht aus meinem Leben. Wien 1970

Müller, André: Interview mit Hildegard Knef 1980; abrufbar unter: http://elfriedejelinek.com/andremuller/interview%20mit%20hildegard%20knef.html [27.11.2020]

Schröder, Christian: Hildegard Knef. Mir sollen sämtliche Wunder begegnen. Biographie. Berlin 2004

Veronica Carstens

Bundespräsidialamt: Veronica Carstens; abrufbar unter: https://www.bundespraesident.de/DE/Die-Bundespraesidenten/Karl-Carstens/Veronica-Carstens/veronica-carstens-node.html [27.11.2020]

Carstens-Stiftung; abrufbar unter: https://www.carstens-stiftung.de [27.11.2020]

Carstens, Veronica: … Dein Ziel wird Dich finden. Lebenserinnerungen. Bonn 2003

Internisten im Netz: Naturheilkunde und Schulmedizin; abrufbar unter: https://www.internisten-im-netz.de/fachgebiete/komplementaermedizin/naturheilkunde-schulmedizin.html [30.11.2020]

Reichelt, Katrin: Pionierin für sanfte Medizin in Deutschland; abrufbar unter: http://www.globulix.net/frauensache/serie-die-weisen-frauen-der-hom%C3%B6opathie/dr-med-veronica-carstens/ [27.11.2020]

Sommer, Rolf-Günther: Baldrian statt Valium. Hightech- kontra sanfte Medizin. Interview mit Veronica Carstens 1985; abrufbar unter: https://www.praxismagazin-online.de/history/interview-carstens/ [29.03.2021]

Technische Universität Dresden: Medizinische Fakultät Carl Gustav Carus. Studienordnung für den Studiengang Medizin; abrufbar unter: https://www.verw.tu-dresden.de/AmtBek/PDF-Dateien/2010-02/25MsoSE26.05.2010.pdf [29.03.2021]

Inge Aicher-Scholl

Abeler-Aicher, Christine: Die sanfte Gewalt. Erinnerungen an Inge Aicher-Scholl. Ostfildern 2012

Biografie Übersicht Inge Aicher-Scholl; abrufbar unter: http://www.ingeaicherscholl.de/biografie-uebersicht-inge-aicher-scholl/ [26.11.2020]

Bittorf, Wilhelm: Reportage über Pershing-2-Stationierung: »Die Habichte sind im Nest« (Der Spiegel, 29. Juli 1984); abrufbar unter: https://www.spiegel.de/politik/die-habichte-sind-im-nest-a-3398a12b-0002-0001-0000-000013510400?context=issue [29.03.3021]

Hikel, Christine: Sophies Schwester. Inge Scholl und die Weiße Rose. Berlin 2013

Vack, Hanne/Vack, Klaus (Hg.): Mutlangen – unser Mut wird langen. Vor den Richtern in Schwäbisch-Gmünd, elf Verteidigungsreden wegen »Nötigung«. Sensbachtal [6]1988; darin: Aicher-Scholl, Inge: Zerreißt den Mantel der Gleichgültigkeit!, S. 67–74

Clärenore Stinnes-Söderström

Interview Clärenore Stinnes (Camera Stylo Film Collection); abrufbar unter: https://www.youtube.com/watch?v=7PCXCryNqWo [26.11.2020]

Meichsner, Irene: Vor 90 Jahren: Clärenore Stinnes. Eine Fahrt um die Welt; abrufbar unter: https://www.deutschlandfunk.de/vor-90-jahren-claerenore-stinnes-eine-fahrt-um-die-welt.871.de.html?dram:article_id=387045 [26.11.2020]

Stinnes, Clärenore: Im Auto durch zwei Welten. Berlin 1929

Winter, Michael: PferdeStärken. Die Lebensliebe der Clärenore Stinnes. Hamburg 2001

Käte Strobel

Kölbel, Richard: Käte Strobel (1907–1996): Ehrenbürgerin der Stadt Nürnberg und Bundesministerin für Jugend, Familie und Gesundheit; in: Mitteilungen des Vereins für Geschichte der Stadt Nürnberg 88/2001, S. 233–253; abrufbar unter: https://periodika.digitale-sammlungen.de/mvgn/Blatt_bsb00001002,00276.html?prozent=1 [23.11.2020]

Lepsius, Renate: Käte Strobel. Tabubrecherin in Fragen der Sexualität. Gespräch mit Käte Strobel im September 1984 in Überlingen und im Februar 1986 in Bonn; abrufbar unter: https://arsfemina.de/frauenpolitik-als-beruf/käte-strobel-0 [23.11.2020]

Lepsius, Renate: Käte Strobel. Tabubrecherin in Fragen der Sexualität; in: Lepsius, Renate: Frauenpolitik als Beruf. Gespräche mit SPD-Parlamentarierinnen. Hamburg 1987, S. 33–51

Stichtag: 22. September 2007 – Vor 40 Jahren: Premiere des Aufklärungsfilms »Helga«; abrufbar unter: https://www1.wdr.de/stichtag/stichtag2940.html [23.11.2020]

Inge Meysel

Deutsche Gesellschaft für Humanes Sterben (DGHS); abrufbar unter: https://www.dghs.de/ [01.12.2020]

Meysel, Inge/Pacher, Maurus: Die verborgenen Jahre. Die nicht autorisierte Biographie. Frankfurt am Main 1991

Schwarzer, Alice: Inge Meysel: Die Halbjüdin; abrufbar unter: https://www.emma.de/artikel/inge-meysel-der-mischling-264442 [01.12.2020]

Stamer, Sabine: Inge Meysel. Ihr Leben. Hamburg 2003

Carolyn Heilbrun

Bettinger, Elfi/Ebrecht, Angelika (Hg.): Querelles. Jahrbuch für Frauenforschung, Bd. 5. Stuttgart 2000: Transgressionen: Grenzgängerinnen des moralischen Geschlechts; darin: Grenzerweiterung als feministisches Lebensprinzip? Ein Interview mit der Literaturwissenschaftlerin und Krimiautorin Carolyn Heilbrun alias Amanda Cross, S. 279–302

Grigoriadis, Vanessa: A Death of One's Own (New York Magazine, 30. November 2003); abrufbar unter: https://nymag.com/nymetro/news/people/n_9589/ [25.11.2020]

Matthews, Anne: Rage in a Tenured Position (The New York Times, 8. November 1992); abrufbar unter: https://www.nytimes.com/1992/11/08/magazine/rage-in-a-tenured-position.html [25.11.2020]

Margarete Schütte-Lihotzky

Bois, Marcel: Küche, Karriere und Kommunismus. Das Jahrhundertleben der Architektin Margarete Schütte-Lihotzky (1897–2000). Forschungsprojekt; in: International Newsletter of Communist Studies XX/XXI (2014/15), S. 28–34

Bois, Marcel/Reinhold, Bernadette (Hg.): Margarete Schütte-Lihotzky. Architektur. Politik. Geschlecht. Neue Perspektiven auf Leben und Werk. Basel 2019

Gorgus, Nina: Margarete Schütte-Lihotzky (1897–2000); abrufbar unter: http://www.frankfurterfrauenzimmer.de/cp10-detail.html [25.11.2020]

Interview [zum Thema Widerstand gegen NS-Herrschaft] mit Margarete Schütte-Lihotzky (Mauthausen Komitee Österreich); abrufbar unter: https://www.youtube.com/watch?-v=OARW01C6VHs [29.03.2021]

Meier, Annette: Ziehen, Schieben, Klappen. Die Frankfurter Küche von Margarete Schütte-Lihotzky; abrufbar unter: https://www.museumsportal-berlin.de/de/magazin/blickfange/die-frankfurter-kuche-von-margarete-schutte-lihotzky/ [25.11.2020]

Österreichische Mediathek: Moderne Küchenformen in den Zwanziger Jahren; abrufbar unter: https://www.mediathek.at/portaltreffer/atom/19E126C1-0EA-00637-00000C3C-19E041C5/pool/BWEB/ [25.11.2020]

Schütte-Lihotzky, Margarete: Warum ich Architektin wurde. Salzburg 2004

Leni Alexander

Archiv Frau und Musik: Leni Alexander; abrufbar unter: https://www.archiv-frau-musik.de/leni-alexander-1924-2005 [27.11.2020]

Frankenbach, Bettina: Leni Alexander; abrufbar unter: https://mugi.hfmt-hamburg.de/old/A_lexartikel/lexartikel.php%3Fid=alex1924.html [27.11.2020]

Frankenbach, Bettina: Leni Alexander, in: Lexikon verfolgter Musiker und Musikerinnen der NS-Zeit, Claudia Maurer Zenck, Peter Petersen (Hg.), Hamburg: Universität Hamburg, 2007; abrufbar unter: https://www.lexm.uni-hamburg.de/object/lexm_lexmperson_00001603 [27.11.2020]

Wojak, Irmtrud: Das Leben ist kürzer als ein Wintertag (Das Lateinamerika-Magazin); abrufbar unter: https://www.ila-web.de/ausgaben/179/das-leben-ist-kürzer-als-ein-wintertag [29.03.2021]

Annemarie Renger

Renger, Annemarie (Wahl zur Bundestagspräsidentin); in: Deutscher Bundestag, 7. Wahlperiode, 1. Sitzung vom 13. Dezember 1972

Renger, Annemarie: Ein politisches Leben. Erinnerungen. Stuttgart 1993

Vierhaus, Rudolf/ Herbst, Ludolf (Hg.): Biographisches Handbuch der Mitglieder des Deutschen Bundestages 1949–2002. München 2002/2003

»Zeugen des Jahrhunderts«, ZDF-Sendereihe vom 11. Dezember 1996: Annemarie Renger im Gespräch mit Christa Schulze-Rohr; abrufbar unter: https://www.youtube.com/watch?v=EczcfWq6rNA [29.03.2021]

Elisabeth Gössmann

Antje Schrupp im Netz: Elisabeth Gössmann – Niemals etwas glauben, das man nicht selbst erforscht hat; abrufbar unter: http://www.antje-schrupp.de/goessmann [14.08.2020]

Fischer, Irmtraud: Nachruf auf Frau Professorin Dr. Dr. hc. mult. Elisabeth Gössmann 1928–2019; abrufbar unter: https://www.feinschwarz.net/nachruf-auf-frau-professorin-dr-dr-hc-mult-elisabeth-goessmann-1926-2019/ [01.12.2020]

Gössmann, Elisabeth: Geburtsfehler: weiblich. Lebenserinnerungen einer katholischen Theologin. München 2003

Professor Dr. Elisabeth Gössmann, Theologin, im Gespräch mit Wolfgang Küpper; abrufbar unter: https://www.br.de/fernsehen/ard-alpha/sendungen/alpha-forum/elisabeth-goessmann-gespraech100~attachment.pdf? [29.03.2021]

Schüngel-Straumann, Helen: Nachruf für Elisabeth Gössmann; abrufbar unter: https://www.eswtr.org/images/Schuengel_Straumann_Nachruf_fuer_E_Goessmann.pdf [01.12.2020]

Katholisch.de: Theologin Elisabeth Gössmann mit 90 Jahren gestorben; abrufbar unter: https://www.katholisch.de/artikel/21539-theologin-elisabeth-goessmann-mit-90-jahren-gestorben [01.12.2020]

Wangari Maathai

Interview mit Wangari Maathai, abrufbar unter: https://www.spiegel.de/politik/ausland/interview-mit-wangari-maathai-baeume-als-botschafter-a-322131.html

Louis, Chantal: Wangari Maathai: Stimme aller Afrikanerinnen! (Emma, 1. November 2004, hier Zitat Nobelpreiskomitee): https://www.emma.de/artikel/wangari-maathai-die-stimme-aller-afrikanerinnen-264069 [20.12.2021]

Maathai, Wangari: Nobel Lecture (10. Dezember 2004): https://www.nobelprize.org/prizes/peace/2004/maathai/26050-wangari-maathai-nobel-lecture-2004/ [20.12.2021]

Wangari Maathai: Baumaktivistin und Nobelpreisträgerin (Jahrbuch Ökologie 2012): https://www.deutscheumweltstiftung.de/istefan-schurigibrwangari-maathai-baumaktivistin-und-nobelpreistraegerin/ [20.12.2021]

Wangari Maathai: Baumaktivistin und Nobelpreisträgerin (Jahrbuch Ökologie 2012): https://www.deutscheumweltstiftung.de/istefan-schurigibrwangari-maathai-baumaktivistin-und-nobelpreistraegerin/[20.12.2021]https://www.spiegel.de/politik/ausland/interview-mit-wangari-maathai-baeume-als-botschafter-a-322131.html [17.12.2021]

Anitra Thorhaug/Jane Pratt: Wangari Maathai: A Tribute to Her Life & Works (Club of Rome); abrufbar unter: https://www.jef.or.jp/journal/pdf/181th_Club_of_Rome.pdf [23.02.2022]

Chantal Sébire

Dailymotion: Choc: Elle veut mourir: terrible et émouvant; abrufbar unter: https://www.dailymotion.com/video/x4ibjl [25.11.2020]

Der Spiegel: Krebspatientin. Madame Sébire darf nicht sterben (Der Spiegel, 17. März 2008); abrufbar unter; https://www.spiegel.de/panorama/justiz/krebspatientin-madame-sebire-darf-nicht-sterben-a-542005.html [25.11.2020]

Lohse, Henning: Appell an Sarkozy: »Herr Präsident, helfen Sie mir zu sterben!« (Der Spiegel, 17. März 2008); abrufbar unter: https://www.spiegel.de/panorama/gesell schaft/appell-an-sarkozy-herr-praesident-helfen-sie-mir-zu-sterben-a-541944.html [25.11.2020]

Lohse, Henning: Krebspatientin Sébire. »Sie ist nicht so gestorben, wie sie es wollte.« (Der Spiegel, 20. März 2008); abrufbar unter: https://www.spiegel.de/panorama/krebspatientin-sebire-sie-ist-nicht-so-gestorben-wie-sie-es-wollte-a-542782.html [21.12.2020]

Irena Sendler

Dzieçiolowska, Karolina: Biografia Ireny Sendlerowej: https://sprawiedliwi.org.pl/pl/o-sprawiedliwych/irena-sendlerowa/biografia-ireny-sendlerowej [16.12.2021]

Irena Sendler. Polen. Das Schmuggeln von Kindern aus dem Ghetto: https://www.yadvashem.org/de/righteous/stories/sendler.html [16.12.2021]

Mieszkowska, Anna: »Die Mutter der Holocaust-Kinder. Irena Sendler und die geretteten Kinder aus dem Warschauer Ghetto.« München 2006

Ulrich, Bernd: Vor 75 Jahren wird Irena Sendler verhaftet. Die Retterin von 2.500 jüdischen Kindern: https://www.deutschlandfunk.de/vor-75-jahren-wird-irena-sendler-verhaftet-die-retterin-von-100.html [16.12.2021]

Wagemutige Frauen. Geschichten von Frauen, die während des Holocaust Juden retteten: Irena Sendler (Polen): https://www.yadvashem.org/yv/de/exhibitions/righteous-women/sendler.asp [16.12.2021]

Baumgartner, Beatrice: Aufstieg und Fall von Jürgen Stroop (1943–1952): von der Beförderung zum Höheren SS- und Polizeiführer bis zur Hinrichtung. Eine Analyse zur Darstellung seiner Person anhand ausgewählter Quellen. Diplom-Arbeit Universität Graz 2019: https://unipub.uni-graz.at/obvugrhs/download/pdf/4403400?originalFilename=true [16.12.2021]

Bembenek, Lothar (Hg.): Dem Vaterland getreue bleib ich bis in den Tod: Drei Wiesbadener Biografien: Jürgen Stroop, Dr. Hermann Kaiser, Dr. Hans Buttersack. Wiesbaden 1989

Czerniaków, Adam: Das Tagebuch des Adam Czerniaków: Im Warschauer Ghetto 1939–1942. München 2013

Korczak, Janusz: Tagebuch aus dem Warschauer Ghetto 1942. Mit einem Vorwort von Friedhelm Beiner. Göttingen 1992 (eBook – abrufbar über den Katalog der HLB RheinMain: https://digi20.digitale-sammlungen.de/de/fs1/object/display/bsb00051827_00001.html [16.12.2021])

Löw, Andrea: Das Warschauer Ghetto: https://www.bpb.de/geschichte/nationalsozialismus/geheimsache-ghettofilm/141785/das-warschauer-ghetto?p=all [16.12.2021]

Raz, Guy: Obituaries. Remembering Irena Sendler: A Humble Heroine (18.05.2008) – NPR: https://www.npr.org/templates/story/story.php?storyId=90576235&t=1638788564313 [06.12.2021]

Sakjowska, Ruta: Menschen im Ghetto: Die jüdische Bevölkerung im besetzten Warschau 1939–1943. Osnabrück 1999

Junko Tabei

Kreitling, Holger: Die Frau, die erst ein Kind bekam und dann den Everest bestieg (Welt, 22. September 2019); abrufbar unter: https://www.welt.de/vermischtes/article200708492/Junko-Tabei-Die-Frau-die-erst-ein-Kind-bekam-und-dann-den-Everest-bestieg.html [26.11.2020]

Opis, Ricarda: Junko Tabei: Die erste Frau am Mount Everest; abrufbar unter: https://www.welt-der-frauen.at/junko-tabei/ [26.11.2020]

Otake, Tomoko: Junko Tabei: The first woman atop the world (Interview The Japan Times, 27. Mai 2012); abrufbar unter: https://www.japantimes.co.jp/life/2012/05/27/people/junko-tabei-the-first-woman-atop-the-world/ [26.11.2020]

Tabei, Junko/Rolfe, Helen Y.: Honouring High Places: The Mountain Life of Junko Tabei. Rocky Mountain Books 2017

Tabei, Junko; abrufbar unter: http://www.junko-tabeu.jp/profile/index-e.html [26.11.2020]

Tabei, Junko, world's 1st woman to scale Mt. Everest, dies at 77 (The Japan News, 22. Oktober 2016); abrufbar unter: https://the-japan-news.com/news/article/0003301430 [26.11.2020]

Luise Schottroff

Bail, Ulrike/Schottroff, Luise u.a. (Hg.): Bibel in gerechter Sprache. Gütersloh 2010

Janssen, Claudia: Nachruf auf Prof. Dr. Dr. h.c. Luise Schottroff; abrufbar unter: https://www.eswtr.org/archiv_eswtr/uploads/luise-schottroff-nachruf.pdf [01.12.2020]

Johnsen, Christian: Das Christuskind mit dem Bade ausschütten. (Gemeindenetzwerk, 3. Juni 2007); abrufbar unter: https://www.gemeindenetzwerk.de/?p=1044 [01.12.2020]

Luise Schottroff im Gespräch mit Claudia Janssen: »Meine inneren Adressat/innen sitzen nicht auf Lehrstühlen«; in: Junge.Kirche 1/2013, S. 37–42

Musée protestant: Frauen im Pfarrdienst: 1900–1960; abrufbar unter: https://www.museeprotestant.org/de/notice/frauen-im-pfarrdienst-1900-1960/ [01.12.2020]

Verzeichnis der Professorinnen und Professoren der Universität Mainz 1477–1973: Luise Schottroff; abrufbar unter: http://gutenberg-biographics.ub.uni-mainz.de/personen/register/eintrag/luise-schottroff.html [01.12.2020]

Mary Higgins Clark

DeRoche, Linda: Mary Higgins Clark. Life and Letters. Santa Barbara 2011

Der Spiegel: »In der dunkelsten Ecke meiner Seele« (Der Spiegel, 18. Oktober 2017); abrufbar unter: https://www.spiegel.de/panorama/me-too-initiatorin-in-der-dunkelsten-ecke-meiner-seele-a-1173439.html [30.11.2020]

Gotthardt, Caleb: A Conversation with Mary Higgins Clark. Mary Higgins Clark Interview 2019; abrufbar unter: https://www.bookbub.com/blog.mary-higgins-clark-interview [20.02.2020]

Guerra, Cristela: Where did ›Me Too‹ come from? Activist Tarana Burke, long before hashtags (The Boston Globe, 17. Oktober 2017); abrufbar unter: https://www.bostonglobe.com/lifestyle/2017/10/17/alyssa-milano-credits-activist-tarana-burke-with-founding-metoo-movement-years-ago/o2Jv29v6ljObkKPTPB9KGP/story.html [29.03.2021]

Krimi Couch: Mary Higgins Clark; abrufbar unter: https://www.krimi-couch.de/autoren/5269-mary-higgins-clark/ [30.11.2020]

Ohlheiser, Abby: Internet Culture. The Woman behind ›Me Too‹ knew the power of the phrase when she created it – 10 years ago (The Washington Post, 19. Oktober 2017); abrufbar unter: https://www.washingtonpost.com/gdpr-consent/?next_url=https%3a%2f%2fwww.washingtonpost.com%2fnews%2fthe-intersect%2fwp%2f2017%2f10%2f19%2fthe-woman-behind-me-too-knew-the-power-of-the-phrase-when-she-created-it-10-years-ago%2f [30.11.2020]

Süddeutsche Zeitung: Mary Higgins Clark ist tot (Süddeutsche Zeitung, 1. Februar 2020); abrufbar unter: https://www.sueddeutsche.de/kultur/mary-higgins-clark-tot-1.4780849 [29.12.2020]

White, Claire E.: Conversation With Mary Higgins Clark; abrufbar unter: https://www.writerswrite.com/journal/mary-higgins-clark-5001 [30.11.2020]

COPYRIGHTHINWEISE

Editorische Notiz

Verlag und Autorin haben sich bis Produktionsschluss intensiv bemüht, in allen Bezügen Rechteinhaber ausfindig zu machen. Sollten dennoch Ansprüche bestehen, bitten wir darum, sich mit dem Verlag in Verbindung zu setzen.

MEHR VON DIESER REIHE

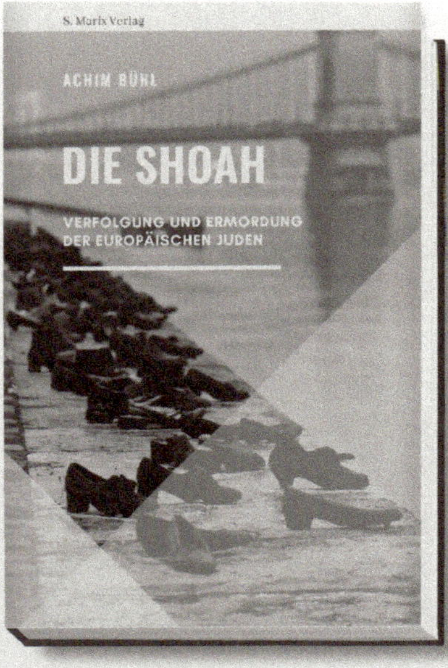

978-3-7374-1164-6 | 626-01211

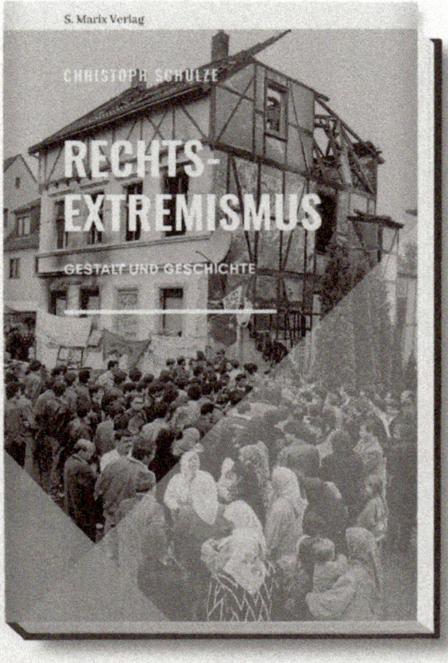

978-3-7374-1180-6 | 626-01226

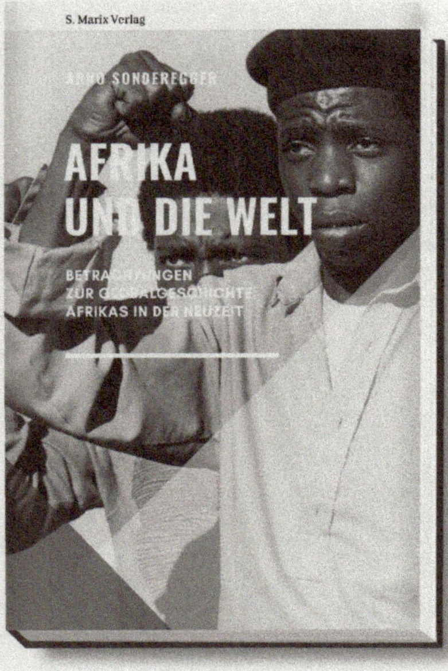

978-3-7374-1179-0 | 626-01225

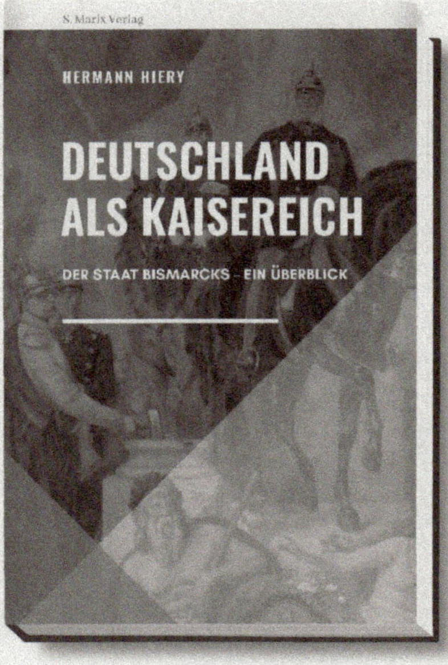

978-3-7374-1167-7 | 626-01213

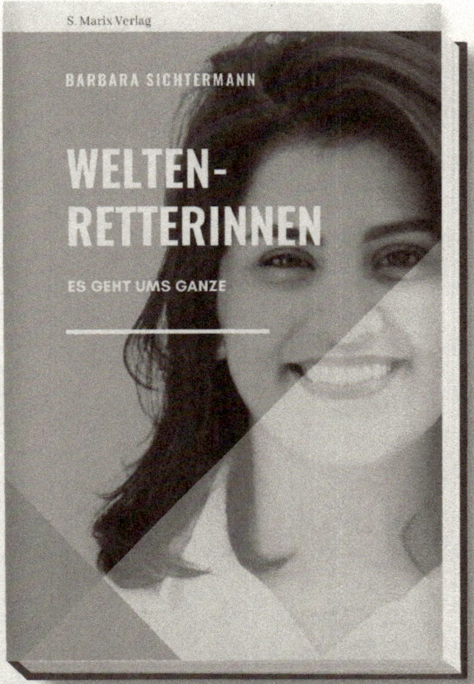

Hardcover mit verlängertem Vorsatzpapier
256 Seiten | 978-3-7374-1178-3

Es sind Namen, die wiederholt durch die Medien gehen, große Namen, Namen engagierter, entschlossener junger Frauen, deren gesellschaftlicher Einsatz weltweite Aufmerksamkeit erlangt hat: Carola Rackete, Greta Thunberg, Malala Yousafzai und viele mehr. Sie repräsentieren eine weibliche Generation, die zu nachhaltigen und manchmal militanten Protestaktionen gegen Klimasünden und Menschenrechtsverletzungen entschlossen ist. Dabei ist es kein Zufall, dass es Fackelträgerinnen sind, die der Revolte vorangehen. Barbara Sichtermann beschreibt in fesselnden Porträts nicht nur die Lebensgeschichten dieser Weltenretterinnen, sondern widmet sich auch den Zuständen und Problemen im jeweiligen Land und Kulturraum, den Protestbewegungen, der Situation der jungen Menschen, den Formen der Auflehnung, der Politik der Machthaber. Nicht zuletzt wird die Bedeutung internationaler Vernetzung sichtbar, ebenso wie die Organisationen und spontanen Widerstandsbewegungen vor Ort.

S. Marix Verlag

Bibliografische Information der Deutschen Nationalbibliothek
Die Deutsche Nationalbibliothek verzeichnet diese Publikation in der Deutschen Nationalbibliografie; detaillierte bibliografische Daten sind im Internet über http://dnb.d-nb.de abrufbar.

Lektorat: Lena Pape, Anna Schloss
Covergestaltung: Karina Bertagnolli, Wiesbaden
Layout & Satz: Anja Carrà, Weimar
Umschlagabbildung: Evita Perón, 1950 © akg-images / AP
Der Titel wurde in der Times New Roman gesetzt.
Gesamtherstellung: CPI books GmbH, Leck – Germany

ISBN: 978-3-7374-1190-5

www.verlagshaus-roemerweg.de

Mehr über Ideen, Autoren und Programm des Verlags finden Sie auf www.verlagshaus-roemerweg.de und in Ihrer Buchhandlung.

»Ich glaube, wir sind alle hier, um uns gegenseitig zu helfen und dafür zu sorgen, dass unser jeweiliges Leben Struktur und Ziel hat. Meine Krankheit förderte ein ganz besonderes Ziel zutage: dazu beizutragen, Leben zu retten.«
Betty Ford, Präsidentenehefrau und Krebspatientin

»Mein Motiv ist in jedem Fall Menschlichkeit.«
Inge Aicher-Scholl, Autorin

»Würden Sie sich nicht widersetzen, wenn Ihnen in Ihrem Land keine Rechte zugestanden würden, weil Ihre Hautfarbe anders ist als die der Herrschenden, und wenn Sie bestraft würden, wenn Sie Gleichheit verlangen?«
Miriam Makeba, Sängerin